東大病院
新生児診療
マニュアル

編集　東京大学医学部小児科

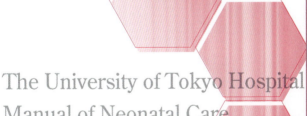

The University of Tokyo Hospital
Manual of Neonatal Care
1st Edition

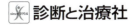

発刊に寄せて

　東京大学医学部附属病院の周産期センターは，2011 年に総合周産期母子医療センターの指定をうけ，東京都の周産期医療の一端を担っています．新生児集中治療部は東大病院の小児医療センターにも属し，心臓手術を含めた高度の新生児疾患への対応ができるようになっています．

　日本の周産期医療は，臨床成績では世界で最も優れているとされながらも，現場の教育研修体制は必ずしも十分とはいえません．全国的にも新生児科医の育成が緊急の課題とされており，小児科専門医を目指す若手医師が新生児医療について体系的に学ぶことができる体制作りが必要となっています．大学をはじめとする医育機関には，その責任を果たすことが強く求められていると思います．

　東大病院は今後，NICU，GCU を現在の約 2 倍に増床する予定で，そこで日本の将来を担う次世代の子どもたちを守る新生児科医を一人でも多く育成していきたいと考えています．

　東大 NICU は今までも多くの医師に新生児医療を学ぶ機会を提供してきましたが，この増床に合わせて，東大版の新生児診療マニュアルを刊行し，多くの方々に利用していただくこととしました．本書の刊行に当たっては，立案の段階から，東大 NICU の責任者である高橋尚人先生が中心となり編集作成をし，過去にあまり例のない，処方例やガイドラインなどを掲載した実践的なマニュアルとなっております．ぜひ，この機会に手にとっていただき，日常の診療に役立てていただけましたら幸いです．

　このマニュアルが日本の小児科医が新生児医療を担ううえで大きな役割を果たし，今後さらによいものとして版が重ねられることを心から願っています．

2017 年 2 月
東京大学医学部小児科教授
岡　明

序　文

　東京大学 NICU では医育機関として多くの医師に新生児医療の教育を行ってきていますが，今後さらに増床を行い，NICU と GCU を合わせて 57 床とする予定です．また，東京大学は医学部附属病院に小児・新生児集中治療部門を創設し，部長として教授職を配置する予定です．このことは東大が，この分野にかかわる医師を育成することに責任をもち，次世代の世界を担う子どもたちを守ることを宣言したものといえます．

　そのため現場で，増床に向けて，安全でかつ一貫した医療を行うために，東大新生児部門の診療マニュアルを作成することが必須と思われました．目指したコンセプトは「現場でこんなマニュアルが是非とも欲しい」というマニュアルでした．そのために以下の 3 つを盛り込むように検討しました．

　　① 具体的な商品名，投与法がある処方例
　　② 必要な範囲のエビデンスとガイドライン
　　③ 標準化のため医師間で調整した治療内容

　現在，新生児医療の現場では，NICU 部門オーダリングシステムを備えた施設が多くなっています．しかし，そのため手計算に不慣れな医師が増えてきています．また，不慣れな研修医が新生児医療にかかわることも増えてきました．そこで，具体的な商品名を含めた処方例の載ったマニュアルを目指しました．

　また，新生児にかかわるガイドラインも増えてきています．インターネットでも情報は得られますが，すぐにベッドサイドで見たいということが多いと思います．また，代表的な文献は示したいと思いました．

　東大 NICU の医師は，国立成育医療研究センター，東京都立小児総合医療センター，東京都立墨東病院，東京女子医科大学，自治医科大学など，さまざまな施設で独自の医療を学んできており，一貫した医療のために，標準化することが強

く求められました．そこで，現在東大で行っている新生児医療を基礎にして，約1年半かけてdiscussionを行ってきました．

　ようやくここに完成した『東大病院　新生児診療マニュアル』を，関係の方々はどのように受け取られるでしょうか．このような新生児医療マニュアルはまだ希有な存在と思われますが，重要で便利なものになっていると思っています．このマニュアルが，今後の新生児医療を担う方々に広く利用されることを心から願っております．一度手にしていただけたらとても幸いです．

2017年2月
東京大学医学部小児科准教授
高橋尚人

東大病院　新生児診療マニュアル
Contents

発刊に寄せて ………………………………………………… 岡　　明　iii

序　文 …………………………………………………………… 高橋尚人　iv

執筆者一覧 ……………………………………………………………… xiii

第1章　一般管理 …………………………………………………… 1

A　新生児蘇生・搬送 …………………………………………… 2
　1　新生児蘇生法 ……………………………………………… 高橋尚人　2
　2　新生児搬送法 ……………………………………………… 西村　力　7

B　産科新生児管理 ……………………………………………… 10
　1　産科新生児室での小児科入院の取り扱い ……… 西村　力　10
　2　ハイリスク母体からの児 ……………………………… 西村　力　11
　3　胎児異常の児 ……………………………………………… 西村　力　16
　4　新生児症候 ………………………………………………… 西村　力　17
　5　新生児疾患 ………………………………………………… 西村　力　19
　6　プレネイタル・ビジット ……………………………… 土田晋也　20
　7　マス・スクリーニング ………………………………… 西村　力　21
　8　自動聴性脳幹反応（AABR） …………………………… 土田晋也　23
　9　ビタミンK内服法 ……………………………………… 西村　力　23
　10　シナジス®（在胎36週未満のシナジス®適応児）
　　 …………………………………………………………………… 土田晋也　26
　11　点　眼 ……………………………………………………… 高橋尚人　27

C　入院時管理 …………………………………………………… 28
　1　NICU/GCUに入院すべき児 ………………………… 垣内五月　28
　2　入院時ルーチン検査 …………………………………… 垣内五月　28
　3　入院時処置 ………………………………………………… 垣内五月　29

D　入院中基本管理 ……………………………………………… 30
　1　感染対策 …………………………………………………… 井上毅信　30
　2　輸液管理 …………………………………………………… 田中広輔　31
　3　栄養管理（経腸栄養） ………………………………… 大島拓也　32
　4　保育器管理 ………………………………………………… 井上毅信　36
　5　一般検査 …………………………………………………… 田中広輔　37

vii

第2章　主な疾患 41

A　新生児仮死 42
1　新生児仮死 ......井上毅信　42
2　低酸素性虚血性脳症（HIE）......井上毅信　44

B　呼吸器疾患 50
1　無呼吸発作 ......土田晋也　50
2　呼吸窮迫症候群（RDS）......田中広輔　52
3　慢性肺疾患（CLD）......田中広輔　56
4　エアリーク ......田中広輔　59
5　胎便吸引症候群（MAS）......田中広輔　62
6　新生児一過性多呼吸（TTN）......田中広輔　64

C　循環器疾患 66
1　未熟児動脈管開存症（PDA）......垣内五月　66
2　新生児遷延性肺高血圧症（PPHN）......垣内五月　70
3　不整脈 ......垣内五月　72
4　先天性心疾患 ......垣内五月　75
5　心血管系薬剤 ......垣内五月　78

D　細菌感染症 82
1　前期破水（PROM）母体児の管理 ......古川陽介　82
2　GBS 陽性母体からの出生児 ......井上毅信　82
3　MRSA 感染症 ......井上毅信　84
4　重症感染症 ......井上毅信　86
5　新生児 TSS 様発疹（NTED）......高橋尚人　87
6　抗菌薬 ......井上毅信　89

E　ウイルス感染症 92
1　単純ヘルペスウイルス（HSV）感染症 ......垣内五月　92
2　水痘・帯状疱疹ウイルス（VZV）感染症 ......垣内五月　94
3　サイトメガロウイルス（CMV）感染症 ......土田晋也　96
4　B 型肝炎ウイルス（HBV）感染症 ......土田晋也　98
5　C 型肝炎ウイルス（HCV）感染症 ......土田晋也　99
6　HTLV-1 感染症 / 成人 T 細胞白血病（ATLA）
......土田晋也　100
7　風　疹 ......土田晋也　101
8　麻　疹 ......土田晋也　102

F　感染症その他 ··· 104

　1　真菌感染症 ···························· 古川陽介・武藤浩司　104

　2　ウレアプラズマ感染症 ············ 古川陽介・武藤浩司　106

　3　梅毒母体児の管理 ·························· 古川陽介　106

G　神経疾患 ··· 112

　1　頭蓋内出血 ······························ 井上毅信　112

　2　新生児発作（新生児けいれん） ··········· 井上毅信　113

　3　脳室周囲白質軟化症（PVL） ·············· 井上毅信　117

　4　脳室内出血（IVH） ····················· 井上毅信　119

　5　脳梗塞 ·································· 井上毅信　121

H　消化器系疾患 ··· 125

　1　急性胃粘膜病変（AGML） ·············· 大島拓也　125

　2　胎便関連性腸閉塞症（meconium-related ileus）

　　 ······································· 大島拓也　126

　3　新生児壊死性腸炎（NEC） ············· 大島拓也　128

　4　ミルクアレルギー（新生児・乳児消化管アレルギー）

　　 ······································· 大島拓也　131

　5　胆汁うっ滞 ···························· 大島拓也　133

　6　胃食道逆流（GER） ···················· 古川陽介　136

I　電解質異常 ·· 138

　1　高K血症 ······························· 西村　力　138

　2　高Na血症 ····························· 西村　力　139

　3　低Na血症 ····························· 西村　力　140

　4　低Ca血症 ····························· 西村　力　141

　5　高Mg血症 ····························· 西村　力　143

J　腎泌尿器疾患 ··· 145

　1　腎不全 ································· 垣内五月　145

K　代謝性疾患 ·· 148

　1　低血糖 ································· 西村　力　148

　2　新生児黄疸 ···························· 西村　力　151

　3　高アンモニア血症 ······················ 西村　力　155

　4　先天代謝異常症 ························· 西村　力　157

L　内分泌疾患 ·· 158

　1　晩期循環不全 ·························· 田中広輔　158

2　甲状腺機能低下症 ································· 田中広輔　161

M　血液・免疫疾患 ···································· 166
　　1　多血症 ··· 大島拓也　166
　　2　貧血（未熟児貧血を除く） ····················· 大島拓也　167
　　3　母児間輸血症候群（胎児・母体間輸血症候群）
　　　　　　　　　　　　　　　　　　　古川陽介・武藤浩司　168
　　4　播種性血管内凝固（DIC） ····················· 大島拓也　170
　　5　血小板減少 ··································· 大島拓也　175
　　6　新生児・乳児ビタミンK欠乏性出血 ············· 大島拓也　178
　　7　血栓症 ······································· 西村　力　181
　　8　血球貪食性リンパ組織球症（HLH） ············· 高橋尚人　186
　　9　鉄欠乏性貧血 ································· 武藤浩司　187

N　極低出生体重児 ·································· 189
　　1　在胎22〜24週児 ······························ 西村　力　189
　　2　未熟児貧血 ····················· 古川陽介・武藤浩司　193
　　3　未熟児代謝性骨疾患 ··························· 西村　力　195
　　4　early aggressive nutrition（modified） ········· 大島拓也　198

O　小児外科疾患 ···································· 200
　　1　横隔膜ヘルニア ································· 土田晋也　200
　　2　消化管穿孔 ··································· 土田晋也　202
　　3　食道閉鎖 ····································· 土田晋也　203
　　4　小腸閉鎖 ····································· 土田晋也　204
　　5　腸回転異常 ··································· 土田晋也　205
　　6　肥厚性幽門狭窄 ······························· 土田晋也　207
　　7　臍帯ヘルニア ································· 土田晋也　208
　　8　腹壁破裂 ····································· 土田晋也　210
　　9　胆道閉鎖症 ··································· 土田晋也　210
　10　外鼠径ヘルニア ······························· 土田晋也　212
　11　先天性嚢胞性腺腫様奇形（CCAM） ············· 土田晋也　213

P　脳外科疾患 ······································ 216
　　1　脊髄髄膜瘤 ····················· 田中広輔・古川陽介　216

Q　泌尿器科疾患 ···································· 219
　　1　総排泄腔外反症 ······························· 田中広輔　219

R 性分化異常症 221

  1 性分化疾患 .... 西村　力・伊藤　淳 221

S 染色体異常 226

  1 21 トリソミー（Down 症候群）......... 古川陽介・高橋尚人 226

  2 一過性骨髄異常増殖症（TAM）......... 古川陽介・高橋尚人 227

  3 18 トリソミー・13 トリソミーの管理方針 ...... 土田晋也 230

  4 22q11.2 欠失症候群 .... 武藤浩司 232

T 感覚器疾患 234

  1 未熟児網膜症（ROP）.. 田中広輔 234

  2 聴覚障害（難聴）... 土田晋也 236

U 分娩外傷 238

  1 骨　折 .... 垣内五月 238

  2 出　血 .... 垣内五月 239

  3 麻　痺 .... 垣内五月 240

第3章　治療法と手技 241

  1 心肺蘇生 .... 垣内五月 242

  2 人工呼吸器管理 .... 垣内五月 243

  3 高流量経鼻カニューレ療法（HFNC）.................. 田中広輔 246

  4 気管洗浄 .... 垣内五月 248

  5 胸腔穿刺 .... 垣内五月 249

  6 PICC 管理 .... 西村　力 252

  7 臍動静脈カテーテル .... 西村　力 253

  8 輸血（製剤の注意点）.. 垣内五月 256

  9 交換輸血 .... 古川陽介 257

  10 高カロリー輸液 .... 武藤浩司 258

  11 胃液補正 .... 武藤浩司 261

  12 ω 3 系薬剤使用 .... 設楽佳彦 262

  13 麻酔・鎮静 .... 西村　力 264

  14 膀胱留置カテーテル .... 高橋尚人 269

  15 手術準備 .... 西村　力 271

  16 NO 吸入療法 .... 田中広輔 272

  17 N_2 吸入療法 .... 武藤浩司 275

  18 ECMO .... 高橋尚人 276

  19 EXIT .... 井上毅信 277

20 低体温療法 ……………………………… 青木良則 280

第4章 検 査 285

1 頭部エコー ……………………………… 古川陽介 286
2 心エコー ………………………………… 垣内五月 290
3 聴性脳幹反応（ABR）…………………… 土田晋也 292
4 MRI ……………………………………… 古川陽介 293
5 造影 CT ………………………………… 西村　力 295
6 心電図 …………………………………… 古川陽介 296
7 脳　波 …………………………………… 古川陽介 300
8 aEEG 管理 ……………………………… 青木良則 304
9 眼底検査および ROP レーザー治療 …… 西村　力 305
10 剖　検 …………………………………… 田中広輔 307

第5章 退院管理 309

A 退院管理 310
1 退院基準 ………………………………… 西村　力 310
2 産科への転出 …………………………… 西村　力 311
3 他科の児の退院 ………………………… 西村　力 312
4 退院サマリーの書き方 ………………… 西村　力 313
5 外来予約 ………………………………… 西村　力 315
6 在宅医療準備 …………………………… 西村　力 316

B 外来フォローアップ 321
1 新生児外来（フォローアップ外来）の仕方 ……高橋尚人 321
2 予防接種 ………………………………… 土田晋也 325
3 パリビズマブ（抗 RS ウイルスモノクローナル抗体,
シナジス®）…………………………… 土田晋也 327
4 在宅酸素療法（HOT）…………………… 土田晋也 328
5 ステロイド吸入療法 …………………… 土田晋也 330
6 アプネアモニター ……………………… 土田晋也 330

第6章 その他 333

1 NICU・GCU 内予防接種 ……………… 垣内五月 334
2 医学的意思決定 ………………………… 高橋尚人 335
3 ディベロップメンタルケア（DC）…… 土田晋也 337
4 災害時の新生児医療体制復旧手順 …… 高橋尚人 338

5 MRSA 保菌・アウトブレイク対策 ……………… 高橋尚人 345

6 覚醒剤・違法薬物使用母体への対応 ……………… 土田晋也 346

7 産科医療補償制度 …………………………………… 高橋尚人 347

8 同胞面会 ……………………………………………… 高橋尚人 348

付　録　351

1 正常値一覧 …………………………………………… 古川陽介 352

2 重篤な疾患をもつ新生児の家族と医療スタッフの
   話し合いのガイドライン ………………………… 高橋尚人 360

3 在胎週数別出生時体格基準曲線 ……… 古川陽介・武藤浩司 362

4 鉄剤ガイドライン ………………………………… 高橋尚人 364

5 MRSA のガイドライン …………………………… 高橋尚人 365

6 小児慢性特定疾患治療研究事業 ………………… 古川陽介 365

7 公費負担 …………………………………………… 古川陽介 366

8 NICU に入院している新生児の痛みのケアガイドライン
   ……………………………………………………… 高橋尚人 368

9 新生児先天性横隔膜ヘルニア（CDH）診療ガイドライン
   ……………………………………………………… 高橋尚人 370

10 新型インフルエンザ対応ガイドライン ………… 高橋尚人 371

11 先天性風疹症候群（CRS）対応ガイドライン
   ……………………………………………………… 土田晋也 372

12 母親・家族が感染症を発症した際の対応 ……… 高橋尚人 375

薬剤索引 …………………………………………………………… 381

用語索引 …………………………………………………………… 386

執筆者一覧

編　集
東京大学医学部小児科

編集主幹
高橋尚人

執筆者（五十音順）

青木良則	伊藤　淳	井上毅信
大島拓也	垣内五月	設楽佳彦
高橋尚人	田中広輔	土田晋也
西村　力	古川陽介	武藤浩司

第1章

一般管理

A	新生児蘇生・搬送
B	産科新生児管理
C	入院時管理
D	入院中基本管理

2 第1章 一般管理

A 新生児蘇生・搬送

❶ 新生児蘇生法

❖a 新生児蘇生法の標準化 ───────

- 蘇生法は現在，国際蘇生連絡委員会（通称 ILCOR）が中心となり，世界的に標準化が推進されている．
- わが国の新生児蘇生法は，この ILCOR が提唱する Consensus 2015 に沿って，日本蘇生法協議会の中で作成された．
- 以下の蘇生法はこのガイドラインに基づいており，誰もがこの方法に沿って蘇生を行えるようにしておくべきである．

❖b 準 備 ───────

- ハイリスク分娩には，蘇生が行えるスタッフを 2 名以上用意．

表1●蘇生用具

吸引器具	①口腔内吸引カテーテル（6，8，10，12 Fr）
	②気管内吸引カテーテル（4，5，6.5 Fr）
	③吸引配管
	④コネクター・チューブ
換気用品	①マスク
	②ジャクソンリース回路
	③アンビューバッグ
	④酸素回路・ブレンダー
挿管器具	①喉頭鏡（ブレード 00，0，1）
	②気管チューブ（内径 2，2.5，3，3.5 mm）
	③スタイレット
	④テープ
薬 剤	①ボスミン®
	②メイロン®
	③生理食塩水
	④10% glucose
その他	①パルスオキシメータ
	②栄養チューブ
	③留置針
	④シリンジ

（自治医科大学総合周産期母子医療センター新生児集中治療部編：新生児ポケットマニュアル．診断と治療社，3，2010）

A 新生児蘇生・搬送 3

表2 ● 蘇生薬

● ボスミン® (1 mg/mL, 0.1% アドレナリン) 1 mL＋生理食塩水 9 mL の希釈液を静注用は 1 mL, 気管内用は 10 mL 準備する
➤ 静脈内投与：0.01〜0.03 mg/kg (0.1〜0.3 mL/kg)
➤ 気管内投与：0.05〜0.1 mg/kg (0.5〜1.0 mL/kg)
● 生理食塩水 10 mL/kg/回 原液
● メイロン®(8.4% 炭酸水素ナトリウム)5 mL＋蒸留水 5 mL を 1〜2 mEq/kg/回 (2〜4 mL/kg/回) 準備する

(自治医科大学総合周産期母子医療センター新生児集中治療部編：新生児ポケットマニュアル, 診断と治療社, 3, 2010)

- 保温の準備 (輻射式保育器の電源 ON, 必要なら閉鎖式も準備).
- 表1[1]の物品を用意.

❖ c　蘇生薬

- 胎児の状態に応じて, 表2[1]の蘇生薬を準備.

❖ d　蘇生のアルゴリズム

- 新生児の蘇生法は換気の確保が中心で, 小児・成人の蘇生とは方法が異なる.
- 図1[2]のアルゴリズムに沿って行う. 評価項目と対応がセットとなっている.
- 出生時の評価項目は在胎週数, 呼吸, 筋緊張の 3 つである. 有効な呼吸をし, 筋緊張が良好で, 正期産児であれば, 通常のケアに進む.

❖ e　人工換気

- self inflating bag (アンビューバッグ) と flow inflating bag (ジャクソンリース) の利点・欠点をよく理解して, 上手に使い分けることが必要である. self inflating bag のほうが効率よく換気ができる.
- 図2[1]のような気道開通体位をとる.
- マスク換気の際は, 図3[1]のような IC クランプ法で保持する.
- 30〜60 回/分で換気する (胸骨圧迫併用時は 30 回/分).

4　第1章　一般管理

2015年版NCPRアルゴリズム

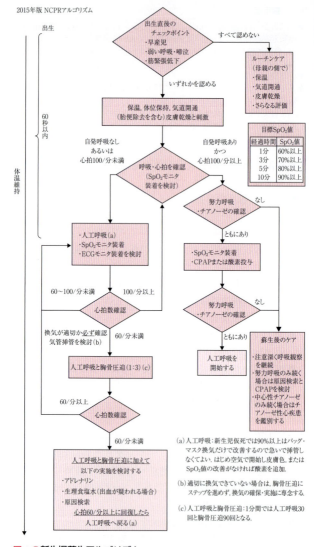

図1 ● 新生児蘇生アルゴリズム
(日本蘇生協議会監修:JRC蘇生ガイドライン2015. p.247, 医学書院, 2016)

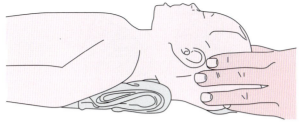

図2 ● 気道開通体位
(自治医科大学総合周産期母子医療センター新生児集中治療部編:新生児ポケットマニュアル.診断と治療社, 5, 2010)

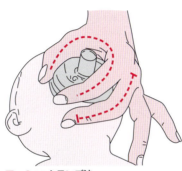

図3 ● ICクランプ法
(自治医科大学総合周産期母子医療センター新生児集中治療部編:新生児ポケットマニュアル.診断と治療社, 6, 2010)

表3 ● 在胎週数・出生体重別の気管チューブの太さと深さ

学会ガイドライン				自治医科大学		
体重 (kg)	週数	サイズ (mm)	深さ (cm) (体重+6)	体重 (kg)	サイズ (mm)	深さ (cm) (体重+5～6)
<1.0	<28	2.0～2.5	6.5～7.0	<1.25	2.0～2.5	5.5～6.5
1.0～2.0	28～34	2.5～3.0	7.0～8.0	1.25～2.5	3.0	6.5～7.5
2.0～3.0	34～38	3.0～3.5	8.0～9.0	2.5<	3.5	7.5～9.0
>3.0	>38	3.5	>9.0			9.0

＊ガイドラインでの選択はやや太く,深い印象があり,自治医科大学では別の基準で行っている

(自治医科大学総合周産期母子医療センター新生児集中治療部編:新生児ポケットマニュアル.診断と治療社, 6, 2010)

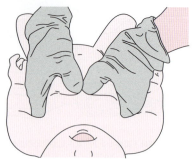

図4 ● 胸骨圧迫（児頭の方向からみた親指の位置）
(自治医科大学総合周産期母子医療センター新生児集中治療部編：新生児ポケットマニュアル. 診断と治療社, 7, 2010)

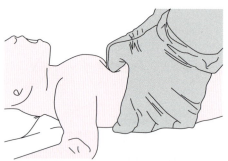

図5 ● 胸骨圧迫（横からみた胸骨圧迫の深さ）
(自治医科大学総合周産期母子医療センター新生児集中治療部編：新生児ポケットマニュアル. 診断と治療社, 7, 2010)

❖ f 気管挿管
- 表3[1]を参考にして，気管チューブの太さと深さを選択する．

❖ g 胸骨圧迫
- 胸骨の下1/3のところを，両親指を重ねず，胸郭の厚さの1/3がへこむように圧迫する（図4[1]，図5[1]）．

❖h 蘇生中止

● 出生後から心肺停止が15分以上持続したら死産扱いとして，蘇生を中止する.

文　献

1) 自治医科大学総合周産期母子医療センター新生児集中治療部編：新生児ポケットマニュアル. 診断と治療社，3-7，2010
2) 日本蘇生協議会監修：JRC蘇生ガイドライン2015. p.247，医学書院，2016

（高橋尚人）

❷　新生児搬送法

❖a　最近の状況

● 近年，新生児搬送の状況は各地域・各施設で大きな違いが現れている. それぞれの状況に合わせて，搬送のプロトコールを組んでおく必要がある.

❖b　方　法

● 緊急の出動を含めた搬送依頼を受けた際に，搬送元に確認する事項は表4のとおり.
● 搬送には，医師1名，看護師1名で出動が原則.
● 搬送元には，保温，酸素使用の是非などにつき具体的に指示する.
● 消防庁に救急車出動要請.

表4 ●搬送元に確認する事項

搬送元連絡先
児の症状
在胎週数
出生体重
出生年月日
母体姓名
母体合併症，感染症の有無
胎児モニタリング所見
羊水量，性状

8 第1章 一般管理

表5 ●救急搬送用セット

喉頭鏡（体重に合わせて用意）
挿管チューブ（2〜3.5 mm），スタイレット
吸引チューブ
栄養チューブ
シリンジ各種
挿管固定用テープ
その他，点滴固定などに必要なテープ類
注射針，留置針各種
点滴セット（ルート，三方活栓など）
シーネ
薬剤：glucose，生理食塩水，蒸留水，メイロン®，ボスミン®，カルチコール® など
◎搬送用ケースに入っておらず，新たに準備が必要なもの
ジャクソンリース
マスク
パルスオキシメータ
シリンジポンプ
ディスポ手袋
温枕
ラップ製剤
体温計
ワコビタール® 坐薬
状況によりサーファクタント，lipo-PGE$_1$ など

- 搬送用セット（**表5**）を持参.
- 産科から搬送用クベースを借用し酸素ボンベを乗せる. ブレンダー付のもの.
- 搬送元で，状態の安定が確認できたら，病棟に，状況の報告，入院時に必要な処置・検査などにつき連絡.

❖ c　バックトランスファー（戻り搬送）

- 近年，バックトランスファーとしての出動が増えている.
- バックトランスファーを行う際は，搬送先に日時を確認.
- 予定が決まったら，消防庁に救急車出動要請し，出動要請書類を記載.
- 紹介状を準備.
- 持参するものは，**表5**に準じるが，児の状態により，必要なものを選択する.
- 出発時に，搬送先に連絡.
- 乗員は，児の状態により，医師1名のみ，もしくは医師

1名と看護師1名.

● 無事搬送を終えたら，その旨を病棟に一報してから帰路につくこと.

(西村　力)

10　第1章　一般管理

B　産科新生児管理

❶　産科新生児室での小児科入院の取り扱い

❖a　産科新生児室・小児科入院の適応（表1）

- ●ベッドサイド検査（エコー，採血，ポータブル心電図など）のみの場合は外来扱い．検査の結果治療が必要となった場合は，その時点で入院扱い．

❖b　入院時共通作業

- ●看護師にも入院入力をしてもらう．
- ●入院診療計画書・DPC・退院サマリーの記載可能な部分を入力し，AABR をオーダーする．
- ●家族に IC する（入院診療計画書と別紙の説明用紙）．

❖c　退院時共通作業

- ●退診した医師が，退院可能である旨を新生児室担当看護師・助産師に伝え，IC をセッティングしてもらう．
- ●退院診療計画書，包括，退院サマリー（入院時に入力されているものに追加して署名保存）の入力．
- ●家族に IC する（退院診療計画書と必要なら別の説明用紙）．
- ●新生児，他専門班，他科の外来フォローが必要な場合は外来予約．

表1 ●産科新生児室・小児科入院の適応
- ●在胎 35 週台の早期産児
- ●保育器内酸素投与の児
- ●新生児黄疸で光線療法を要する児
- ● B 型肝炎母子感染予防対象児
- ● 21 トリソミーの疑い
- ●口唇口蓋裂
- ●母親が先に退院した場合（退診時 TB 16.0 mg/dL 以上，低出生体重児の体重増加待ちなど）
- ●小児科医が必要と判断した場合
- ●なんらかの治療的介入が必要になった場合
- ●軽症の新生児仮死

（西村　力）

❷ ハイリスク母体からの児

❖ a　B 型肝炎母子感染予防

● 2014 年 3 月から新方式に変更．入院中に行う処置としては，出生直後（生後 12 時間以内が好ましい）に HBIG（乾燥 HB グロブリン）1 mL（200 単位）を筋注（0.5 mL を左右大腿に筋注）＋HB ワクチン（ヘプタバックス®）0.25 mL の皮下注を行う（ワクチンや HBIG はすぐ使えるように産科でストックされる）．〔参考：旧方式は，48 時間以内に HBIG を筋注のみ〕．

● ワクチン接種時には予診票が必要なため，対象妊婦が入院時（分娩前）に産科医からワクチンの予診票と説明文書（小児科学会から出ているもの）を渡し，（出産後だとすぐに書けないこともあり得るため分娩前に）予診票の記載をしておいてもらう．接種時には予診票がそろっていることを確認する．

● 日勤・準夜帯は分娩担当または当直医に分娩後すぐに，深夜帯は朝一番で連絡が入る．すぐ対応不可能な場合でも 12 時間以内には接種するようにする．

● HBIG は血液製剤だが，産科外来で母子感染予防の IC 時にその旨説明がされており，それを含めた同意書が取られている．→出生後は HBIG 投与時に血液製剤の同意書を取る必要はなし．

● 退院時に今後の検査・予防接種スケジュールを渡して説明する．外来は 1 か月健診を兼ねて新生児班で予約を取る．1 か月時に HB ワクチンの接種を行うため，外来に電話して予約日と患者名，ヘプタバックス®（0.25 mL）が必要である旨を伝える．

❖ b　HCV 陽性母体児

● 「C 型肝炎ウイルスキャリア妊婦とその出生児の管理ならびに指導指針」に従ってフォローが必要になるため，母が HCV-RNA が陽性（生後 3〜4 か月で AST，ALT，HCV-RNA の検査）なのか，HCV 抗体のみ陽性（生後 1 歳半で HCV 抗体の検査）なのかを確認する．入院中は

採血などの必要はないが，退院後に検査が必要であることを説明する．

● 指針には，「HCV 抗体陽性，HCV-RNA 陰性の妊婦から母子感染が成立した報告はない．ただし妊娠中に HCV RNA 量が変動することがあるので，妊娠後期に再検査することが望ましい」，との記載あり．妊娠後期に測定することを産科に依頼する．

❖ c 母体甲状腺機能異常 ─────────────

● 甲状腺ホルモンは胎盤移行がほとんどなく，児の甲状腺機能に影響を与えるのは母体の自己抗体と抗甲状腺薬のため，バセドウ病と橋本病が要注意．

● 母体の甲状腺機能低下は児の発達予後にかかわるとされているが，橋本病でなければ児は先天代謝異常検査のみで可．

（1）フォローの流れ

● 母に甲状腺機能異常合併がある場合，産科から臍帯血の TRAb（母体が妊娠後期で≧5 IU/L の場合），TSH，FT4，FT3 を提出してもらう．

● 既往のみ（現在機能正常で無治療）であっても，外科治療や放射線治療例の場合は抗体価が高いことがあるので必ず確認する．

● 初診の医師は抜けがないように母体情報を全例確認し，当てはまる症例について，以下を確認する．

　➢ 臍帯血の結果（未施行の場合は妊娠中の母体の結果で可）．

　➢ 抗甲状腺薬やチラーヂン® による内服治療の有無．

● 母体情報の記載漏れで確認できない場合は，産科医に確認する．

● 日齢 4 or 5 に児血でチェックする基準．

　➢ 母体妊娠後期 and/or 臍帯血 TRAb＞5 IU/L．

　➢ 母体バセドウ病で症状あり，または治療中．

　➢ 臍帯血で TSH，FT4 異常値（臍帯血の基準値：TSH 1〜12 mIU/mL，FT4 1.0〜2.0 ng/dL）．

　➢ 母体 TRAb 不明（臍帯血データも得られない場合）．

● 児血チェックが必要な場合，カルテに記載し，新生児室

担当にも伝える．採血のタイミングはサージを避けるため日齢4以降とし，週末・連休では適宜調節．
- 母体バセドウ病：FT4が3.0以上の場合は，症状（HR＞160/分が持続，甲状腺腫大，眼球突出，発汗，振戦）がなくても退院延期し，2〜3日後再検（新生児バセドウの発症は多くが生後1週間あたりのため）．
- 母体橋本病：臍帯血と児血チェック両方でTSH＞12 mIU/mLまたはFT4＜1.0 ng/dLだった場合は内分泌医コンサルト．
- 判断しかねる場合や，外来フォローの必要については内分泌医にコンサルトする．

❖ d 自己免疫疾患母体児

- 新生児ループスをおこしうるのは，抗SS-A抗体，抗SS-B抗体，抗U1-RNP抗体が陽性の場合のため，図1のフローチャートに沿って管理を行う．抗リン脂質抗体についても合併があれば図2のフローチャートを使用．
- 心病変：新生児ループスの心病変は基本的に胎内発症（胎児期に房室ブロックの症状があればNICU入院が確実）とされている．

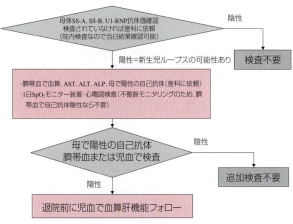

図1 ● 自己免疫疾患母体児の管理（胎児心ブロックなし）

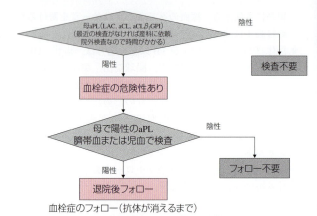

図2 ● 抗リン脂質抗体症候群（APS）母体児の管理

- 皮膚病変：眼周囲を中心に顔面，頭皮に環状紅斑，環状皮疹が出現することがある（16〜50%．出生時に発症していることもあるが，生後4〜6週ごろの発症が一般的）．基本は経過観察のみ．重度の場合はステロイド外用．
- 肝機能障害：25%程度に合併するとの報告あり．ほとんどが一過性で1か月以内に軽快．
- 血液病変：生後1週間以内に血小板減少を認めるが，通常2〜4週で改善．出血症状がみられることは稀とされている．
- 対応：母体の自己抗体の種類，抗体価を確認．入院中に心電図，血算・肝機能チェックの採血を行う（詳細以下）．
- 検体量
  - 抗SS-A抗体，抗SS-B抗体，抗U1-RNP抗体：最低 150 μL + α．
    →院内で検査可能．生化学と一緒に出すなら，抗体分の上乗せは不要（生化に必要な量のみでOK）．
  - LAC（ループスアンチコアグラント）：成人用の凝固の2 mL黒スピッツで，2 mLちょうど必要（小児用では不適）．
  - 抗カルジオリピン抗体：aCLβ_2GPI + aCL で血清 0.5 mL（黄マイクロ）．

●抗リン脂質抗体は院外検査のため，結果確認までに時間がかかる．

❖ e ITP 母体 ────────────────

- ITP 合併母体児の約 10% に中等度から重度の自己免疫性血小板減少症がおこる．
- 母体の血小板数や PAIgG の値と児の重症度は相関しないため，母体の状況は関係なくフォローする．
- 在胎 20 週台から減少する可能性があるが，頭蓋内出血などの主要臓器出血の頻度は 1% 以下．血小板の減少は一過性で，3〜4 週で改善することが多い．
- 対応：臍帯血 and/or day 0 と day 4 の CBC は必ず確認．血小板数が 3 万/μL 以下なら入院（血小板 2 万未満で γ-グロブリンの適応），5 万を超えている場合は血小板数に応じて適宜フォロー．

❖ f Rh（−）母体 ────────────────

- 抗 Rh（D）抗体価が上昇していない例では，臍帯血で血型（産科）のみ検査．

❖ g 不規則抗体陽性母体 ────────────────

- 不規則抗体の種類による．
- 重症黄疸をきたす可能性がある場合（抗 D，E，E＋c，Diego など），臍帯血または児血で血型，CBC，TB，Coombs のチェック．
- 生後早期は経皮的黄疸計で頻回に測定し，上昇傾向が強ければ早期に治療を開始する（必要時は入院）．Lewis は IgM 抗体で移行しないのでフォローは不要．

❖ h 抗けいれん薬内服母体 ────────────────

- 測定可能な薬剤は臍帯血で血中濃度提出（産科が出すので，結果確認）．

（西村　力）

16　第1章　一般管理

❸　胎児異常の児

❖ a　胎児脳奇形（脳梁欠損・低形成，脳室拡大など）──

- 入院中に MRI を撮影するため，産科から分娩の連絡がきた時点で放射線科に連絡し，日程を相談する．
- 分娩後にその日付で MRI をオーダーし，当日は GCU 入院とする．翌日新生児室に戻す．
- AABR と，同意が取れれば NIRS も施行．神経班にも MRI を確認してもらう．
- 退院後のフォローは新生児班と必要時は神経班の外来予約を取る．

❖ b　胎児不整脈 ──────────────

- ポータブル心電図で不整脈の種類を特定．
- 心エコーで心内奇形の有無を確認し，電解質異常などの鑑別のため採血．
- モニター管理で不整脈の頻度をフォローする．
- PSVT などをおこすことがあれば入院．ほとんどは PAC で自然軽快が期待できるが，退院時にもまだ不整脈が残っている場合は，循環器の外来枠の予約（家族の負担を考慮し，1か月健診と一緒でよい）．

❖ c　胎児水腎症・腹部腫瘤 ──────────

- 小児外科に連絡．
- 卵巣囊腫はサイズにより，GCU で穿刺吸引を行うことがある（通常1泊入院）．小児外科の外来フォローあり．

❖ d　先天性サイトメガロウイルス感染症疑い ─────

- 母のサイトメガ IgM が陽性の場合，IgG の avidity を測定する（avidity が 40% 未満の場合に初感染と判断され，出生後尿中サイトメガロウイルス DNA の PCR 検査の対象者となる．対象児は入院中に新生児室助産師が尿採取をして，尿 PCR 検査を行う．尿中 PCR が陰性ならフォローオフになる）．
- 外来扱いで AABR を検査する．

- 退院時に1か月健診として新生児外来を予約.
- 一般的には妊娠25週以前の検査でavidityが45%未満であれば初感染の可能性が高い. 60～65%以上であればpersistent IgMや再感染とされる.
- 児のIgMは感度・特異度ともに低く, 生後2週までの尿または唾液のサイトメガロウイルスDNAのPCR (保険未収載) 陽性が確定診断となる.
- 出生時に無症状のことも多く, 2歳くらいまでに感音難聴や小頭症, 麻痺などの症状が出現することがあるため, IgG avidityが40%未満の児は外来フォローが必要.
- 無症候児のガンシクロビルの治療についてはまだ標準化されていない (症候児であっても保険収載されていないが, 6週間のガンシクロビルの治療が神経学的症状を改善させたとの報告や, 6か月間のほうがより予後が改善したとの論文あり).

(西村　力)

4　新生児症候

❖a　黄　疸

- 新生児室では助産師が (生後12時間), 毎日朝5～6時に経皮的黄疸計チェックを行っており, その値+2が光線基準より高い場合, 産科医にT-Bilの採血をしてもらう. 新生児回診時に結果を確認し, 新生児室での光線療法の基準に沿って治療を行う. 退院時T-Bil 16.0 mg/dL以上で退院延期とする.
- 朝の採血で生後24時間以内にT-Bilが12 mg/dL前後以上と確認された場合, NICU医のcallとした (生後24時間の交換輸血の基準値が12 mg/dLであり, 放置されるのを防ぐため).
- 日齢不問で経皮的黄疸計の値+2が交換輸血基準より高い場合はNICU医callとした. NICU医は血清T-Bil値を至急確認し適宜対応する.
- 早発黄疸, 高度黄疸による緊急入院対策は以下参照.
  ➤ 生後24時間は5：00, 13：00, 21：00で経皮的黄疸

計は 1 日 3 検とする．それ以降も必要な場合は新生児回診で指示する．

➢ 生後 24 時間の経皮的黄疸計値が 7 以上の児は小児科医 call.

➢ 採血基準ギリギリの児（− 1 mg/dL 以内）は午後に経皮的黄疸計の再検を行う．

➢ 皮膚が黄色いと感じたら適宜経皮的黄疸計で測定する．

➢ 生後 24 時間の光線療法基準を，出生体重 2,500 g 以上は T-Bil 値 12→10 mg/dL, 2,500 g 未満は 10→8 mg/dL に下げる（母子保健院の基準だと，生後 24 時間での光線基準と交換輸血基準が同値になってしまうため）．

➢ 生後 24 時間以内の光線療法は基本 NICU か GCU で施行する．ベッドがない場合は，程度が光線 1 面以内でコントロールが可能そうであれば，新生児室で施行可．

❖ b 心雑音

● 心エコーで診断する．心内奇形を認める場合は小児循環器医にコンサルトし，外来フォロー（外来の予約枠は p.16「胎児不整脈」と同様）へつなげる．その場合，外来モードでエコーコストを取る．

● エコーをやってフォローを要するような疾患がなかった場合（末梢性肺動脈狭窄，入院中に閉鎖しそうな PDA など），IC を要しないならコストは取らない．

❖ c 低血糖

● 産科新生児室での生後 2 時間後血糖測定基準：早期産，低出生体重児，light-for-dates, heavy-for-dates, 母体 GDM, 新生児仮死．

● 産科新生児室での血糖採血は産科医が行う．2 時間後，血糖が 50 mg/dL 以上ならフォロー中止．2 時間後の血糖が 50 mg/dL 未満の時は小児科医 call.

● 低血糖のリスク因子，程度や呼吸障害の有無などに応じてミルクを開始して経過フォローとするか，即入院とす

るか，小児科医が判断する．ミルクの量や再検のタイミングなどは担当小児科医が指示する．

● 基本的に上昇が確認できるまでは頻回に測定し，哺乳前（哺乳後3時間）の血糖が50 mg/dL以上になることを最終的に確認すること．

(西村　力)

5　新生児疾患

❖ a　口蓋裂

● 顎歯科コンサルト．外来フォロー法は哺乳状況に合わせて適宜検討．

❖ b　多指症・多趾症

● 他の合併症がない場合，退院後形成外科への外来受診を家族に指示(受診時期，予約の取り方は形成外来で確認．おそらく生後3〜4か月になる)．

❖ c　Down症候群・21トリソミー疑い

● 胎児診断されていない21トリソミー疑い症例は，心エコー，採血などで合併症の有無をスクリーニングし，入院の適応を判断．

● 新生児室管理が可能な場合は，母の入院中に父に来院していただき，両親一緒のところで染色体異常の可能性があることを説明し，染色体検査について同意を取る．

● 退院する前までにGバンドを提出する．日齢4または5で甲状腺機能の採血も行う．

● Gバンドの結果の説明は外来で行うが，両親がそろって来られる日で新生児班の予約を取る（日程が合えば1か月健診を兼ねて）．

❖ d　分娩外傷（鉗子が眼窩にかかったなど）

● 小児科的な対応が必要ない場合は，産科医から眼科など必要な診療科にコンサルトしてもらう．

● ICも基本的に産科に任せる．

20　第1章　一般管理

❖ e　Sturge-Weber 症候群

- 脳髄膜の血管病変と顔面の皮膚の血管腫〔三叉神経の第1, 2枝の領域（額と頬）の皮膚に分布することが多い〕を特徴とする症候群．入院中に皮膚科併診する．

  ➤ Type Ⅰ：顔面病変，脈絡叢病変，頭蓋内病変 pial angioma，および緑内障が揃う場合（classic form）.

  ➤ Type Ⅱ：頭蓋内病変を伴わない顔面病変のみ．緑内障を伴うことあり.

  ➤ Type Ⅲ：顔面病変を伴わない頭蓋内病変 pial angioma のみの場合．通常，緑内障は伴わない.

  →顔面病変がある場合は緑内障が合併しうるので，眼科併診.

- 頭部 CT については小児神経班に確認（入院中に撮影する場合と，CT なので外来で行う場合がある）.

❖ f　GH 適応の FGR

- 成長ホルモンの適応になり得る FGR 児：出生時の身長・体重が 10 パーセンタイル＝ −1.28 SD 未満かつ身長・体重のいずれかが −2 SD 未満.
- 説明用紙は特別にないので，口頭で IC し，1 か月健診の予約を新生児枠で取る.

（西村　力）

6　プレネイタル・ビジット

❖ a　概　念

- 出生前に，異常新生児の出生が予想される場合，両親に情報を伝えることは有益なことも多い.
- ただし，不確実な診断であったり，時期が適切でなかったりすると弊害もあり，慎重に行うべきである.

❖ b　方　法

- 現在，当院では，産科からの依頼で，両親の希望があったときのみ，プレネイタル・ビジットを行っている.
- 行う場合は，両親がそろっているところで話をする.

B 産科新生児管理 21

- NICU 医師 1 人では行わずに，NICU 看護師，産科医師・看護師と一緒に行う．場合によっては臨床心理士などを含めて行うほうがよい．
- 胎児診断で 18 トリソミーなどの予後不良な状況が判明している場合には，プレネイタル・ビジットで出生後の治療方針（蘇生の方法や手術など）について両親と話し合っておく必要性がある．

（土田晋也）

❼　マス・スクリーニング

❖ a　対象疾患

- 東京都では 2012 年（平成 24 年）からタンデムマスが導入され，対象疾患が 6 疾患から 19 疾患へとなった（表2）．

表 2 ●マス・スクリーニング対象疾患

アミノ酸代謝異常 5 疾患	● フェニルケトン尿症
	● メープルシロップ尿症
	● ホモシスチン尿症
	● シトルリン血症 1 型
	● アルギニノコハク酸尿症
有機酸代謝異常 7 疾患	● メチルマロン酸血症
	● プロピオン酸血症
	● イソ吉草酸血症
	● メチルクロトニルグリシン尿症
	● ヒドロキシメチルグルタル酸血症（HMG 血症）
	● 複合カルボキシラーゼ欠損症
	● グルタル酸血症 1 型
脂肪酸代謝異常 4 疾患	● 中鎖アシル CoA 脱水素酵素欠損症（MCAD 欠損症）
	● 極長鎖アシル CoA 脱水素酵素欠損症（VLCAD 欠損症）
	● 三頭酵素/長鎖 3-ヒドロキシルアシル CoA 脱水素酵素欠損症（TFP/LCHAD 欠損症）
	● カルニチンパルミトイルトランスフェラーゼ-1 欠損症
糖質代謝異常 1 疾患	● ガラクトース血症
内分泌疾患 2 疾患	● 先天性甲状腺機能低下症（クレチン症）
	● 先天性副腎過形成症

❖ b 方　法

- 入院時，家族に説明し，同意が得られれば所定の申込用紙に記載し提出してもらう．
- 出生体重や哺乳量にかかわらず日齢4～6で1回目の採血を行う．哺乳量不足の場合は，十分な栄養が入った段階で再検する．
- 出生体重2 kg未満の場合，①生後1か月，②体重が2.5 kgに達した時，③医療機関を退院する時，のいずれか早い時期に1回目の採血結果にかかわらず，2回目の採血を行うことが推奨されており（2004年日本未熟児新生児学会），それに沿って再検する．

❖ c 注意点

- 出生体重2 kg未満の心疾患などで，2回目採血前にPICUや一般小児病棟に転棟する際は，上記タイミングで再検が必要であることを申し送る．
- 性分化疾患で先天性副腎過形成の鑑別が必要な場合は，疑った段階ですぐ採血（1スポットで可）し，代謝異常センターに連絡のうえ，速達で送ると，早急に結果を出してもらえる．その場合も，他の疾患のスクリーニングのために日齢4～6での採血が必要．
- 採血後のろ紙は水平にした状態で，重ねずに室温で自然乾燥させる（立てた状態では，ろ紙中で濃度勾配ができて正確に測定できないことがある）．送付は病棟クラークが担当．ノートに記録を残しており，病棟での送付・結果到着状況は後から確認可能．

❖ d 結果説明

- 代謝異常センターから結果用紙が郵送されてくる．医師が保護者用を家族へ渡して説明し，医療機関用を入院ファイルに保存する．
- 結果を待たず退院した場合は，外来で説明する．退院サマリーや外来への伝言に結果もしくは結果未着であることを明記する．

（西村　力）

8 自動聴性脳幹反応（AABR）

- 新生児聴覚スクリーニング検査として自動聴性脳幹反応（automated auditory brain stem response：AABR）ALGO2® が用いられることが多い.

❖ a AABR の方法

- 対象は在胎 34 週以上，修正 6 か月以下.
- 鎮静は不要で授乳後などの安静時や入眠時に検査を行う.
- 頭頸部や外耳の解剖学的異常を認める場合は ABR を行う.
- 聴力障害のリスクを有する児（☞ p.236「聴力障害（難聴）」）には ABR を行う.
- 通常は 35 dB（ささやき声，指こすり音程度）での反応を片耳ずつ検出，70 dB，40 dB で追跡検査が可能.

❖ b AABR で refer となった場合

- 従来型の ABR で精密検査を行う.
- 鎮静薬（トリクロリール® シロップ 0.7 mL/kg）が必要なため，検査時期は正期産児では生後 1 か月ごろ外来で，早産児では退院前とする.
- 難聴が疑われる児は耳鼻咽喉科（難聴外来）に紹介する.

（土田晋也）

---

9 ビタミン K 内服法

- 従来は日齢 0，5，生後 1 か月の全 3 回投与だったが，小児科学会の推奨変更に伴い，日齢 0，5，日齢 14 以降は毎週投与（生後 3 か月まで，全 12 回）へ変更（表3）[1].
- 日齢14以降の内服は毎週水曜日など，曜日を決めて投与する（日齢 14〜20 に 3 回目の内服を開始）.
- 退院時に残り 3 か月までの分を渡す．その際，図3の案内を渡す.

表3 ● 新生児・乳児ビタミンK欠乏性出血症の改訂ガイドライン

Ⅰ．合併症をもたない正期産新生児への予防投与

わが国で推奨されている3回投与は以下のとおりである．

① 第1回目：出生後，数回の哺乳によりその確立したことを確かめてから，ビタミンK_2シロップ1mL（2mg）を経口的に1回投与する．なお，ビタミンK_2シロップは高浸透圧のため，滅菌水で10倍に薄めて投与するのもひとつの方法である．

② 第2回目：生後1週または産科退院時のいずれかの早い時期に，ビタミンK_2シロップを前回と同様に投与する．

③ 第3回目：1か月健診時にビタミンK_2シロップを前回と同様に投与する．

④ 留意点等

(1) 1か月健診の時点で人工栄養が主体（おおむね半分以上）の場合には，それ以降のビタミンK_2シロップの投与を中止してよい．

(2) 前文で述べたように，出生時，生後1週間（産科退院時）および1か月健診時の3回投与では，わが国およびEU諸国の調査で乳児ビタミンK欠乏性出血症の報告がある．このような症例の発生を予防するため，出生後3か月までビタミンK_2シロップを週1回投与する方法もある．

(3) ビタミンKを豊富に含有する食品（納豆，緑葉野菜など）を摂取すると乳汁中のビタミンK含量が増加するので，母乳を与えている母親にはこれらの食品を積極的に摂取するように勧める．母親へビタミンK製剤を投与する方法も選択肢のひとつであるが，現時点では推奨するに足る十分な証左はない．

(4) 助産師の介助のもと，助産院もしくは自宅で娩出された新生児についてもビタミンK_2シロップの予防投与が遵守されなければならない．

Ⅱ．早産児および合併症をもつ正期産新生児への予防投与

① 全身状態が比較的良好で経口投与が可能な場合は，合併症をもたない正期産新生児への投与方式に準じて行う．ただし，投与量は体重に応じて減量する．

② 呼吸障害などにより内服が難しい新生児には，ビタミンK_2注射用製剤（レシチン含有製剤）0.5～1.0mg（超低出生体重児は0.3mg）緩徐に静注する．
その後の追加投与のやり方はそれぞれの新生児の状態に応じて個別に判断する．

③ 全身状態が良好でも，母親が妊娠中にビタミンK阻害作用のある薬剤を服用していた場合，あるいはceliac sprueなどの吸収障害を有する場合は，出生後すぐにビタミンK_2注射用製剤0.5～1.0mgを静注することが望ましい．

④ 上記③の状況（母親がワルファリンを服用中の場合を除く）においては，妊娠36～38週以降の母親に1日15～20mg（分2または分3）のビタミンK製剤を陣痛発来日まで経口投与し，出生後に新生児のビタミンK動態を評価する方法でも構わない．なお，母体へのビタミンK投与は少なくとも1週間以上の投与が可能な状況であることを考慮する．

(注記) 長期にわたる経静脈栄養管理下にある場合には，妊娠経過中に随時ビタミンKの補充を行うことが望ましい．

表3 ●つづき

Ⅲ．治療的投与
①ビタミンK欠乏性出血症の疑いがあれば凝固検査用の血液を採取後，検査結果を待つことなく，ビタミンK_2製剤（レシチン含有製剤）0.5〜1 mgを緩徐に静注する．もし血管確保ができない場合には筋注が可能なビタミンK製剤を皮下注する（筋注はできるだけ避ける）．
②最重症例ならびに超低出生体重児では，新鮮凍結血漿10〜15 mL/kgあるいは第Ⅸ因子複合体製剤50〜100単位/kg（第Ⅸ因子量として）の静注の併用を考慮する．

厚生省心身障害研究，新生児管理における諸問題の総合的研究，研究班による「乳児ビタミンK欠乏性出血症の予防対策」の発表（1989年）以降に得られた国内外の資料をもとにガイドラインを改訂した．
〔日本小児科学会新生児委員会ビタミンK投与法の見直し小委員会（白幡聡，他）：新生児・乳児ビタミンK欠乏性出血に対するビタミンK製剤投与の改訂ガイドライン（修正版），https://www.jpeds.or.jp/uploads/files/saisin_110131.pdf，2011〕

図3 ●ビタミンK 週1回投与法の説明書

文 献

1) 日本小児科学会新生児委員会ビタミンK投与法の見直し小委員会（白幡　聡，他）：新生児・乳児ビタミンK欠乏性出血に対するビタミンK製剤投与の改訂ガイドライン（修正版）．https://www.jpeds.or.jp/uploads/files/saisin_110131.pdf，2011

（西村　力）

🔟 シナジス®（在胎36週未満のシナジス®適応児）

- 在胎週数的には入院扱いになるため，入院時のICにてシナジス®の説明をし，接種希望があれば家族にシナジス®用の連絡先の用紙を書いてもらう（用紙は新生児室にあり，助産師が準備してくれる）．

- 記入後，新生児室担当の助産師経由でNICUに届けてもらう．

  - ➢ シーズン以外のシナジス®適応児については，退院してから接種時まで期間があるため，この用紙をもとにシーズン前にこちらから連絡がいくようにする．

  - ➢ 2月1日以降出生の適応者は，2，3月分の接種だけでなく，来シーズンの適応もある（9月1日から接種を開始する場合，生後6か月以内に該当する）．希望者には接種と連絡先用紙の記入の両方が必要になる．

  - ➢ シーズン中は退院前に1回目を接種．病名に「RSウイルス感染症重症化予防」を登録（「重症化予防」の文言は病名登録画面右下の修飾語追加から手入力で入れる）．シナジス®専用の接種記録用紙に記録し，家族に渡す．次回外来予約時にシナジス®のオーダーを入れる．

- 次回外来受診時に接種するシナジス®はあらかじめオーダーしておく必要がある．

（土田晋也）

11 点　眼

❖a　概　念

- 出生時の点眼目的は淋菌性結膜炎，クラミジア封入体結膜炎の予防である．
- しかし，そもそも予防に適用のある薬剤はない．
- 淋菌感染症については，レボフロキサシン（クラビット®）耐性が増えている．米国ではエリスロマイシン眼軟膏が推奨されている．オフロキサシン（タリビット®）内服は適用あり．
- クラミジア感染症については，エリスロマイシン，クラビット®は効果があるものと思われる．しかし，治療は内服ないし静注で，点眼ではない．タリビット®眼軟膏は適用あり．

❖b　点眼法（2016年11月より）

- 一律の出生時の点眼は行わない．
- 淋菌ないしクラミジアの母体感染が疑われる場合は，エコリシン®・コリスチン®眼軟膏を使用する．
- NICUも産科新生児室と同じ対応とする．
- 眼底検査の際は，クラビット®点眼液ないしエリスロマイシン眼軟膏を使用する．

（高橋尚人）

28　第1章　一般管理

C　入院時管理

■ NICU/GCU に入院すべき児

● 早産児（35週未満）あるいは低出生体重児（出生体重2,000g未満）.
● 呼吸障害（$FiO_2>0.4$ が必要な場合, CPAP/人工換気が必要な場合）.
● 集中治療や手術を要する状態・疾患（重症新生児仮死, 先天性心疾患, 小児外科疾患, 脳外科疾患など）.
● 点滴治療を要する低血糖.
● くり返す無呼吸発作.
● 生後24時間以内発症の早発黄疸および光線2面以上の治療を要する新生児黄疸.
● 鎮静下の検査を要する場合（MRI など）.

※感染予防の観点から, 自宅に退院していない児を対象とする（一度退院した児は小児科入院が原則）.

（垣内五月）

■ 入院時ルーチン検査

● 血算, 網状赤血球数, 血液像.
● 血液ガス.
● 血液生化学（TP, Alb, BUN, Cr, Na, K, Cl, Ca, Mg, P, T-Bil, D-Bil, AST, ALT, LDH, CPK, ALP, CRP, 血糖）.
● 臍帯血 IgG, IgA, IgM.
● 臍帯動脈血・静脈血の血液ガス.
● 胸腹部 X 線写真.
● 細菌培養：血液（抗菌薬投与の必要がなく, かつ点滴を行わない場合は省略可）, 咽頭, 鼻腔, 糞便, 外耳道拭い液（挿管中の場合, 気管分泌物も）.
● 頭部エコー/心エコー.

（垣内五月）

❸ 入院時処置

❖ a　収容環境

- 原則全例最初は保育器.
- 閉鎖式・開放式のいずれとするかは,児の状態・治療上の必要性に応じて選択.
- 全身状態が安定していて,検査・モニタリングのためだけの入院や光線療法のみの場合は例外的にコットも可.

❖ b　胃管の挿入

- 入院時に原則全例挿入（検査・モニタリングのためだけの入院や光線療法のみの場合を除く）.
- 呼吸障害がみられる場合,原則口腔からの挿入.
- 胃管の挿入時は初回に限らず全ての状況でX線検査による位置確認を行う（インシデントをなくすために決定した）.

❖ c　点　滴

- 原則 10% glucose で輸液を開始.開始時の輸液量の目安：50〜70 mL/kg/day.SFD 児では多めとする.
- 極低出生体重児や低血糖のリスクが高い児では PI カテーテルの確保を考慮する.
- 在胎 24 週以下で出生した児では皮膚未熟性を考慮し,臍動静脈カテーテル確保を基本とする.
- ビタミン K_2（ケイツー N®）：出生体重 1,500 g 未満の児は 1 mg 静注.1,500 g 以上は 2 mg 静注.

（垣内五月）

30　第1章　一般管理

D　入院中基本管理

1　感染対策

❖a　入室時対策

- 上衣は脱ぎ，袖の長い脱げない衣服は肘までまくる．
- 出勤した際は流水と石鹸で肘まで手洗いをする．
- それ以降の入室時は速乾性擦式アルコール製剤で手指消毒をする．
- 冬季はマスクを着用する．
- スタッフは速乾性擦式アルコール製剤を入れたポシェットを携帯する．
- ポシェットは週2回洗濯のため交換する．
- 速乾性擦式アルコール製剤は開封日をボトルに記載し，個人ごとの使用量を毎週記録する．

❖b　処置・診察時対策

- クベースに収容されている児を含め，処置・診察の際にはガウンと手袋を着用する．
- ガウンの袖口と手袋の間に隙間を作らないようにする．
- 患者周囲の個人物品やベットサイドのキーボード，マウスに触れるときも，児に触れるのと同様に前後に手指消毒を行う．
- 目に見える汚れがあるときは流水で手洗いを行い，それ以外の時は適切なタイミングで速乾性擦式アルコール製剤を用いて手指消毒を行う．
- クベースの窓を開けるときは，肘や手の甲を使い指先は使わない．
- 採血に使用する物品の扱い時も手指衛生を行う．
- 監視培養
  - ➤ 入室時：咽頭，鼻腔，便，耳介皮膚（気管挿管されていれば気管吸引物も）．
  - ➤ 毎週月曜日または転棟時：咽頭，鼻腔，便（気管挿管されていれば気管吸引物も）．
- MRSA児はできるだけ区分けをし，可能な限り処置や診察は最後にする．

❖ c 経路別予防策

- 感染症児を扱うときは，病原体感染経路にあわせて，上記の対策に以下を追加．
  - ➤ 飛沫感染対策（アデノウイルス，インフルエンザウイルス，風疹，ムンプス，百日咳，マイコプラズマなど）．
  - ➤ 空気感染対策（結核，水痘，麻疹）．

※独立換気の個室隔離が必要なため，個室がない場合は入院できない．

（井上毅信）

---

❷ 輸液管理

❖ a 適 応

- 下記の児に対しては原則として輸液療法を行う．
  - ➤ 出生体重 2,000 g 未満の児．
  - ➤ 低血糖の児（☞p.18, 148「低血糖」）．
  - ➤ 呼吸障害などで経口的栄養摂取が不十分な児．
- この項では 1,500 g 以上の低出生体重児および正期産児の基本的な輸液管理について述べる．

❖ b 初期輸液

- 日齢 0 の輸液開始量は 60 mL/kg/day を基本とする．SFD児などでは，必要に応じて＋10〜20 mL/kg/day 増量して管理する．
- 輸液内容は 10% glucose とするが，正期産児で血糖が安定している場合は 5% glucose で開始する場合もある．
- 日齢 1 以降は，尿量・体重の増減をみながら，連日＋10 mL/kg/day を基本として増量．
- 水分量の計算は出生体重に復するまでは出生体重で計算する．ただし，体重が出生体重を超えた場合（浮腫による場合を除く），生後 1 週間以降は最新の体重で計算を行う．
- 黄疸や多血がある場合は，＋10〜20 mL/kg/day 増量して管理を行うことを考慮する．

> Rp. 出生体重 2,000 g の場合
> 10% glucose 50 mL, 5 mL/hr（60 mL/kg/day）

❖ c 維持輸液

- 日齢 2 以降，尿量 1～2 mL/kg/hr 以上出始めたら，電解質の添加を考慮する．
- 血清 Na 135～145 mEq/L を目標に輸液量と Na 投与量を調節する．
- K が 4 mEq/L を下回ってきた場合は，維持輸液（フィジオ® 35 やソルデム® 3AG）に変更する．
- フィジオ® 35 は Mg を含有するため，母体硫酸 Mg 投与症例など高 Mg 血症がある児では注意する．
- 輸液療法は 120～140 mL/kg/day 程度まで増量したら，以降は維持とし，それ以上には増やさない．
- 経腸栄養が増量してきたら，経腸と輸液を合わせた総水分量 140～160 mL/kg/day を目途として輸液は適宜漸減する．
- 末梢ラインでも，輸液速度が 1 mL/hr を下回った場合は，ヘパリンの添加（1 U/mL）を行う．

> Rp. 出生体重 2,000 g，日齢 4 の場合
> フィジオ® 35　50 mL，7.5 mL/hr

❖ d 高カロリー輸液

- 経腸栄養の確立に時間を要すると予想される症例では，早期に高カロリー輸液を開始する（☞p.258「高カロリー輸液」）．

（田中広輔）

❸ 栄養管理（経腸栄養）

❖ a 開始時期

- 在胎 35 週未満の早産児：生後 8～48 時間を目安として呼吸や消化管などの状態をみて判断．

● 在胎 35 週以上の児：生後 2 時間以降を目安として呼吸状態などをみて判断.

❖ b 開始方法

● 在胎 35 週未満：経管栄養（胃管からの注入）で開始.
● 在胎 35 週以上：経口哺乳を考慮する（状態に応じて注入も考慮）.

❖ c 注入間隔と注入時間

● 基本は 3 時間ごとの注入（GER など，やむを得ない場合にのみ 2 時間ごとの注入を検討）.
● 注入時間は 1〜2 mL までは手押し，それ以上では基本は 60 分注入.
● GER や低血糖に対しては適宜注入時間を延長する.

> Rp.
> 母乳または普通ミルク　10 mL×8/day，胃管から 60 分注入（胃残指示を必ず記載する）
> 【胃残指示】
> ➤　1 mL 以下：戻して全量注入
> ➤　1〜2 mL 未満：差し引き注入
> ➤　2 mL 以上もしくは汚い時：医師に連絡

※原則として胃残指示は全量の 1 割未満は戻して全量注入，1 割から 2 割は差し引き注入，2 割以上または胃出血があったり胆汁様などで汚い時には医師に連絡（症例に応じて適宜調整する）.

❖ d 開始量と増量の仕方

● 表 1 を参照.
● 出生体重 500 g 未満の児などでは初回は 0.3 mL×4/day な

表 1 ●出生体重と開始量・増加量

出生体重	初回投与量	1 回増加量/日
1,000 g 未満	0.3〜0.5 mL	0.3〜1 mL
1,000〜1,500 g	1〜2 mL	1〜2 mL
1,500〜2,000 g	3〜5 mL	3〜5 mL
2,000〜2,500 g	5〜10 mL	5〜10 mL
2,500 g 以上	10〜20 mL	10〜20 mL

どの少量から開始も検討.

- 10〜20 mL/kg/day くらいを目安に注入量を増やしていく.
- 経腸栄養は注入時には最大 140〜160 mL/kg/day くらいを目標に増やしていく.
- 経口哺乳の量は児の状態に合わせて 160〜200 mL/day くらいを目標にする.

❖ e　経口哺乳開始

- 修正 34〜35 週以降で吸啜や呼吸の状態をみて開始時期を検討.
- 初めは経口残注入で開始し,安定して全量飲めることを確認してから胃管を抜去する.

Rp.
母乳または普通ミルク　30 mL×8/day,経口残注入,残は胃管から注入

> ➤　残が 10 mL 未満:手押し注入
> ➤　残が 10 mL 以上:30 mL/hr で注入

※nasal DPAP 装着中は,経口哺乳は不可だが,HFNC 装着中は児の状態によっては経口哺乳が可能.

※空腹啼泣がみられてきたら退院前に自律哺乳にする(上限下限を適宜設定する).

Rp.　体重 2,500 g の場合
自律哺乳(母乳または普通ミルク)上限なし,下限 400 mL/day(160 mL/kg/day)

❖ f　強化母乳(HMS-2)

- 適応:極低出生体重児,カルシウムやリン不足(未熟児骨減少症の治療),低血糖,カロリー不足.
- 開始時期:経腸栄養が 100 mL/kg/day を超えてから 1/4〜1/2 倍の濃度から開始.
- 下痢や腹部膨満などに注意しながら 1 倍(母乳 30 mL に対して 1 包:1.3 g)まで増量.
- 成分の比較は表 2 を参照.

表2●成分比較

成分	HMS-2のみ （1倍強化時）	母乳	1/4倍 強化 母乳	1/2倍 強化 母乳	1倍 強化 母乳	低出生体重児用 ミルク※※
タンパク質 (g)	1	1.3	1.6	1.8	2.3	2.0
脂質 (g)	1	3.7	4.0	4.2	4.7	4.4
糖質 (g)	1.8	7.7	8.1	8.6	9.5	8.6
エネルギー (kcal)	20	69	74	79	89	82
カルシウム (mg)	100	29	54	79	129	76
リン (mg)	60	17	32	47	77	40
ナトリウム (mg)	19	16	21	25	35	32
カリウム (mg)	25	43	49	55	68	74

※母乳やミルク100mL当たりの値を掲載.
※※例として15.8%アイクレオを提示.

Rp.
母乳 12mL×8/day，胃管から60分注入
母乳60mLに対してHMS-2を1包混ぜて注入（1/2倍強化）

※HMS-2を使用する際には1倍よりも濃い濃度では使用しない.

※人工肛門造設後に強化母乳を使用するとミルクカード症候群に罹患しやすいため注意する.

※HMS-2を溶解後に時間が経つと浸透圧が上がり，風味が落ちる（直前溶解をすることもある）.

❖ g　プロバイオティクス

- 適応：出生体重1,500g未満，消化器系の疾患，心疾患などで腸管血流が悪い場合など.
- 方法（例）：YA，BBを交互に0.1～0.5mL×4～8/dayで胃管から注入する.
- 終了時期：早産児では体重が2,000gを超える，または経口哺乳開始した時期に終了を検討する.
- 消化器系疾患や心疾患の児では症例に応じて終了時期を

検討する.

> **Rp.**
> YA または BB 0.5 mL×8／day,胃管から注入
> YA,BB 交互に投与(母乳に混ぜて投与)

※YA:ビオラクチス散 1 g 中にカゼイ菌が 500 mg 含有(生菌数:1.5×
10^9〜$2.1×10^{10}$個).
※BB:ビフィズス菌菌末 *B. breve* ヤクルト株 10^9個/g.

❖ h　MCT oil

- 適応:心疾患で水分制限が必要な児,早産児などで体重
増加が悪い児,胆汁うっ滞がみられる児.
- 方法:0.5〜1 mL/kg／day,分 8 で開始し,3 mL/kg／day ま
で増量可.

> **Rp.**　体重が 2,500 g の場合
> MCT oil 0.2 mL×8／day,胃管から投与(0.64 mL/kg／day)

※誤嚥すると呼吸状態が悪化する可能性があるので注入で使用(経口禁
止).

(大島拓也)

---

❹　保育器管理

- 早産・低出生体重児は入院時は閉鎖式保育器に収容する.
- 急性期を過ぎたら,開放式保育器やコットに移動するこ
とも可とする.
- ドレーンや膀胱カテーテルが挿入されている児や,術後
などで処置が多い児は開放式保育器に収容する.
- 閉鎖式保育器の交換頻度の目安は 2 週間に 1 回とする.
- 入院時の初期設定は表 3 を参照.

D 入院中基本管理 37

表3 ●閉鎖式保育器の加温・加湿の目安（入院時の初期設定）

出生体重	器内温度	湿度
＜750 g	35〜37℃	90% 以上
≧750 g		85%
≧1,000 g	35〜36℃	70%
≧1,500 g	33〜35℃	60%
≧2,500 g	31〜33℃	
≧3,000 g	30〜32℃	

※週数や児の状態によって適宜調整する.
※院外出生の児や，処置を行ってから入室する児は体温が低いことが多いため，
　器内温度を高めに設定する.
※器内温度を下げる必要がある場合に，保育器内に保冷剤を入れることがある.
※低出生体重児でなくても器内酸素を使用する場合には加湿を行う.

（井上毅信）

---

5 一般検査

● 入院時検査に関しては p.28「入院時ルーチン検査」も参照.

❖ a 1,500 g 未満の児

(1) 血液検査

◆急性期

● 病棟内検査：血液ガス，CRP，血算，血糖，T-Bil を必要に応じて実施．UB（超低出生体重児，高度黄疸，溶血性黄疸を疑う症例では考慮）.

● 中央検査室検査
  ➢ 血液学的検査：血算・血液像，日齢 1〜7（日齢 4 以降は状態に応じて省略可）.
  ➢ 生化学検査：生化学検査一式，日齢 1〜7（日齢 4 以降は状態に応じて省略可）．TP/Alb，LDH，AST/ALT，T-Bil/D-Bil，CK，BUN/Cre，ALP，Na/K/Cl，Ca/IP，（Mg），CRP，PCT，（iPTH），IgA/IgG/IgM，（Mg は母体マグセント投与例で実施）.

◆慢性期

● 病棟内検査：血液ガス検査（人工呼吸管理例，中心静脈

栄養例などではまめに），CRP，血算，T-Bil（ピークアウトを確認するまで），NH_3（中心静脈栄養症例では考慮）．

● 中央検査室検査
  ➤ 血液検査：血算・血液像・網状赤血球，週1回程度．
  ➤ 生化学検査：生化学検査一式を週に1回．TP/Alb，LDH，AST/ALT，T-Bil/D-Bil，CK，BUN/Cre，ALP，Na/K/Cl，Ca/IP，CRP，（PCT），Fe，フェリチン，iPTH，TSH/fT4/fT3（生後2週間，生後1か月など）．

(2) その他の検査

● 胸腹部X線．
● 超音波検査．
  ➤ 頭部エコー検査：急性期は連日，以降は週に1回程度．
  ➤ 心エコー検査：急性期は必要に応じて1～2回/日，動脈管閉鎖確認までは連日．
  ➤ 腎エコー検査：急性期以降は退院前に1回は確認する．
● 眼底検査（☞p.234「未熟児網膜症（ROP）」）．
● 前腕骨遠位端X線（☞p.195「未熟児代謝性骨疾患」）．
● 尿検査（FENa，%TRP，Ca/Cre）．生化学検査と同日に実施することに留意する．

❖ b 1,500～2,000 g，35週未満の児

(1) 血液検査

● 病棟内検査：血液ガス，CRP，血算，血糖を点滴中など必要に応じて実施．UB analyzer（溶血性黄疸を疑う症例では考慮），T-Bil（ピークアウトを確認するまで）．
● 中央検査室検査
  ➤ 血液学的検査：血算・血液像（日齢1～3），以降は週1回程度．
  ➤ 生化学検査：生化学検査一式（日齢1～3），以降は週1回程度．TP/Alb，LDH，AST/ALT，T-Bil/D-Bil，CK，BUN/Cre，ALP，Na/K/Cl，Ca/IP，CRP，（PCT），Fe，フェリチン，iPTH．

(2) その他の検査

- 胸腹部 X 線.
- 超音波検査（頭部, 心臓, 腎臓）. 動脈管閉鎖確認まで, 以降は退院前など.
- 眼底検査（☞p.234「未熟児網膜症（ROP）」）.
- 前腕骨遠位端 X 線（p.195「未熟児代謝性骨疾患」）.
- 尿検査：FENa, %TRP, Ca/Cre.

❖ c 外科疾患の児

- 上記に加えて術前にクロスマッチ, 凝固検査, 感染症（HBsAg, HCV Ab, HIV Ab, 梅毒カーボン法）などを行う.

❖ d 監視培養検査

- 咽頭, 鼻腔, 糞便, 気管内吸引物（人工呼吸器管理児）の培養を 1 週間に 1 回提出.

（田中広輔）

第 2 章

主な疾患

A　新生児仮死

B　呼吸器疾患

C　循環器疾患

D　細菌感染症

E　ウイルス感染症

F　感染症その他

G　神経疾患

H　消化器系疾患

I　電解質異常

J　腎泌尿器疾患

K　代謝性疾患

L　内分泌疾患

M　血液・免疫疾患

N　極低出生体重児

O　小児外科疾患

P　脳外科疾患

Q　泌尿器科疾患

R　性分化異常症

S　染色体異常

T　感覚器疾患

U　分娩外傷

A 新生児仮死

■ 新生児仮死

❖a 概　念
- 出生時にみられる呼吸・循環不全を示す状態.
- アプガースコア7点以下.

❖b 原　因
- 母体因子：母体低酸素症, 母体ショック, 母体全身麻酔など.
- 胎児因子：胎児奇形（染色体異常, 双胎間輸血症候群, 先天性横隔膜ヘルニア, 先天性心疾患, 胎児水腫, 先天性神経筋疾患など）, 胎内感染, 胎児発育不全（FGR）など.
- 胎盤因子：常位胎盤早期剥離, 胎盤機能不全, 絨毛膜羊膜炎など.
- 臍帯因子：臍帯巻絡, 臍帯脱出など.

❖c 合併症
- 胎便吸引症候群, 肺出血, 脳室内出血, 脳室周囲白質軟化症（PVL）, 低酸素性虚血性脳症, 急性腎不全, 壊死性腸炎, 一過性心筋虚血, 新生児遷延性肺高血圧症（PPHN）, 播種性血管内凝固（DIC）, アシドーシス, 血糖・電解質異常（低 Na 血症, 低 Ca 血症）など.

❖d 入院の適応
- 要治療例は NICU または GCU に入院.
- アプガースコア7点以下でも経過観察のみを要する例は, 新生児室で小児科入院扱い（☞p.10「産科新生児室での小児科入院の取り扱い」）.

❖e 治　療
(1) 蘇　生
- ☞p.2「新生児蘇生法」.

(2) 低体温療法

- 出生後6時間以内に開始する必要があるため，まずは低体温療法の適応かどうかを速やかに判断する（☞p.280「低体温療法」）.

(3) 呼　吸

- 高 CO_2 血症はアシドーシスを増悪させ，脳血流が増加し頭蓋内出血の危険を増す.
- 低 CO_2 血症は脳血流を減少させ，脳細胞障害や聴力障害の原因となる.
- $PaCO_2$ 35〜45 mmHg 目標.

(4) 循　環

- 低血圧にならないよう管理する.
- 目標：早産児は平均血圧が在胎週数，正期産児は収縮期 60 mmHg，平均 40 mmHg 程度とする.
- volume expander やカテコラミンの投与を要する場合がある（☞p.78「心血管系薬剤」）.

Rp.
生理食塩水　　10〜20 mL/kg，30分〜1時間くらいで持続静注

- 臨床症状，血液検査所見，X線検査所見，超音波所見などをみながら，投与水分量を調節する.
- PPHN を呈する場合がある（☞p.70「新生児遷延性肺高血圧症（PPHN）」）.

(5) 血糖，電解質

- 血糖は 60 mg/dL 以上に維持.
- イオン化カルシウムは 0.8〜1.2 mmol/L 程度が目安.
- 代謝性アシドーシスに対しては pH 7.3 を維持するように，炭酸水素ナトリウムの投与を行う.

Rp.　体重3 kg，BE−20の場合
メイロン® （8.4%）　　10 mL
蒸留水　　　　　　　　10 mL
→　9 mL/hr，2hr で div.

※補正式：8.4% メイロン® 原液として，0.5×0.3×（−BE）×BW がハーフコレクトに必要な量. 通常蒸留水で半希釈して2時間以上かけて投与.
※カルチコールや輸血と同じラインからは投与できない. 7% メイロン®

44　第2章　主な疾患

ならさらに 1.2 倍量が必要.

(6) 神　経
● 仮死の程度が強いときや新生児発作が疑われるときは,脳波検査や aEEG を行う.
● 仮死の程度が強いときは退院前に頭部 MRI を撮影する(☞p.44「低酸素性虚血性脳症（HIE）」).
● 逸脱酵素が上昇している場合, 正常化を確認する.

(7) DIC
● ☞p.170「播種性血管内凝固（DIC）」.

❖f　その他 ―――――――――――――――――
● 両親など家族は精神的に動揺していることが多く, 病状説明は十分配慮をして行う.
● 産科医療補償制度の対象になることがある (☞p.347「産科医療補償制度」).

（井上毅信）

---

❷　低酸素性虚血性脳症（HIE）

❖a　病　態 ――――――――――――――――
● 低酸素と虚血をきたし, その結果, アシドーシスの進行やグルコースの欠乏もおこる.
● 細胞レベルでさまざまな傷害カスケードのスイッチが入り, 最終的には細胞死に至る.

❖b　分　類 ――――――――――――――――
(1) total asphyxia（profound asphyxia）
● 急激な強い低酸素・虚血.
● 基底核・視床・脳幹障害.
(2) partial asphyxia（prolonged asphyxia）
● 中等度～重度の遷延する低酸素・虚血.
● 皮質, 皮質下白質, 傍矢状部の障害.
● watershed zone が障害される所見は parasaggital injury とよばれる.

表1 ● HIE スコア

サイン	0	1	2	3
筋緊張	正常	亢進	低下	弛緩
意識レベル	正常	興奮状態	嗜眠状態	昏睡
けいれん	時々	頻繁		
姿勢	正常	自転車こぎ様運動	強い四肢伸展	除脳硬直
Moro 反射	正常	不完全	消失	
把握反射	正常	減弱	消失	
吸啜反射	正常	減弱	消失	
呼吸状態	正常	過換気	無呼吸	人工換気が必要
大泉門	正常	膨隆	緊満	

（Thompson CM, et al：Acta Pediatr **86**：757–761，1997 を元に作成）

❖ c 症 状
- 意識レベルの異常（過覚醒，不穏，昏睡），自発運動の低下，異常呼吸（過呼吸，無呼吸），哺乳不良，姿勢の異常，原始反射の消失，新生児発作．

❖ d 重症度評価
- Sarnat 分類（☞p.48，280「低体温療法」）．
- HIE スコア（**表1**）参照．

❖ e 検 査
(1) 頭部エコー
◆方 法
- 無鎮静で病棟にて検査する．

◆検査時期
- 入室時には全例行う．
- それ以降は重症度や異常所見の有無によって変わるが，1 日 2 回から 2〜3 日に 1 回程度行う．

◆所 見
- 頭蓋内出血は急性期には高エコー域として認められる．
- 脳浮腫をきたした場合はエコー輝度が上昇し，側脳室の狭小化がみられる．
- その後に壊死をきたした場合は，その部分のエコー輝度が低下する．
- 中等症〜重症の児では前大脳動脈の拡張期の血流が増加し，resistance index（RI）が低値となる．

- 前大脳動脈の RI が 0.55 以下の場合に神経学的予後が不良であるとの報告がある[1].
- ただし，前大脳動脈の RI は動脈管開存症など他の因子の影響を受けることがあるため，評価する際には注意が必要である.

(2) CT

◆**適　応**

- 検査室に移動する必要があり，情報量としては MRI より少なく，また被曝もある.
- MRI よりは撮影時間が短いため，臨床症状や頭部エコーで頭蓋内出血が疑われた場合に施行する.
- 頭部エコーでわかりづらい表層の出血（くも膜下出血，硬膜下出血，硬膜外出血）の検出にはとくに有用である.
- 急性期の重症度判定に使用することもある.

◆**方　法**

- 無鎮静で行う.

◆**所　見**

- 急性期の出血は高吸収域として，慢性期は低吸収域として認められる.
- 脳浮腫をきたした場合は，脳室の狭小化や皮髄境界の不明瞭化を認める.
- 脳の萎縮や壊死の所見を認める場合がある.

(3) MRI

◆**適　応**

- 臨床症状や検査から脳障害が疑われる児.

◆**方　法**

- 体動が極端に少ない場合以外はトリクロリール®シロップで鎮静する.
- 原則として事前に末梢静脈路を確保し，必要に応じてミダゾラムを投与する.

◆**検査時期**

- 全身状態がある程度安定し，持続点滴が不要になってから行う.
- 可能であれば抜管後に行う.
- 生後 2 週目に撮影するのが病変分布を把握し予後を予想するうえでは適している.

A 新生児仮死　47

◆所　見
- 生後1週間でみられるMRIの所見
  - ➤ 皮質白質境界の不明瞭化（T1強調，T2強調）.
  - ➤ 大脳皮質，とくに傍矢状部ローランド溝周囲の脳溝の深さでの高信号（T1強調，FLAIR）.
  - ➤ 大脳基底核，視床の高信号（T1強調，FLAIR）.
  - ➤ 大脳皮質の傍矢状部，皮質下白質の高信号（T1強調，FLAIR）.
  - ➤ 脳室周囲白質の低信号（T1強調），高信号（T2強調）.
  - ➤ 内包後脚の低信号（T1強調，FLAIR）.
  - ➤ 局所の虚血部位（とくに中大脳動脈の支配領域に多い）は低信号（T1強調），拡散強調画像では高信号.
- 拡散強調画像
  - ➤ 生後早期においては感度が高い.
  - ➤ 障害された領域が高信号となる.

(4)聴力検査
- 呼吸・循環動態が安定したらAABRを行う.
- AABRがreferであれば，ABRや耳鼻咽喉科紹介を行う.

(5)脳　波
◆方　法
- 無鎮静で病棟にて検査することが多い.
- 移動可能な場合は生理検査室で行う場合もある.
- 鎮静が必要な場合はトリクロリール®シロップを投与する.

◆検査時期
- 急性期異常の所見が消失する前に，初回はなるべく早い時期に検査する.
- 2回目以降は重症度に応じて3～7日ごとに検査する.

◆所　見
- 急性期異常：活動性の低下.
- 慢性期異常：重症度に応じて異常な波形が一定期間みられる.
- 発作波がみられることがある.

(6)aEEG
- ☞p.304「aEEG管理」.

48　第2章　主な疾患

表2 ● Sarnat分類（改変）

	stage 1	stage 2	stage 3
意識レベル	不穏	傾眠，鈍麻	昏迷
神経筋コントロール			
筋緊張	正常	軽度低下	弛緩
姿勢	軽度の遠位部屈曲	高度の遠位部屈曲	間欠的除能姿勢
腱反射	亢進	亢進	減弱～消失
原始反射			
吸啜反射	減弱	減弱～消失	消失
Moro反射	顕著	減弱～消失	消失
眼球前庭反射	正常	亢進	減弱
緊張性頸反射	軽度出現	高度出現	消失
自律神経機能	交感神経優位	副交感神経優位	抑制
瞳孔	散瞳	縮瞳	不同，対光減弱
心拍	頻脈	徐脈	不定
気管唾液分泌	低下	増加	不定
消化管蠕動	正常～減弱	亢進	不定
けいれん発作	なし	通常あり	通常なし
予後	正常	正常～後遺症～死亡	後遺症～死亡

（自治医科大学総合周産期母子医療センター新生児集中治療部編：新生児ポケットマニュアル．診断と治療社，p.51，2010）

表3 ● Sarnat分類と予後

		予後		
		正常	神経学的後遺症	死亡
Sarnat分類	軽症	100%	0%	0%
	中等症	71%	24%	5%
	重症	0%	20%	80%

（Volpe JJ：Clinical Aspects Neurology of the Newborn. 5th ed., p.419, 2008 を元に作成）

◆方　法
● 無鎮静で病棟にて検査する．

◆検査時期
● 低体温療法を行うか判断する際にはaEEGの装着が望ましい．
● 脳波で異常波形を認めた場合や，臨床的に大脳の活動低下や新生児発作が疑われる場合にも行う．

◆所　見
● 重症度に応じて周期性の消失，振幅値の低下がみられる．
● 新生児発作が起こると最小振幅値が一過性に上昇する

が，偽陽性のこともあり，必ず対応する脳波もみたうえで新生児発作かどうかの判断をする．

❖ f 予 後

● 表2[2]，表3[3] に Sarnat 分類と予後の関係を示す．

❖ g 治 療

● ☞p.42「新生児仮死」，☞p.280「低体温療法」．
● エリスロポエチンの投与が試みられている．

文 献

1) Archer LN, et al：Lancet **2**（8516）：1116-1118, 1986
2) 自治医科大学総合周産期母子医療センター新生児集中治療部編：新生児ポケットマニュアル．診断と治療社，p.51，2010
3) Volpe JJ：Hypoxic ischemic encephalopathy：Clinical Aspects Neurology of the Newborn. 5th ed. Saunders, p.419, 2008

参考文献

・難波由喜子：低酸素性虚血性脳症（急性期，症状固定期）．小児中枢神経疾患の画像診断．東京医学社，p.704，2008
・奥村彰久，新島新一（編）：誰でも読める新生児脳波．診断と治療社，2008

（井上毅信）

50 第2章 主な疾患

B 呼吸器疾患

❶ 無呼吸発作

❖a 定 義
- 20秒以上の呼吸休止あるいは徐脈・チアノーゼを伴う呼吸休止.
- 呼吸休止に伴い SpO_2 が90％未満に低下するものを目安とする.

❖b 診断・治療方針
- 早産児であれば多くは未熟性によるものだが, **表1**の基礎疾患の除外が重要.
- 無呼吸発作と栄養投与との関係［胃食道逆流（GER）の鑑別］や, 急に無呼吸が増えた場合には, 高体温や感染症合併, アシドーシスの有無などを早急に検索する.
- 正期産児の無呼吸は基本的に異常であり, 必ず原因検索を行う.
- 無呼吸発作のパターンとしては中枢性, 閉塞性, 混合性無呼吸があり, 簡便には心拍・呼吸モニターで評価する（モニターのイベントレビューで SpO_2 低下や徐脈を認めるときに胸壁の動きがあるか確認）.
- 詳しく解析する場合は sleep study を依頼する（体格が小さいと, 気流の検知が困難で閉塞性無呼吸とされることが多いので, 解釈には注意）.

❖c 治 療
- 皮膚刺激：体を触る, 軽く足底をたたくなど.

表1 ●無呼吸発作をきたす疾患

中枢神経疾患	頭蓋内出血, 髄膜炎, 脳奇形, 新生児発作, 低酸素性虚血性脳症
呼吸器疾患	気道狭窄・気管気管支軟化症
感染症	敗血症, 肺炎, 髄膜炎, 壊死性腸炎
消化器疾患	GER, 消化管穿孔
代謝異常	低血糖, 低 Ca 血症, 低 Na 血症, 先天代謝異常
循環器疾患	心不全, ショック, hypovolemia, 貧血

B　呼吸器疾患　51

表2 ● 無呼吸発作の治療薬

カフェイン（レスピア®）	初回量：20 mg/kg/回，静注（30分かけて） 維持量：5 mg/kg/day，分1，静注（10分かけて）または経口 症状に応じて10 mg/kg/dayまで増量可 ＊生食で希釈するかは，流速を考慮して考える ＊内服の場合，loadingはしない
アミノフィリン（アプニション注®）	初回量（loading）：2〜4 mg/kg/回，静注（添付文書4〜6 mg/kg） 維持量：2〜4 mg/kg/day，分2，静注（添付文書2〜6 mg/kg/day） 極低出生体重児以下では最小量から開始する
テオフィリン（アプネカット®）	2 mg/kg/day，分2で開始．loadingしない TDMをみながら2〜6 mg/kg/日，分2で使用 ＊アプネカット®は1回量（mL）がコンマ1桁偶数になるように処方する
ドキサプラム（ドプラム®）	投与基準：未熟児無呼吸発作のキサンチン製剤による治療で十分な効果が得られない場合に限る 初回量：1.5 mg/kg/hr（1時間で点滴静注） 維持量：0.2 mg/kg/hr（点滴静注） 症状に応じて0.4 mg/kg/hrまで適宜増量可

- 体温管理：36〜36.5℃と低めに設定．
- 微量酸素投与：pO_2上昇に注意し漫然と投与しない．無呼吸対応目的での酸素投与の上限は30％とする．
- 薬物療法（表2）：微量酸素投与と薬物療法の併用は可能とする．
  - ➤ 1st line：カフェイン．
  - ➤ 2nd line：カフェインに替えてアミノフィリン/テオフィリン（内服），TDM可能．
  - ➤ 3rd line：上記治療に抵抗性な場合にドキサプラム適応．

【注】

①カフェインについて
- ・呼吸中枢に直接作用する．
- ・loadingが静注にはあり，内服にはない．
- ・血中濃度測定は通常行えない．

②アミノフィリン/テオフィリンについて
- ・カフェインと同様に呼吸中枢に直接作用する（新生児ではテオフィリンはメチル化反応でカフェインに変換される．作用機序が①と同様であり，併用はしない）．

- ・静注の場合でも血中濃度の上昇を急がないときは loading しなくてもよい.
- ・投与開始後, 2〜3 日で血中濃度測定する. 有効域と中毒域が近いため注意する. 効果不十分な場合, テオフィリンのトラフ 10 μg/mL 以下までを目標に, 投与量調整が可. 血中濃度が低くても, 臨床的に効果が十分であれば増量する必要はない.

③ **ドキサプラムについて**
- ・延髄化学受容体に作用する. 作用機序が異なるため, 理論上は①または②と併用すると効果的と考えられる.
- ・2015 年 3 月に適応承認された (かつて適応外使用され, 消化管穿孔などの副作用多発のため禁忌となっていた).

- ● nasal CPAP (DPAP):上気道抵抗の軽減, 機能的残気量の増加を図る. 設定は 5〜6 cmH$_2$O.
- ● SiPAP:extra-flow 圧設定 8 cmH$_2$O, 10 回, Ti 0.5〜1.0 sec (例).
- ● HFNC:flow 4〜8 L/min (例).
- ● 人工換気療法:上記治療が無効のとき, 挿管・人工呼吸管理をする.

(土田晋也)

---

❷ 呼吸窮迫症候群 (RDS)

❖a 概念・病態

- ● 呼吸窮迫症候群 (respiratory distress syndrome:RDS) は, 肺胞Ⅱ型細胞の未成熟に伴うサーファクタントの不足により発症する.
- ● 感染症, 新生児仮死, 血性羊水吸引や肺出血などで, 肺サーファクタント不活性化により, 二次的に発症することもある.
- ● 肺胞拡張不全から, 低酸素血症やアシドーシスが進行する.
- ● 危険因子:早産児, 胎児仮死, 多胎, 母体糖尿病, 重症妊娠高血圧.
- ● 在胎 26〜28 週の児の約 50% に発症するが, 在胎 30〜31

B 呼吸器疾患 53

週の児になると発症は 20〜30% 未満である[1].

❖ b 臨床症状

- 出生直後ないし数時間以内に，多呼吸，呻吟，陥没呼吸，チアノーゼなどの症状が現れ，酸素需要の増大を認める．
- 治療を行わない場合は時間とともに進行性に悪化する．

❖ c 検 査

(1) 胸部 X 線写真

- 気管支透亮像（air bronchogram），びまん性の網状顆粒状陰影，ときに重度の両側透過性低下（white out），肺の容量低下．
- X 線所見による重症度分類として Bomsel 分類（表3）がある．

(2) マイクロバブルテスト（stable microbubble test, Patelle 法）

- 羊水または胃吸引液をパスツールピペットで約 5 cm の高さまで吸い，カバーグラス上で 6 秒間に 20 回攪拌し泡立てる．カバーグラスをホールグラス上に裏返して載せ，4 分間静置後に 100 倍で検鏡．$1 mm^2$ 中の $15 \mu m$ 以下の小泡を算定（表4）．

表3 ● Bomsel 分類（改変）

Grade I	肺野全体にわずかに顆粒状陰影
Grade II	肺野全体に網状顆粒状陰影，気管支透亮像（＋）
Grade III	網状顆粒状陰影，気管支透亮像強い，心陰影やや不明確
Grade IV	肺野全体にすりガラス状，心陰影不明確

表4 ● マイクロバブルテスト

Microbubble	判 定
0	Zero
2 未満	Very weak
2〜9	Weak
10〜20	Medium
21 以上	Strong

❖ d 予　防

- 母体出生前ステロイド投与は，胎児肺においてタンパク合成，リン脂質の合成を増加させ，サーファクタント産生を促して肺を成熟させることで，RDS の発症頻度を減少させる．
- 適応：1 週間以内に早産が予想される 34 週以下の妊婦．
- ただし，ステロイド投与から 24 時間以内に出生した場合，新生児死亡は減少させるが，RDS の有意な減少は得られないと報告されている．

❖ e 治　療

(1) 軽症例

- 酸素投与や nasal DPAP による呼吸補助療法を行う．

(2) 重症例

◆ 人工呼吸管理

- 適切な呼吸管理により換気，酸素化を保つ．重症度により conventional mode，HFO などを用いる．
- 初期設定例：SIMV mode，PIP 18，PEEP 5，Ti 0.5，RR 20.

◆ 肺サーファクタント補充療法

- 上記検査において RDS が疑われ，人工呼吸器管理を要し，初期呼吸器条件 $FIO_2 > 0.4$ のときは基本的にサーファクタントの適応とする．

【サーファクタント気管内投与の方法】

(準備)

サーファクテン®（1 V ＝ 120 mg），投与量；120 mg/kg

温生理食塩水

薬物注入用カテーテル（Track Care MAC®）

注射針（溶解用 18 G，吸引用 27 G）

シリンジ（2.5〜10 mL 適宜）

(投与法)

①サーファクテン®バイアル中の製剤の塊に振動を与え粉砕し，生理食塩液 3〜4 mL/1 V を泡立たないよう慎重に加え懸濁する．懸濁液をシリンジ内に吸う．

②可能な限りサーファクタント投与前に X 線で挿管チューブの位置を確認する．挿管チューブが深い場合は，片肺のみに投与さ

れてしまう場合があるので注意する.

③気管吸引後に,一人がサーファクタント注入,もう一人がジャクソンリースによる用手換気を行う.正中,左右側臥位,ヘッドアップ/ダウンで3〜5方向に分割して投与する.投与した液によって気道閉塞をおこす場合があるので,分割投与の際にその都度酸素化の改善を確認しながら行う.

④注入後6時間は気管内吸引を控える.ただし,気道閉塞をおこしてしまった場合などは,この限りではない.

(投与後の管理)

● 奏効した場合は,換気,酸素化いずれも比較的速やかに改善得られる場合も多く,FiO_2や換気条件は適宜漸減する.

● 急激な換気の改善が得られたために,低CO_2血症を呈する場合もあるため,必要に応じて経皮CO_2モニターの使用や血液ガスの測定を行う.

● 改善に乏しい場合には,X線の再検などを行ったうえで,追加投与を考慮する.

● 超早産児においては,RDSを発症する確率が非常に高いと考えられることから,あらかじめ溶解したサーファクタントを手術室に持参し,蘇生時の気管挿管直後に検査を待たず,速やかにサーファクタント投与を行うこともある.

◆他の投与法

● その他の投与法に,INSURE法（intubation-surfactant-extubation method）やMIST法（minimally invasive surfactant therapy）がある.

● 最近,肺障害による慢性肺疾患に対する影響を懸念し,人工呼吸器管理を可能な限り回避するべきであると考えられるようになっている.

● そこで,RDS児に対して,サーファクタント投与時に気管挿管を行い,投与終了後に速やかに気管チューブを抜去して経鼻CPAPによる呼吸補助に移行する管理法や,喉頭展開で直視下にて胃管によるサーファクタント投与を行い,その後,気管挿管することなく経鼻CPAPに移行する管理法が報告され,有効性に関するデータも蓄積されている.

56　第2章　主な疾患

文　献

1) MacDonald MG et al eds：Avery's Neonatology：Pathophysiology and Management of the Newborn. 6th ed., Lippincott Williams & Wilkins, 2005

参考文献

・厚生労働科学研究補助金（主任研究者：楠田　聡）：周産期医療の質と安全の向上のための戦略研究. 2011

（田中広輔）

---

❸　慢性肺疾患（CLD）

● 慢性肺疾患（chronic lung disease：CLD）は，気管支肺異形成症（bronchopulmonary dysplasia：BPD）ともよばれ，超早産児の主要な合併症であり，神経発達予後に影響を及ぼす．

❖ a　定　義[1]

● ①酸素療法期間が日齢28日以上：従来から頻用されてきた定義であり，現在も使用されている．
● ②酸素療法期間が修正36週以上：在胎期間の個体差を考慮したもので，群間比較などに適しており，①と比べていっそう合理的と考えられている．

❖ b　分　類

● 厚生省研究班分類（**表5**），重症度分類（**表6**）参照．

❖ c　予防・治療方針

● 発症が疑われる場合，人工呼吸器の条件を軽減，早期抜管を目指すことで残された肺組織への損傷をいかに抑えるか，また十分な栄養を与えて成長による修復過程をいかに促すかが重要である．これらに加えて，補助として合併症の治療や薬剤投与などを行う．
● 重症例では，肺高血圧・肺性心を呈する場合があるため，血圧測定を行うとともに，超音波検査による評価も適宜

表5 ● 慢性肺疾患分類（厚生省）

型	RDS	胎内感染	日齢28以降の泡沫状気腫状所見
Ⅰ	+	−	+
Ⅱ	+	−	−
Ⅲ	−	+	+
Ⅲ′	−	+	−
Ⅳ		不明	+
Ⅴ	−	−	−
Ⅵ		どの型にも当てはまらない	

表6 ● 重症度をもとにした BPD の診断基準（NICHD/NHLBI/ORD Workshop）

生後28日で，21% を超える酸素投与が必要な児で，		
在胎週数	32週未満	32週以上
評価時期	修正36週または自宅退院いずれか早い時期	生後56日または自宅退院のいずれか早い時期
mild BPD	酸素投与必要なし	
moderate BPD	30% 未満の酸素投与が必要	
severe BPD	30% 以上の酸素投与および陽圧呼吸（positive pressure ventilation or nasal CPAP）の両方またはいずれか一方が必要	

【別記事項】
1. 肺実質の病変，呼吸不全のない呼吸器疾患以外（中枢性無呼吸など）によって酸素投与および陽圧呼吸（positive pressure ventilation or nasal CPAP）の両方またはいずれか一方が必要な児は含まない．
2. 酸素が必要とは1日のうち12時間を超える酸素投与が必要なこと．
3. 評価時期に，急性疾患または数日間のみ何らかの理由で，酸素投与および陽圧呼吸（positive pressure ventilation or nasal CPAP）の両方またはいずれか一方が必要な児は含まない．

行う．

（1）呼吸管理

◆サーファクタント投与

● 人工呼吸器管理中に慢性肺疾患に伴う酸素化の増悪があり，胸部 X 線写真上も肺胞の虚脱が疑われる場合は，慢性期であってもサーファクタントの追加補充を考慮する．

◆人工呼吸器管理

● 当院では超早産児の慢性期の呼吸管理は HFO（high frequency oscillatory ventilation）を中心としている．

● conventional mode で管理を行う場合は，1 回換気量を低く設定することを心掛ける．

● 超早産児の呼吸管理における HFO の短期的／長期的予

後の優位性に関してはこれまで十分な根拠が確立されていなかった[2]が、近年、長期的予後の優位性を示す論文も報告されている[3].

- 慢性肺疾患の増悪に人工呼吸器関連肺障害（VILI）がかかわっているとされており、nasal CPAP や HFNC を用いることにより、可能な範囲で早期に人工呼吸器管理を離脱することが勧められる. 離脱の際には、カフェインなどによる無呼吸発作の予防を行う.

◆ permissive hypercapnea
- 慢性期の管理においては、血液ガス分析における $PaCO_2$ の正常化を追求しすぎず、代償の範囲内であれば高 CO_2 血症を容認して設定は必要最小限にする.
- 目標：血液ガス分析にて pH 7.3（動脈）/7.25（足底血）、$PaCO_2 < 60$ mmHg.

（2）栄養・水分量
- 体重、X線写真を参考に制限し、重症例では TWI（total water intake）120〜140 mL/kg/day 程度で管理を行う.
- 先述のように栄養管理は重要であり、過剰な水分制限は慎み、可能な限り HMS-2 による母乳強化を行う.

（3）利尿薬
- 長期的な肺の予後を改善するという根拠に乏しく、X線写真上で透過性低下がみられ、人工呼吸の離脱が困難な時などに、選択肢として考慮する.
- ループ利尿薬を用いる場合、低 Na, K, Cl 血症を発症することが多く、NaCl, KCl 補充を要することが多い. また、長期使用を行う場合は、尿中 Ca の増加による腎結石が報告されており、腎エコーなどで腎の評価を行う.

Rp.
フロセミド（ラシックス®）1〜2 mg/kg/day　分2　iv または po

（4）ステロイド
◆吸入ステロイド
- 体重・日齢には限らず、母体絨毛膜羊膜炎の存在など総合的に判断し、増悪傾向がみられる場合に早めに開始. 生後1週間以内に開始する場合もある.

B　呼吸器疾患　59

● ベクロメタゾン（キュバール® 50）を用いる.

> Rp. 体重によらず
> ベクロメタゾン（キュバール® 50）　開始時　1日2回　1回
> 1 puff
> 以降，改善に乏しければ1回2 puff に増量
> 中止の際には漸減中止，抜管前には終了とする

◆静注ステロイド
● 酸素化が悪い場合（$FiO_2 > 0.4$），呼吸器条件が高く緩和
　できない場合，重症度に応じて，投与量を決定する.

> Rp.
> ヒドロコルチゾン（ソル・コーテフ®）0.5～2 mg/kg/day　分
> 2～3　iv

● 副作用として高血圧，高血糖に注意する.
● 中止の際に副腎不全症状を呈することがあるため，尿
　量，血圧を確認しながら慎重に漸減（20％程度ずつ減量
　など）中止とする.
● ステロイド静注を行う場合は，吸入ステロイドは中止す
　る.

※デキサメサゾンの投与は最重症の場合のみ考慮する.
※重症例で micro aspiration が疑われる症例では，十二指腸栄養も考慮す
　る.

文献

1) 藤村正哲（監修），森　臨太郎，田村正徳（編集）：改訂2版
　新生児慢性肺疾患の診療指針. メディカ出版，2010
2) Cools F：Cochrane Database Syst Rev 2015 Mar 19；3：CD000104
3) Zivanovic S, et al：N Engl J Med **370**：1121-1130，2014

（田中広輔）

4　エアリーク

❖a　概念

● エアリークとは末梢気道・肺胞の破綻により空気が気道

外に漏出し，胸膜腔，縦隔，心囊，肺間質などに貯留した状態をいう．
- 無症状のものも多いが，緊張性気胸のようにただちに生命予後に直結するものもある．

❖ b　疫学臨床症状

- エアリークは新生児の 1～2% に発症するが，実際に症状を呈するものは 0.05～0.07% とされている[1]．
- エアリークの中では気胸の頻度が最も高く，心囊気腫は非常に稀である．

❖ c　危険因子

- エアリークのほとんどは背景に肺疾患を有する新生児，とくに人工呼吸器管理を要した児に発症する．早産児はしばしば RDS を発症するためリスクが高いが，サーファクタント補充療法は発症頻度を低下させる．
- 気胸は胎便吸引症候群の頻度の高い合併症で 10～30% に発症する．
- その他，肺低形成（気胸はしばしば両側），RDS，TTN などは気胸発症のリスクが高い．

❖ d　各分類における特徴，診断，治療

（1）気　胸

◆臨床的特徴
- 緊張性気胸では，静脈還流の減少により心拍出の低下，血圧低下，徐脈をひきおこす．
- 早産児の気胸は頭蓋内出血に注意を要する．

◆診　断
- 突如として呼吸状態の悪化を呈した児においては，気胸を疑うべきである．
- 透光試験：室内を暗くして LED トランスイルミネーターを患側の胸壁に当てると，患側の胸部が透光により"ぼんぼり"のように赤く光る．緊急性がないと判断される場合は，透光試験のみで判断せず，胸腔穿刺などの処置の前に X 線を確認する．
- 胸部 X 線：ある程度の大きさのある気胸は，胸部 X 線に

おいて容易に診断できる．胸腔内の空気により臓側胸膜の線を追うことができる．患側の横隔膜は平坦化し，縦隔の偏移を認める．小さな気胸の診断には患側を上にした側臥位像が有効な場合がある．新生児は内側気胸を呈することが多い．

◆管　理
- 持続的なエアリークがなく，呼吸状態が安定している場合は，慎重な経過観察を行う．典型的には1〜2日で軽快する．必要に応じて酸素投与を行う．
- 酸素化を維持するのに必要な量以上の酸素投与（いわゆる N_2 wash-out）が気胸の自然軽快する可能性を上昇させるという根拠はない．人工呼吸器管理を行う場合は，平均気道内圧ができるだけ低くなるよう設定する．

◆胸腔穿刺
- 緊急的に脱気が必要な場合などに考慮する（☞p.249「胸腔穿刺」）．

(2) 縦隔気腫

◆臨床的特徴
- 縦隔気腫の多くは無症状である．
- リークしたエアの量が多いと，頻呼吸や酸素化不良を認める．
- 診察において，心音の減弱を認めることがある．

◆診　断
- 胸部X線で診断する．
- spinnaker sail sign や angel wing sign とよばれる，胸腺が周囲のエアによって持ち上げられた像を認める．

◆管　理
- 通常は自然軽快し，とくに治療を要することはない．

(3) 間質性肺気腫

◆臨床的特徴
- 間質性肺気腫（pulmonary interstitial emphysema：PIE）は典型的には人工呼吸器管理下にある超低出生体重児において，生後96時間以内に発症する．
- 呼吸状態の増悪に伴って呼吸器条件を強化することで，さらに増悪する．
- PIEに引き続いて気胸や他のエアリークを発症する可能

性があり，注意を要する．

◆診　断

● 診断は胸部 X 線で行う．
● PIE は X 線では放射状に広がる索状透亮像，進展すると囊胞状透亮像を呈する．
● 索状透亮像は，末梢での先細りがないことが air bronchogram と異なる．

◆管　理

● 確立した治療法はない．
● 可能な限り平均気道内圧を低く管理して，さらなるエアリークの進展を防ぐ．
● HFO が有効な可能性があるが，エビデンスは確立していない．

文　献

1) MacDonald MG, et al eds：Avery's Neonatology. 7th ed., Wolters Kluwer, 2015

（田中広輔）

5　胎便吸引症候群（MAS）

❖a　概　念

● 胎便吸引症候群（meconium aspiration syndrome：MAS）は，胎児仮死・新生児仮死に伴い胎便混濁のある羊水を伴い出生した時に発症する呼吸障害である．
● 軽度の呼吸障害に留まるものから，致死的なものまで症状の重症度はさまざまである．
● 過期産や胎児発育不全の児は，胎便による羊水混濁，胎便吸引症候群のリスクが高い．

❖b　病態生理

● 図 1 参照．

❖c　臨床的特徴

● 典型的には肺の過膨張により樽状胸郭を呈する．

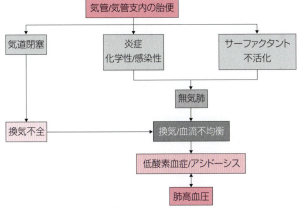

図1● 胎便吸引症候群の病態

- 気胸や気縦隔を伴うことが多い（10～30%）．
- しばしば新生児遷延性肺高血圧（PPHN）を伴い，低酸素血症をひきおこす．

❖ d 診 断

- 胎便による羊水混濁があり，生後早期より呼吸障害を呈する．
- 初期のX線像はTTNのような索状影を呈するが，進行とともに過膨張となり横隔膜が平定化する．びまん性の斑状影と過膨張部分の混在したムラのある像を呈する．

❖ e 治 療

(1) 初期蘇生

- 胎便性羊水混濁を認め，活気がある児に対して，気管内吸引のための気管挿管は行わない（予後を改善しない）．
- 胎便性羊水混濁を認め，活気がない児に対しては，エビデンスが確立されていないため，ルーチンでの気管挿管は行わないが，可能な範囲で喉頭，気管の胎便は吸引し除去する．

(2) 急性期管理

◆気道・呼吸管理

- 十分な酸素投与，人工呼吸器管理（HFO が有効なことが多い）．
- 人工呼吸器管理を行う際は，基本的に気管洗浄を行う．その場合，通常溶解の5倍程度の希釈サーファクタントを用いる．
- 気胸や気縦隔の合併が多いため注意を払い，積極的にHFO 管理を行う．

◆新生児仮死の管理（☞p.42「新生児仮死」）

- アシドーシスの補正．
- 各種培養採取，予防的抗菌薬投与（細菌性肺炎・敗血症との鑑別は困難である）．
- PPHN が存在する場合はミニマルハンドリング（☞p.70「新生児遷延性肺高血圧症（PPHN）」）．
- 循環の維持：volume expander の投与，カテコラミン投与．
- 仮死を伴う場合は低体温療法の適応についても検討する（☞p.280「低体温療法」）．

◆重症例では下記を考慮

- 適度な鎮静．
- NO 吸入療法（PPHN の合併に対して）．
- 最重症例では ECMO による管理も考慮する．

（田中広輔）

⑥　新生児一過性多呼吸（TTN）

❖a　概　念

- 新生児一過性多呼吸（transient tachypnea of the newborn：TTN）は，肺胞液の吸収遅延によっておこる短期の呼吸障害（24〜72 時間）である．
- 肺胞液の吸収には，肺胞Ⅱ型上皮細胞表面に発現しているNa チャネル（ENaC）の細胞内へのNa，水の輸送，さらにNa/K/ATPase による肺胞Ⅱ型上皮細胞から間質へのNa の能動輸送の関与が報告されている．
- 新生児期において最も頻度の高い呼吸障害の原因で，主

B 呼吸器疾患 65

に成熟児にみられ，正期産および late preterm 児の 0.5〜4% に発症する[1].

● 早産，帝王切開による出生（とくに先行する陣痛がない場合），男児でリスクが上昇する.

❖b 臨床症状

● 典型例において，主症状は出生直後あるいは数時間以内に出現する多呼吸である.

● 数日の経過で自然にあるいは酸素投与のみで軽快するが，時に軽い陥没呼吸，チアノーゼを呈して治療を要することもあり，重症度はさまざまで稀に重症化する.

❖c 検 査

● TTN を診断する確実な検査はないため，除外診断となる．他の重症となる疾患との鑑別が重要である.

● 胸部 X 線写真：肺門部陰影の増強，葉間腔の液体貯留（hairline），軽度の心拡大がみられる．肺野は軽度過膨張を呈することが多い.

❖d 治 療

● 支持的療法が中心で，SpO_2をモニタリングしながら，酸素投与を行う．稀に経鼻陽圧呼吸管理など人工換気を要することもある.

● 頻呼吸，呼吸障害の程度をみて，経口哺乳の可否を判断する.

● 肺炎や敗血症を否定できない場合，抗菌薬投与を考慮.

● 悪化や人工呼吸を要する場合や，2〜3 日の経過で改善が得られない場合は，他の診断の可能性を再度検討する.

● 水分は制限する必要はないが，過剰にならないように注意する.

文 献

1) Gleason CA et al eds：Avery's Disease of the Newborn. 9th ed., Saunders, 2012

（田中広輔）

C 循環器疾患

◼ 未熟児動脈管開存症（PDA）

❖a 病　態

- ●動脈管が生後も開存したままであると，肺血管抵抗の生後の低下に伴って，左右シャントを来し，心不全・肺出血の原因となる．
- ●早産児ほど閉鎖機転が働きにくく症候化しやすい．
- ●いったん閉鎖が得られた場合にも，感染・脳室内出血・慢性肺疾患増悪時などを契機にしばしば再開通する．

❖b 症　状

- ●心雑音，頻脈，血圧，とくに拡張期血圧の低下，bounding pulse，心尖拍動など．
- ●PDA スコア（表1）を用いた重症度判定があり，治療方針の参考とする．

❖c 検　査

(1) 超音波

- ●超低出生体重児では生後急性期（とくに72時間以内）は8時間ごとを目安に超音波を行い，動脈管の径・フローパターン・パラメーター（LA/Ao 比 >1.4，LPA 拡張期収縮期血流速比 >0.3 は重症を示唆するが，絶対値よりも推移や患者背景などから総合的に判断することが重要）を観察し，インドメタシン（インダシン®）投与の適応を考慮する．
- ●心エコーにおいては，心機能（EF など）の指標も計測する．

表1 ● PDA スコア

	0	1	2
心拍数（分）	<160	160〜180	>180
心雑音	なし	連続性	汎収縮期〜拡張早期
脈拍	正常	bounding brachial	bounding dorsalis pedis
CTR	≦0.6	0.6〜0.65	≧0.65
precordial pulsation	なし	触診でわかる	視診でわかる

C 循環器疾患 67

- 腎血流の途絶および拡張期逆流，脳血流の拡張期減少（ACA の RI の上昇）などは重症を示唆する所見である．

(2) X線
- 肺血管陰影の増強，心拡大を認める．肺出血をきたした場合，びまん性の肺野不透瞭像を呈する．

❖ d 管理法 ─────────────────

(1) 産科管理
- 34 週以前の早産が予想される場合，母体出生前ステロイド投与が望ましい．

(2) 水分管理
- 過剰な水分投与は動脈管開存症の発症率を上昇させ，心不全・肺うっ血を助長するため避ける．
- 本人の状態に応じて水分制限を行うが，臓器血流がとくに拡張期に低下していることに留意し，循環不全を助長しない程度とする．必要なら利尿薬も考慮するが，ルーチンには投与しない．

(3) 呼吸管理
- PDA 発症予防のため呼吸窮迫症候群に対しては積極的にサーファクタントを用いて治療する．
- pH を正常付近に保ち（動脈血でなら pH＞7.3，heel cut なら＞7.25 目安），過剰な酸素投与を避ける．
- 肺出血予防に比較的高めの PEEP（$6\sim7\ cmH_2O$）の管理が有効な場合がある．

(4) 循環管理
- 低血圧・心収縮不良の場合，カテコラミンを使用する．貧血があれば Hb 12 g/dL 程度を目標として是正する．

❖ e 予防的インドメタシン投与 ─────────────

- 26 週以前の早産児ではインドメタシン予防投与を行う（本来的な目的は重症脳内出血の予防）．
- 同意書を取得し（重症副作用の危険があるため，添付文書にこのように記載あり），生後 6 時間以内に開始，0.1 mg/kg を 6 時間かけて投与．24 時間ごとに 3 回まで．
- 事前の心エコーで動脈管依存性の先天性心疾患がないことや，PPHN の病態がないことを確認．

表 2 ● 添付文書上のインドメタシン（インダシン®）の投与量

日齢	初回	2 回目	3 回目
2 日以内	0.2 mg/kg	0.1 mg/kg	0.1 mg/kg
2〜7 日	0.2 mg/kg	0.2 mg/kg	0.2 mg/kg
7 日以上	0.2 mg/kg	0.25 mg/kg	0.25 mg/kg

※ GL では 0.1〜0.2 mg/kg とされている.

Rp.　600 g で出生の場合
インダシン® 1 mg/V を生食 20 mL で溶解（1 mL＝0.05 mg）
し，うち 1.2 mL（＝0.06 mg）を PI 側管より 0.2 mL/hr で div
（0.1 mg/kg，6 hr div）
出生週数 24 週以下は原則 3 回投与を行い，25〜26 週につい
ては，動脈管閉鎖がみられたら，追加投与は不要とする

❖ f 治 療

（1）治療的インドメタシン（インダシン®）点滴静注

● 在胎週数，体重，日齢，PDA 重症度，副作用関連項目，
経腸栄養の進み具合などを総合的に判断し，インドメタ
シンの適応を決定.

● 腎不全（BUN・Cre 高値，尿量＜0.6 mL/kg/hr など）・壊
死性腸炎・消化管出血時・新たな脳室内出血（≧grade Ⅱ）
出現時は投与を控える.

● 重症感染症発症時はその治療を優先し，感染のコント
ロールがついてから投与を検討.

● 添付文書には表 2 のような投与量の記載があるが，通常
0.1〜0.2 mg/kg を 2 時間かけて点滴静注する．1 クールは
3 回投与で，動脈管の閉鎖が確認されれば途中で終了す
る．投与間隔は 12〜24 時間とする.

Rp.　1,200 g の児
インダシン® 1 mg/V を生食 5 mL で溶解（1 mL＝0.2 mg）し，
うち 1.2 mL（＝0.24 mg）を PI 側管より 0.6 mL/hr で div（0.2
mg/kg，2 時間 div）

◆インドメタシンの副作用と対策

● 乏尿：BUN，Cre，血清 Na などをモニターし，必要なら
体重変化などを参考として水分量を調節して浮腫のコン

トロールに努め，電解質の調整を行う．乏尿が長引き，浮腫のコントロールが困難な場合，DOA を低用量（2〜3 µg/kg/min など）で使用することが有効な場合や，利尿薬が必要となる場合がある．

● 低血糖：急性期でのインドメタシン投与の場合，24 時間以内は原則 8 時間ごと血糖検査し GIR を調整．投与時にあらかじめ GIR を 2 mg/kg/min 程度あげておくと低血糖に陥りにくい．

● 出血傾向：インドメタシンは血小板凝集能を抑制する．必要あれば凝固能の評価，血小板・FFP 投与などを検討．

● 消化管出血・穿孔・壊死性腸炎：腹部膨満や胆汁性胃残といった症状や X 線所見などに注意して観察．ただし，インドメタシン投与に際して一律に経腸栄養を停止する必要はなく，状況に応じて続行，減量，中止から選択する．血性胃残がみられる場合，H_2 ブロッカー投与を検討する．とくにステロイド投与中の児においては，消化管合併症をきたしやすいためインダシン® 投与の適応は慎重に検討し，リスクに応じ PDA の外科治療も考慮する．

(2) 手術（動脈管クリッピング術）

● くり返すインドメタシン治療に抵抗性の動脈管開存症や，副作用や他の臓器症状からインドメタシンが投与できない場合などに適応．

● 全身状態や経管栄養の進み具合なども総合的に勘案し，個々の症例で適応を決定．

● 当院では基本的にクリッピング術を手術室で行っているが，全身状態がきわめて不良な場合 NICU 内での手術も検討するようにしている．

参考文献

・日本未熟児新生児学会・医療の標準化検討委員会　J-prep ガイドライン作成チーム：日本未熟児新生児会誌 **22**：77-89，2010
・日本未熟児新生児学会・医療の標準化検討委員会　J-prep ガイドライン作成チーム：根拠と総意に基づく未熟児動脈管開存症治療ガイドライン．2010，URL http://plaza.umin.ac.jp/~jspn/PDA-kirokusyuu.pdf

（垣内五月）

❷ 新生児遷延性肺高血圧症（PPHN）

❖a 病 態

- 胎児循環から新生児循環への移行が障害され，肺血管抵抗の高値が持続するため，卵円孔や動脈管を介した右左短絡が生じ，特に下半身で強いチアノーゼを呈する．
- 新生児仮死・MAS・感染，横隔膜ヘルニアなど，肺低形成による続発性の場合と，明らかな基礎疾患を有さない特発性の場合がある．
- 早産児においては長期破水（stiff lung や dry lung とよばれることがある）や CAOS（chronic abruption oligohydramnios sequence）に続発することが多いが，24 週以下のきわめて未熟な児に誘因なく発症することもある．

❖b 症 状

- SpO_2 の低下（とくに下半身で顕著），啼泣・体動・処置での急激なチアノーゼの増強，II音の亢進，flip-flop 現象（酸素の減量に伴いチアノーゼが増強し，元の状態に戻すためにより高濃度酸素を要する）．

❖c SpO_2 モニター，心エコー所見

- 上下肢の SpO_2 の差（preductal と postductal の SpO_2 のデュアルモニタリングを行う）．
- 肺高血圧所見（PDA および卵円孔での右左ないし両方向性シャント，心室中隔の扁平化，三尖弁逆流，心室中隔が平坦ないし左室側に凸）．
- チアノーゼ性心疾患（とくに TAPVC，CoA 複合）を除外．

❖d 治 療

(1) 全身管理

- 基礎疾患の治療，中心静脈ルートの確保，可能な限り動脈ラインの留置（採血時の痛み刺激回避），minimal handling（体重測定は安定するまで回避，GE・体位変換なども慎重に），鎮静・鎮痛，持続導尿，十分な血管内血液量

C 循環器疾患　71

の確保，電解質・血糖の補正（低血糖や低カルシウムは
PPHN を増悪）．

> Rp. 鎮静・鎮痛の例
> ・ミダゾラム（ドルミカム®）維持量 0.05〜0.2 mg/kg/hr
> ・フェンタニル　維持量 2〜4 μg/kg/hr
> ・ベクロニウム（マスキュラックス®）初回 0.1 mg/kg/回を静
> 注，維持量は 0.05〜0.1 mg/kg/hr

(2) 呼吸・血液ガス管理

● 高濃度酸素，normocapnea で管理する．HFO が有効な場
合が多い．
● 低 CO_2 血症による過換気アルカリ療法は脳血流の低下や
聴力障害の懸念から行わない．
● 代謝性アシドーシスがある場合は重炭酸（メイロン®）に
よる補正を行う．
● いったん安定化しても，FiO_2 の減量は慎重に行う（flip-
flop 現象を避ける）．

(3) 循環管理

● 全身の低血圧はチアノーゼを悪化させるので volume
expander の投与とカテコラミンにより十分な昇圧を図る．
● それでも反応不良の場合は capillary leak syndrome の状態
で，ヒドロコルチゾン投与が必要となることがある．

> Rp.
> ヒドロコルチゾン 2 mg/kg/回を 1 回投与後，2 mg/kg/day を
> 分 3 で継続

(4) 肺血管拡張薬

◆第一選択は一酸化窒素吸入（iNO）療法

● アイノベント・アイノフローを用いる．
● 5〜10 ppm で開始し，上限 20 ppm で使用．状態安定後も
慎重な漸減（1 割程度下げて反応をみる）．
● 早産児では PPHN の病態改善後に，急激に症候性動脈管
開存症の病態に移行することがあるので，細かく心エ
コー所見を確認して調節する．
● 状態安定後，減量の際には 1 割程度をまず減らしてみて
問題なければ同じ幅で下げ（例：20→18→16 ppm など），

慎重に反応をみる。低用量ではとくに下げ幅を細かくする（10 ppm 以下なら 1 ppm きざみ，5 ppm 以下では 0.5 ppm きざみなど）。

- 0.3 ppm といった量でも中止に伴い再燃する場合があるので，回路の撤去には慎重を期する．

◆プロスタグランジン E（アルプロスタジル）

- とくに動脈管開存が必要な場合に使用する．
- lipo PGE$_1$（リプル®，パルクス®，プリンク® それぞれ 10 μg/2 mL/1 A ないし 5 μg/1 mL/1 A）5 ng/kg/min で開始．PI カテーテルから静注する時はヘパリン混入不可．

（垣内五月）

❸ 不整脈

❖ a 初期対応

- 不整脈を認めたら，12 誘導の心電図検査を行い不整脈の型を診断し，超音波検査により先天性心疾患合併を否定する．
- 心電図の持続モニターを要する場合には NICU/GCU に入室としてセントラルモニター装着して経過観察する．
- 小児循環器医にコンサルトし，緊急性や治療介入の必要性について検討する．

❖ b 頻脈性不整脈

(1) 洞性頻脈

- 高体温・甲状腺機能亢進症・ショック・ストレス・敗血症など．原疾患の治療を行う．キサンチン製剤・カテコラミンなど薬剤性も除外が必要．

(2) 上室性頻脈（PSVT）

- WPW 症候群に基づくものかは，非発作時の⊿波の有無を確認する．

C 循環器疾患　73

◆発作停止治療
● アイスバッグ法.
● アデホス®L（アデノシン三リン酸）：0.1〜0.5 mg/kg 原液で急速静注，すばやく生食 5〜10 mL でフラッシュ．ないし希釈（生食）して投与する（この場合もフラッシュは必要）.

> Rp. 体重 3 kg の場合
> アデホス®L（10 mg/2 mL）0.2 mL（＝1 mg, 0.33 mg/kg）など，急速静注

● DC（心電図同期のうえ）：1 J/kg.

◆再発予防治療
【Na チャネルブロッカー】
● アミサリン®（プロカインアミド）：loading 5〜10 mg/kg，5 分以上かけて点滴静注（loading は別シリンジにすることで終了時間を明確にし，過投与にならないように注意）．その後持続点滴 20〜60 µg/kg/min.

> Rp. 体重 3 kg の場合
> アミサリン® 1 mL（＝100 mg）＋5% glucose 9 mL, 0.4 mL/hr で 22 µg/kg/min

【β ブロッカー】
● インデラル®（プロプラノロール）：静注 0.05〜0.1 mg/kg, 内服 1〜4 mg/kg/day（分 3〜4）.
● オノアクト®（ランジオロール）：初期量 2.5〜5 µg/kg/min, 維持量 10 µg/kg/min, 最大 40 µg/kg/min.

> Rp. 体重 3 kg の場合
> オノアクト® 50 mg を 5% glucose 30 mL で溶解，1 mL/hr で 9.3 µg/kg/min

【K チャネルブロッカー】
● アンカロン®（アミオダロン）：静注 loading 5 mg/kg, 30 分点滴静注のち維持量持続 5〜10 µg/kg/min.

Rp. 体重 3 kg の場合

アンカロン® 1 mL（＝50 mg）＋5% glucose 19 mL，0.5 mL/hr で 7 μg/kg/min（＝10 mg/kg/day）

経口　初期量（1 週間）10〜20 mg/kg（分 1〜2）
　　　維持量（1 週間以降）5〜10 mg/kg（分 1〜2），血中濃度 500〜1,000 ng/mL

(3) 心房粗動（AF）

- 周産期の AF は先天的・一過性のものがほとんど.
- 診断のために ATP 静注を使い，F 波を ECG で確認する.
- 通常は経過観察のみで自然消失するが，循環動態に影響が出ている場合には下記の治療を考慮する[1].

◆停止のため

- DC 0.5 J/kg.

◆維持のため（慢性期治療）

- アミサリン®（プロカインアミド）内服 5〜10 mg/kg/day，分 3〜4（血中濃度 0.5〜2 μg/mL）＋ジゴシン® 散内服 0.003〜0.01 mg/kg，分 3〜4（ジゴキシン）.
- アミサリン®（プロカインアミド）内服 5〜10 mg/kg/day，分 3〜4（血中濃度 0.5〜2 μg/mL）＋インデラル®（プロプラノロール）内服 1〜4 mg/kg，分 3〜4.

(4) 心室性頻脈（VT）

- DC 2 J/kg.
- キシロカイン®（リドカイン）：1 mg/kg 静注.
- 予防としてキシロカイン 1〜3 mg/kg/hr.

Rp. 体重 3 kg の場合

キシロカイン® 3 mL（＝60 mg）＋5% glucose 7 mL，0.5 mL/hr で 1 mg/kg/hr

❖ c　徐脈性不整脈 ──────────

(1) 洞性徐脈

- 低体温，甲状腺機能低下症，敗血症など. 原疾患の治療.

(2) 房室ブロック

- 半数は先天性心疾患に合併. 残りのほとんどは母体膠原病. 母体抗 SS-A・抗 SS-B・抗 RNP 抗体陽性の場合に発症しうる.

C 循環器疾患 75

- とくに抗 SS-A 抗体陽性母体の場合，胎児期から高度の徐脈を呈し胎児水腫をきたす例がある．産科的に母体ウテメリン® 投与（β刺激剤）による胎児心拍増加・胎児水腫改善が試みられるが，効果不十分な場合 termination が選択される．娩出後，緊急ペーシングの適応となる．
- プロタノール® L（イソプロテレノール）：1 A（1 mL）= 0.2 mg，0.02～0.5 μg/kg/min 持続静注．

> Rp. 体重 3 kg の場合
> プロタノール® 1 mL（=0.2 mg）+5% glucose 9 mL，0.5 mL/hr で 0.056 μg/kg/min

- ペーシング：体外/永久埋め込み型．体重・全身状態などで選択される．小児循環器科・心臓外科にコンサルト．

(3) 期外収縮

- PVC，PAC，通常無症状．とくに単発・単源性のものは自然に消失し治療を要さないことがほとんど．稀に PSVT や VT をおこすことがある．

文 献

1) 小宮山真美，他：日本周産期・新生児医学会誌 **42**：659-663，2006

（垣内五月）

4 先天性心疾患

❖a 概 要

- 以下の場合に先天性心疾患を疑う．
  ➤ ショック，呼吸障害，チアノーゼ，心雑音，下肢 SpO_2<95%，大腿動脈触知不良．
- 呼吸循環にかかわる理学的所見を正確に取得し，記載する．
- X 線写真，心電図は必須である．
- 超音波検査においては，区分診断法を用いる（☞p.290「心エコー」）．
- 治療には以下の点に注意する．

- 酸素投与により肺血管抵抗が下がり，動脈管閉鎖が促される．
- 過換気により肺血管抵抗が下がる．
- 動脈管依存性心疾患に注意する．

❖ b 肺血流増加型

- 肺血流増加による呼吸不全と心不全を呈する場合．
- VSD，PDA，ASD，AVSD，DORV など．

(1) 症 状

- うっ血性心不全，多呼吸，高 CO_2 血症，哺乳不良，皮膚色不良，肝腫大，乏尿，浮腫．

(2) 管理・治療

- 呼吸数に注意．
- 酸素投与・過換気は肺血流増加により病態を悪化させる．
- 水分制限．
- 利尿薬．
- nasal CPAP（capillary banding 効果を期待）．
- 人工呼吸管理（酸素制限・炭酸ガス貯留傾向で管理）．
- 窒素吸入（☞p.275「N_2 吸入療法」）．
- PA banding（上記内科的治療で困難な場合．ただし体重の制限あり）．

❖ c 肺血流減少型

- 肺血流減少によりチアノーゼを生じる場合．

(1) 分 類

- 肺循環の入り口が閉鎖：TOF，三尖弁閉鎖（Ib），肺動脈閉鎖（狭窄）．
- 肺血流減少：TGA（Ⅲ），Ebstein，DORV＋PS．
- 肺高血圧：PH，PPHN．

(2) 管理・治療

- 動脈管開存に PGE_1 製剤持続静注→BT シャント（症状と体重で時期を検討）．
- PH には NO，肺血管拡張薬．
- 酸素は原則使用しない．
- 鎮静（肺血管抵抗をあげない）．

> **Rp. 鎮静の例**
> フェノバルビタール 10〜20 mg/kg/回で loading 後，5 mg/kg/day，分2で維持投与．血中濃度をモニターする

- SpO$_2$低下，心雑音減弱はシャント・動脈管開存不全の可能性．
- TOFでは無酸素発作の予防のために β ブロッカー投与も考慮．

> **Rp. 内服例**
> インデラル® 0.5〜3 mg/kg/day，分3〜4，低血糖・低血圧などに注意

- 消化管血流増加で SpO$_2$ は低下する．

❖ d 左心系閉鎖型

- 体血流が動脈管に依存し，閉鎖によるショックを呈する．
- 大動脈縮窄，大動脈離断，左心低形成症候群，critical AS など．

(1) 症 状
- 心不全，低血圧，ショック，腎不全，多臓器不全，壊死性腸炎，哺乳不良，体重増加不良，元気がない．泣かない．皮膚色不良．

(2) 管理・治療
- 動脈管開存：PGE$_1$製剤投与．
- 泣かせない，ぐずらせない（血管抵抗をあげない）．
- 末梢冷感を改善する（血管抵抗をあげない）．
- 体温を上昇させない（酸素消費をあげない）．
- SpO$_2$悪化，心雑音減弱に注意（シャント不全に注意）．
- 利尿確認．
- 原則，酸素は禁止．ただし，チアノーゼが高度の場合，PGE$_1$持続点滴のうえで上肢 SpO$_2$>70% 目標に最低限の用量で使用する．
- 鎮静，人工呼吸管理を行う場合，酸素化は制限し炭酸ガスは貯留させ，肺血管抵抗の上昇と全身血流の維持を図る（必要なら筋弛緩による調節呼吸）．
- 窒素ガス（N$_2$）吸入が必要になる場合もある．

❖ e 肺うっ血型

- 肺うっ血によるガス交換不全と，肺高血圧によるチアノーゼと右心不全.
- TAPVR.
- 緊急手術による肺静脈狭窄解除.
- 呼吸障害を呈する場合，酸素投与・陽圧換気いずれも肺うっ血を助長させる可能性があり注意（可能な限りすぐに手術に移行できる状況を確保して呼吸管理を開始する）.

❖ f 酸素化血混合不良型（TGA I 型）

- paradoxical cyanosis：チアノーゼがあり，SpO_2が上肢＜下肢となる（通常の心構造では，SpO_2は上下肢差がないか，動脈管が開いていて PH であっても上肢＞下肢となるはず）.
- PGE_1による動脈管開存.
- PG で SpO_2 が改善しないときは，心房間交通が少ない可能性があり BAS を考慮する.

（垣内五月）

---

5 心血管系薬剤

❖ a ドパミン，ドブタミン

Rp. ドパミン（イノバン®），ドブタミン（ドブトレックス®）
（1 A ＝ 1 mL ＝ 20 mg）
体重を x kg として，
　薬液 12x mg（0.6x mL）と 5% glucose 合計 20 mL の溶液ないし，
　薬液 18x mg（0.9x mL）と 5% glucose 合計 30 mL の溶液を作る
いずれでも，0.5 mL/hr → 5 μg/kg/min（γ）
　　　　　　0.3 mL/hr → 3 μg/kg/min（γ）

- 少量で使用する場合，2 倍希釈して形成することも可とする.

C 循環器疾患　79

- カルチコールと混合可.
- イノバン＋ドブタミン＋カルチコール＋ヘパリンで黒色沈殿形成することあり.
- ドブタミンには基本ヘパリンを入れない.

❖ b　lipoPGE₁

Rp.　lipoPGE₁（リプル®, パルクス®, プリンク®）（それぞれ 10 µg/2 mL/1 A ないし 5 µg/1 mL/1 A）
40 µg（4 A）＋5% glucose 17 mL　合計 25 mL
体重 2.7 kg の場合, 0.5 mL/hr だと約 5 ng/kg/min になる

- ヘパリン混合不可のため PI ルートが閉塞しやすい. 持続投与量が少ない場合は, 2 倍希釈して流速を上げたほうがよい.
- フィルター不可.
- 1 A＝2 mL なので, 切りがよいところで適宜調整.
- 無呼吸発作に注意.

❖ c　プロスタグランジン E₁

Rp.　プロスタグランジン E₁（注射用プロスタンディン®）（1 A＝20 µg）
1 A を 5% glucose もしくは生食 5 mL で溶解使用する
体重を x kg として,
　1.5x mL/hr → 100 ng/kg/min
　0.75x mL/hr → 50 ng/kg/min
　0.15x mL/hr → 10 ng/kg/min

- 無呼吸発作を誘発することがあるので, 使用時は注意.

❖ d　アドレナリン

Rp.　アドレナリン（ボスミン®注 1 mg, 1 mg/mL/A）
生理食塩水で 10 倍に希釈して 0.1〜0.3 mg/kg（iv）, 0.5〜1.0 mL/kg（気管内投与）
持続投与　0.01〜0.5 µg/kg/min
体重 3 kg の場合,

> ボスミン®1 mL＋生理食塩水9 mLとし，1 mLシリンジに分ける．そのうち0.3 mL静注（3 kgなら0.1 mg/kg）など

❖ e　ミルリノン

- ミルリノン（ミルリーラ®）　0.1〜0.75 μg/kg/min.
- PDEⅢ阻害薬.
- 心機能低下，後負荷増大時に考慮.
- 低血圧，動脈管開存，血小板減少，不整脈に注意.

❖ f　ニトログリセリン

- ニトログリセリン（ミリスロール®）　0.5〜2 μg/kg/min, 非吸着チューブ使用.
- フィルター不可.
- 低血圧，動脈管開存に注意.

❖ g　カルペリチド（遺伝子組換え）

> Rp.　カルペリチド（遺伝子組換え）（ハンプ®）　0.02〜0.1 μg/kg/min

❖ h　参考資料

- 以下，当院では使用経験なしのため，参考資料とする.

（1）イソプロテレノール

> Rp.　イソプロテレノール（プロタノール®L）（0.2 mg/mL）
> 体重をx kgとして，薬液0.3x mLを5% glucose or 生食で合計20 mLにする
> 　0.05 μg/kg/min → 1 mL/hr
> 　0.5 μg/kg/min → 10 mL/hr

（2）ジゴキシン

> Rp.　ジゴキシン（ジゴシン®静注用1 mL＝0.25 mg，エリキシル剤1 mL＝0.05 mg）

	急速飽和量 （mg/kg）		維持量 （mg/kg）	
	内服	静注 or 筋注	内服	静注 or 筋注
新生児	0.02	0.015	0.005〜0.01	0.005〜0.0075
乳児 （2 か月以後）	0.04	0.03	0.01〜0.02	0.01〜0.015

体重 2.5 kg の場合，ジゴシン® 1 mL （＝0.25 mg）＋5% glucose 9 mL に 10 倍希釈し （0.025 mg/mL），うち 0.5 mL を用いると 0.005 mg/kg となる

- 投与開始後 6〜12 時間には必ず血中濃度を調べる．
- 最初の数日は高値になりやすい．血清中濃度：1〜2 ng/mL．
- toxic sign として，まず ECG 上で PR 間隔の延長，ST 低下，不整脈に注意する．
- 緊急性がなければ，維持量からの開始も可．

（垣内五月）

82　第2章　主な疾患

D　細菌感染症

❶　前期破水（PROM）母体児の管理

❖a　母体 PROM のみの場合 ────────

- 正期産児は以下の管理を行う.
- 破水後 12 時間以上経過している場合，もしくは 12 時間以内であっても子宮内感染を疑う徴候（母体発熱や炎症反応上昇，羊水混濁）がみられる場合には，CRP を臍帯血で検査する.
- その翌日も末梢血で CRP をフォローする. CRP が上昇傾向にないことを確認できた時点で検査のフォローは終了とする. ただし，CRP だけでは判断できないので，常に臨床症状に注意して経過観察を行う.

❖b　児に感染を疑う徴候のある場合 ────────

- 母体 PROM だけではなく，児に感染を疑う徴候（呼吸障害，無呼吸，血糖異常，not doing well など）がみられる場合には，sepsis work-up，抗菌薬の投与を検討する.
- 母体 GBS 陽性の場合（次項「GBS 陽性母体からの出生児」参照）.

（古川陽介）

---

❷　GBS 陽性母体からの出生児

❖a　米国のガイドライン ────────

- フローチャート（**図 1**）を参考にする.

❖b　当院での対応 ────────

- 身体所見や検査結果から感染症が疑われた場合は，血液培養，髄液検査を含む sepsis work-up を行い，抗菌薬投与を行う.
- 経腟分娩や，陣発または破水した後に帝王切開で出生した児に対しては以下を行う.
- 出生直後に胃内容，鼻腔，皮膚（耳介の裏面）の培養検

D 細菌感染症 83

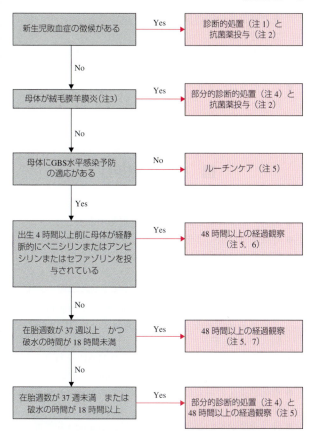

注1. 診断的処置には血液培養, 白血球分画や血小板板を含むCBC, 胸部X線（呼吸障害がある場合）, 髄液検査（児の状態が検査に耐えられて, かつ敗血症が疑われる場合）が含まれる.
注2. その施設での薬剤耐性のパターンを考慮し, 抗菌薬を投与する（GBSや大腸菌などのグラム陰性菌をターゲットにする）. 当院ではABPC＋AMKとしている.
注3. 絨毛膜羊膜炎が臨床的にどの程度疑われるかを産科医に確認することが重要である. 絨毛膜羊膜炎は臨床的に診断され, その兆候の中には非特異的なものもある.
注4. 部分的診断的処置には, 出生時の血液培養と出生時かつ/または生後6〜12時間後の白血球分画と血小板を含むCBCが含まれる.
注5. 敗血症の兆候がみられた時は, 診断的処置を行い, 抗菌薬を開始する.
注6. 在胎週数が37週以上の場合, 他の退院基準を満たしており, 医療機関へのアクセスが容易で, 観察のポイントを指導したうえで厳重な経過観察が可能であれば, 自宅での経過観察も可とする. もし一つでも満たさなければ, 生後48時間以上かつ退院基準を満たすまで入院のうえ, 経過観察する.
注7. 生後6〜12時間後の白血球分画と血小板を含むCBCを推奨する考えもある.

図1 ● GBS保菌母体から出生した新生児への対応
米国のガイドラインは, 入院日数などが国の現状に合致しない部分があり, 独自の判断も必要である.

〔Prevention of Perinatal Group B Streptococcal Disease：Revised Guidelines from CDC, 2010 November 19, 2010/59（RR10）; 1–3を元に作成〕

査と臍帯血CRPの検査を行う．血液培養はルーチンとしては行わない．
- 日齢1，2に児のCRP検査を行い，改善傾向になるのを確認する．
- 図1のフローチャートを参考にし，退院まで慎重に経過観察を行う．

（井上毅信）

---

❸　MRSA感染症

❖ a　抗菌薬の選択の仕方

- 通常，バンコマイシンを第一選択とする．
- 腎機能不全児にはテイコプラニンを優先する．
- 髄膜炎ではリネゾリドも考慮する．

❖ b　バンコマイシン（VCM）

- 1バイアル0.5 gを生食50 mLで溶解（＝10 mg/mL）し，このうち必要量を1時間で点滴静注．VCM 15 mg/kg/回，1〜3回/日．
- 血中濃度のモニタリング（薬剤部のTDM）を行うこと．
- 血中濃度のトラフ値は，10〜20 μg/mLを目安にする．
- 重症感染症の場合は，トラフ値15〜20 μg/mLを目安にする．
- 投与速度が早いときや過量投与時にred man症候群をおこすことがある．
- 腎機能障害がある場合は投与量を減量する．
- 腎毒性，聴覚毒性の副作用がある．

> Rp. 体重3,000 gの児の場合
> バンコマイシン0.5 gを生食50 mLで溶解（10 mg/mL）
> このうち4.5 mLを1時間で点滴静注

❖ c　テイコプラニン（TEIC）

- 1バイアル200 mgを生食5 mLで溶解（＝40 mg/mL）し，このうち必要量を採取し，生食で適宜希釈して1時間で点滴静注．

D 細菌感染症　85

- 初回 16 mg（力値）/kg，以降 8 mg（力値）/kg を 24 時間ごと．初回のみ 2 倍量なので注意．
- 血中濃度のモニタリング（薬剤部の TDM）を行う．
- 血中濃度のトラフ値は 10〜30 μg/mL を目安にする．

Rp. 体重 3,000 g の児の場合（初回投与）
テイコプラニン 200 mg を生食 5 mL で溶解（40 mg/mL）
このうち 1.2 mL に生食 2.8 mL を加え 1 時間で点滴静注

❖ d　リネゾリド

- リネゾリド（ザイボックス®）600 mg/300 mL 原液で 30 mg/kg 分 3，30 分〜2 時間かけて点滴静注．
- 髄液移行が良好．
- 血小板減少，貧血などの副作用がある．

Rp. 体重 3,000 g の児の場合
リネゾリド（ザイボックス®）30 mg（15 mL）を 1 時間で点滴静注

❖ e　アルベカシン（ABK）

- 100 mg＝2 mL．4〜6 mg/kg/day，分 1，1 時間静注．
- アルベカシン（ハベカシン®）25 mg/0.5 mL と生食 2 mL で 25 mg/2.5 mL（＝10 mg/mL）にして，4〜6 mg/kg，分 1 で投与．

参考文献

・MRSA 感染症の治療ガイドライン委員会編：MRSA 感染症の治療ガイドライン．2013
http://www.kansensho.or.jp/guidelines/pdf/guideline_mrsa.pdf（参照 2016-03-31）

（井上毅信）

86   第2章　主な疾患

❹　重症感染症

❖ a　全身状態の維持 ───────────

（1）循環血液量の維持

- 循環血液量が不足している時は，細胞外液 10 mL/kg を 30～60 分かけて投与．反復可．

> Rp. 体重 1,000 g の場合
> 生食 10 mL を 20 mL/hr で 30 分間で投与

（2）循環作動薬投与を考慮

- ドパミン，ドブタミン，アドレナリンを投与することが多い．非常な低血圧の場合，ノルアドレナリン，バソプレシン，ヒドロコルチゾンの投与も考慮する（☞p.78「心血管系薬剤」）．

（3）DIC の治療

- ☞p.170「播種性血管内凝固（DIC）」．

❖ b　感染症に対する追加治療 ───────────

- とくに超低出生体重児（ELBWI）において感染によると思われる著明な全身状態の悪化を認める時，抗菌薬に加えて γ-グロブリンや G-CSF の投与，血液浄化療法を検討．

（1）γ-グロブリン

- 500 mg/kg 投与．連日投与もありうる．
- 添付文書には，投与開始 1 時間以内は 0.01 mL/kg/min で投与し，異常所見が認められなければ，最大 0.03 mL/kg/min まで増量可能との記載がある．

> Rp. 体重 1,000 g の場合
> 人免疫グロブリン G（献血ヴェノグロブリン® IH）500 mg（＝10 mL）を 2 mL/hr で投与

- 副作用：ショック，アナフィラキシー，肝障害，無菌性髄膜炎など．

（2）G-CSF

- 適応：好中球減少（＜500/μL）の時．

●2～4 μg/kg，iv，1×/day，連日投与もあり（血液像で判断）．

> Rp. 体重 1,000 g の場合
> フィルグラスチム（遺伝子組換え）（グラン® シリンジ）75 μg/0.3 mL に生食 2.7 mL を加え（25 μg/mL となる），このうち 0.16 mL を iv（4 μg/kg）

(3) 血液浄化

●他の治療で反応しない場合や体外循環を用いた血液浄化を検討する．

●交換輸血．

●体外循環の場合，吸着カラムを使用する．

参考文献

・日本未熟児新生児学会 医療の標準化検討委員会．小児・新生児におけるエンドトキシン除去療法検討小委員会：日本未熟児新生児学会雑誌 **22**：73-75，2010

（井上毅信）

5 新生児 TSS 様発疹（NTED）

❖a 概 念

●新生児 TSS 様発疹（neonatal toxic shock syndrome-like exanthematous disease：NTED）とは，スーパー抗原性外毒素 TSST-1 による新生児発疹症．

●1990 年代に入り TSST-1 産生 MRSA の本邦 NICU での蔓延により広く流行した．

❖b 原 因

●黄色ブドウ球菌（主に MRSA）産生外毒素 TSST-1．

❖c 診 断

(1) 臨床診断

●発疹（全身性丘疹状紅斑，融合傾向あり，表皮剝離なし）．

- 以下の3つのうち,1つ以上の合併.
  - 38℃以上の発熱.
  - 血小板減少(15万/μL以下).
  - CRP弱陽性(1.0〜5.0 mg/dL).
- 他の原因となる疾患の除外.

(2) フローサイトメトリーによる診断
- 図2[1]参照.
- TCR Vβ2⁺細胞の増加と CD45RO(活性化マーカー)の発現増加を同時に認める.解釈については文献[1]を参照.

❖ d 治 療
- 正期産児は重症化せず経過することが多いので,呼吸心拍モニター管理下で経過観察のみ.
- ただし,合併症が重症な時は,γ-グロブリン(150 mg/kg),アルベカシン投与を行う.

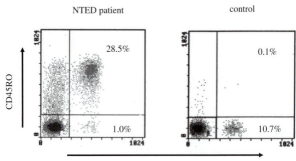

図2 ● **NTED 患者のフローサイトメトリーによる T 細胞解析の代表例**
(高橋尚人:小児科診療 71:46, 2008)

●早産児では重症化することが多く，NICU 管理とし，ガンマグロブリン，バンコマイシン投与を行う．合併症に合わせて処置を追加する．

文　献

1）高橋尚人：小児科診療 **71**：46，2008

参考文献

・Takahashi N, et al：J Infect **59**：194-200, 2009
・Takahashi N, et al：Microbiol Immunol **57**：737-745, 2013

（高橋尚人）

6　抗菌薬

❖a　早発型感染症

●新生児の感染症のうち，生後早期に発症するものは母体の腟や消化管内の細菌（B 群溶連菌・大腸菌・リステリア・腸球菌など）によることが多い．
●感染症の危険因子：長期破水・母体発熱・母体 CRP 陽性・羊水混濁など．
●抗菌薬開始時は必ず，sepsis work-up（血液培養を含む各種培養）を行う．
●当院では ABPC＋AMK としている．

Rp.①　ABPC 1 バイアル（250 mg）を生食 2.5 mL で溶解して使用する．ゆっくり静注
出生体重 2,000 g 未満の児：50 mg/kg/回，1 日 2 回
　　　　2,000 g 以上の児：50 mg/kg/回，1 日 3 回
Rp.②　AMK 1 アンプル（100 mg/mL）のうち 1 mL を生食 9 mL に希釈して使用する
生後 1 週間以内で出生体重 2,000 g 未満：
　　　　7.5 mg/kg/回，1 日 1 回
生後 1 週間以上または出生体重 2,000 g 以上：
　　　　15 mg/kg/回，1 日 1 回
1 時間かけて点滴静注

- AMK は 72 時間以上の投与の場合血中濃度を測定する.
- もし 2〜3 日投与後, 感染症が否定的なら ABPC, AMK は即中止する.
- 投与開始後 1 週間で必ず, それ以上の投与が必要かどうかいったん評価する.

❖ b 遅発型感染症

- 水平感染が多い.
- 危険因子：早産・人工呼吸器管理・中心静脈カテーテル使用など.
- 症状：活動性低下・哺乳力低下・残乳・腹部膨満・無呼吸など.
- 原因菌：ブドウ球菌・緑膿菌・嫌気性菌など.
- 抗菌薬開始時は必ず, sepsis work-up（血液培養を含む各種培養）を行う.
- 尿検査, 培養検査, X 線検査, 超音波検査などを行い, 臨床症状と合わせて, 感染部位の同定に努める.
- カテーテル類などの人工物は必要性とのバランスを考えて, 可能であれば抜去する.
- 部位が不明の場合, 以下で治療開始.

Rp. ABPC/SBT（ユナシン®）75 mg/kg/回（ABPC として 50 mg/kg/回）, 1 日 2〜3 回 + AMK
AMK については早発型感染症参照
ABPC/SBT は 1 バイアル（0.75 g）を生食 7.5 mL で溶解して使用する. ゆっくり静注

- 上記以外に使用する抗菌薬として以下のものがある.

Rp.① PAPM/BP（カルベニン®）
15〜30 mg/kg/回, 1 日 2 回
1 バイアル 0.5 g を生食 5 mL で溶解し, 1 時間静注（乳酸製剤との混注可）
Rp.② MEPM（メロペン®）
1 バイアル 0.5 g を生食 50 mL で溶解. 1 時間静注
20 mg/kg/回を日齢 0〜7 は 1 日 2 回, 日齢 8〜28 は 1 日 3 回.
日齢 29 以降は 20〜40 mg/kg/回, 1 日 3 回

Rp.③　DRPM（フィニバックス®0.25 g/V）

20〜30 mg/kg/回，1日3回

1バイアル0.25 gを生食25 mLに溶解し1時間で点滴静注
薬剤の粘度が高く，PIルートは閉塞しやすい

Rp.④　TAZ/PIPC（ゾシン®）

50 mg/kg/回（PIPCとして40 mg/kg/回），1日3回

1バイアル2.25 gを生食10 mLで溶解して使用する．ゆっくり静注

Rp.⑤　CEZ（セファメジンα®）

1バイアル0.5 gを生食5 mLで溶解して使用する．ゆっくり静注

25 mg/kg/回，1日2回

Rp.⑥　F-FLCZ（プロジフ®）　※ジフルカンとして計算する

ジフルカン100 mg/1.25 mL（プロジフ®126.1 mg）を生食8.75 mLで希釈し，全量10 mLにする（ジフルカンとして10 mg/mL）．10 mg/kg/回，1日1回，3時間以上かけて静注

予防投与の場合：3〜6 mg/kg/回（ジフルカンとして）3時間以上かけて2〜3日に1回投与

中心静脈ラインを抜去したら投与中止

❖ c　MRSA感染が強く疑われる場合

● ☞p.84「MRSA感染症」．

（井上毅信）

92　第 2 章　主な疾患

E　ウイルス感染症

1　単純ヘルペスウイルス（HSV）感染症

❖a　概　要
- 疫学：年間 100 例程度と推定（米国 1,500 例/年）.
- 病原体：HSV-1 と HSV-2（2：1, 海外の報告に比べ HSV-1 が多い）.
- 感染経路：子宮内（5%）, 産道（85%）, 生後（10%）.

❖b　病　型
- 重篤な病型でも症状は非特異的であり, 皮疹を欠く場合も多く注意.
- 表在型（SEM disease：skin, eye and/or mouth）：新生児ヘルペスの 45% 以下. 皮膚・粘膜の水疱性病変のみ, 内臓臓器や中枢神経の感染を伴わない, 発症は生後 10〜12 日. 予後良好だが適切な抗ウイルス療法を行わない場合, 全身型・中枢神経型に移行する場合あり.
- 全身型：新生児ヘルペスの 25% 以下. 敗血症, 呼吸不全, 肝不全, DIC で生後 10〜12 日に発症. 中枢神経, 肺, 肝, 副腎, 皮膚, 粘膜症状などを伴い, 予後不良（死亡率 30%, 後遺症率 25%）. 2/3 で脳炎を合併, 40% は皮疹を欠く.
- 中枢神経型：新生児ヘルペスの 1/3 はこの病型. けいれん, 不活発, 易刺激性, 哺乳不良, 体温不安定, 大泉門膨隆をもって, 生後 16〜19 日に発症. 6〜7 割に経過中皮疹が出現（死亡率 6〜15%, 後遺症率 70%）.

❖c　予　防
- 母体外陰部に活動性病変がある場合, アシクロビル（ACV）母体投与・帝王切開（破水前の帝王切開により頻度は減るが完全には防止できない）.
- 分娩に近い時期での母体性器ヘルペス初感染はとくにリスクが高い（移行抗体が不十分）.

E　ウイルス感染症　93

❖d 検　査

- HSV-DNA定量PCR（血液，髄液）：感度・特異度とも高い．結果判明まで2〜4日と早い．保険適用あり（定性はなし）．とくに中枢神経型を疑った場合，髄液PCRは必ず提出する．
- HSV-IgM，IgG：特異度は高い．検査結果判明まで1週間程度必要．感染早期にはIgM抗体の上昇が不十分な場合があり，またIgGは移行抗体の影響もあり，ペア血清での判定を要する場合もあるなど，迅速性には欠ける．
- ウイルス分離：保険適用なし．検査会社の他に地方衛生研究所で行ってもらえる場合がある．特異度は高いが感度は低く，中枢神経型でも髄液からの検出率は低い．
- 水疱底の抗原検出：型判別を行った場合，保険適用あり．結果判明まで2〜4日．
- 血液検査：逸脱系酵素の上昇．全身型では血球貪食症候群（☞p.186「血球貪食性リンパ組織球症（HLH）」）を合併することもあり，フェリチン・LDHなどの推移に注意．

❖e 治　療

（1）アシクロビル（ビクロックス®）

- 全身型・中枢神経型：20 mg/kg/回，3回/day，1時間でdivを21日間．

> Rp. 体重3 kgの児
> アシクロビル（ビクロックス®）250 mg/Vを生食で10 mLで溶解（1 mL＝25 mg）し，このうち2.4 mL（＝60 mg，20 mg/kg）を2.4 mL/hrでdiv

- 表在型：同量14日間．
- 予防的投与は行わないが，疑い症例ではPCR提出の後早期に開始．
- 治療終了後の再発が稀でなく，6か月間の抗ウイルス薬投与による suppressive therapy（ACV 900 mg/m², 分3）の有用性が示されている．

（2）支持療法

- 全身型・中枢神経型の場合，併存するショック・DICに対して volume expander，ステロイド，カテコラミン，抗

DIC 療法など.

参考文献

・森島恒雄，他：新生児ヘルペス，単純ヘルペス脳炎．ヘルペスウイルス感染症（新村眞人，山西弘一　監修・編集）．臨床医薬研究協会，p.144-151，1996
・Pinniti SG, et al：Clin Perinatol **41**：945-955, 2014

（垣内五月）

❷　水痘・帯状疱疹ウイルス（VZV）感染症

❖a　概　念

- 妊婦の水痘初感染により，おもに母体ウイルス血症を介して児に感染を生じる.
- 母体帯状疱疹の場合は移行抗体が存在し，児に重篤な先天性水痘や新生児水痘をきたすことはない.
- 児が新生児水痘を発症した場合，死亡率が高い．在胎 28 週以前および出生体重 1,000 g 以下の児では新生児水痘発症のリスクがより高い.

❖b　症　状

(1) 先天性水痘症候群（妊娠 24 週以前に母体が発症）

- 器官形成期に母体が水痘初感染した場合に，TORCH 症候群として発症する場合がある.
- 皮膚瘢痕，眼症状，FGR，四肢低形成，精神運動発達遅滞など.
- ただし報告は稀.
- 出生後のウイルス排泄はなく隔離の必要はない（図 1）.

(2) 新生児・乳児帯状疱疹

- 帯状疱疹のみで重篤化しない.
- 発症時期は乳児期に多い.

(3) 新生児水痘（図 2）

- 水痘疹，呼吸不全，循環不全など.
- 死亡率は 20% 以上とされてきたが，抗ウイルス療法が普及して改善.

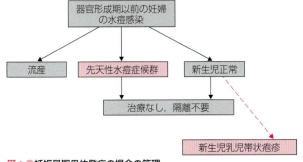

図1 ● 妊娠早期母体発症の場合の管理

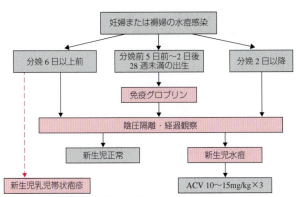

図2 ● 分娩周辺期の母体感染の場合

❖ c 周産期水痘への対応・治療（図2）

- 分娩21日以上前の母体感染では児は発症しない．
- 分娩6日以前に母体が発症した場合：児は発症しないか，しても軽症．児は母体とともに（陰圧個室で）母体発症後21日間隔離，ないし退院させる．新生児水痘を発症したらACV投与．
- 分娩前5日から分娩後2日以内に母体が発症した場合（抗体産生，移行が不十分）：児は重篤な新生児水痘を発症する可能性あり．生後すぐに治療（グロブリン投与）．この場合28日間隔離し経過観察．その間，新生児水痘を発症した場合，ACV投与．

- 分娩後 3 日以降の母体発症の場合：隔離のみ．児が水痘を発症すれば ACV 投与．
- 母親の病歴不明の場合：新生児期（生後 28 日以内）に発症した場合は ACV 投与により治療．

❖ d 治 療

(1) 免疫グロブリン製剤
- 新生児水痘を発症するリスクが高い児では，感染ブロックおよび軽症化を期待して，水痘高力価免疫グロブリン 100 mg/kg/回/day の 2 日間投与が推奨されている．
- しかし日本では入手できないので，代替として γ-グロブリン製剤投与が行われている．その際，用量は 200 mg/kg とするものや 1～2 g/kg とするものなどの意見があり，プロトコルは統一されていない．

(2) アシクロビル

> Rp.
> アシクロビル（ゾビラックス®）10～15 mg/kg/回，1 日 3 回，1 時間で div，5～7 日間

参考文献
・Sauerbrei A, et al：Med Microbiol Immunol **19**：95-102, 2007

（垣内五月）

---

❸ サイトメガロウイルス（CMV）感染症

❖ a 概 念
- 奇形，難聴を発症する胎内感染と，出生後の輸血や母乳などを介した水平感染がある．

❖ b 症 状
- 胎内感染：胎児発育不全（FGR），小頭症，肝脾腫，脈絡網膜炎，紫斑，腹水など．
- 水平感染：血小板減少，汎血球減少，肝脾腫，脈絡網膜炎，大腸炎，肺炎．

E　ウイルス感染症　　97

❖ c　症候性の先天性サイトメガロウイルス感染症の治療 —

● バルガンシクロビル（バリキサ®）またはガンシクロビル（デノシン®）を用いる.

(1) 治療対象

● 症候性先天性 CMV 感染児で，以下のすべてを満たすこと.

> ➤ 治療開始時点で原則として生後 30 日以内.
> ➤ 治療開始時点の体重が 1,200 g 以上.
> ➤ 治療開始時点での修正在胎週数 32 週以上.

● 除外項目は以下のとおり.

> ➤ バルガンシクロビルの投与に関しては，薬物の吸収に支障をきたすような消化管障害の存在または既往（例えば壊死性腸炎）.
> ➤ クレアチニン＞1.5 mg/mL または CCr＜10 mL/min/1.73 m^2.
> ➤ バルガンシクロビルまたはガンシクロビルによる治療の実施が困難となるような他の重症疾患を有する場合.

(2) 投与方法

Rp. バルガンシクロビル経口投与（授乳後）16 mg/kg/回，1 日 2 回，6 週間
またはガンシクロビル点滴静注 6 mg/kg/回，1 日 2 回，6 週間

● いずれの薬剤も先天性 CMV 感染に対しては保険適用がない.

● どちらの薬剤を選択するかは主治医と家族との話し合いで個々に決めるが，重症例や消化管障害がある場合ではガンシクロビルの使用を優先して考える. なお投与に際しては，顆粒球減少に注意を要する.

❖ d　症候性の後天性サイトメガロウイルス感染症の治療 —

● 基本的には自然軽快する病態であるが，著明な胆汁うっ滞など重症例には CMV 高力価免疫グロブリンやガンシクロビル投与の適応があると考えられる.

● ガンシクロビルの投与方法については，症候性の先天性

サイトメガロウイルス感染症の治療に準じて行われ，臨床所見や検査所見などを基に投与量や期間について調節する.

(土田晋也)

❹　B 型肝炎ウイルス（HBV）感染症

❖ a　B 型肝炎ウイルス〔HBsAg（＋）母体から出生した児〕の管理法

- 原則として産婦人科に出生後の B 型肝炎予防についての同意をとっておいてもらう.
- 児の 1 か月健診の予約が必要で，新生児外来（個人枠）に入れる.

❖ b　感染予防

- HBsAg（＋）の母親から出生した児に対し，原則として以下の感染予防処置を行う.
- 出生直後（12 時間以内が望ましいが，もし遅くなった場合も生後できる限り早期に行う）：通常は，HB グロブリン 1 mL（200 単位）を 2 か所に分けて筋肉注射し，B 型肝炎ワクチン（以下 HB ワクチンと略す）0.25 mL を皮下注射する.
- 生後 1 か月：HB ワクチン 0.25 mL 皮下注射.
- 生後 6 か月：HB ワクチン 0.25 mL 皮下注射.
- 生後 9～12 か月を目安に HBs 抗原と HBs 抗体検査を実施.
  - ➤ HBs 抗原陰性かつ HBs 抗体≧10 mIU/mL：予防処置終了（予防成功と判断）.
  - ➤ HBs 抗原陰性かつ HBs 抗体＜10 mIU/mL：HB ワクチン追加接種.
  - ➤ HBs 抗原陽性：専門医療機関への紹介（B 型肝炎ウイルス感染を精査）.

(土田晋也)

E　ウイルス感染症　99

❺　C型肝炎ウイルス（HCV）感染症

❖a　概　念

- 垂直感染．感染には母体 HCV-RNA 量が強く関係する．
- 経母乳感染もあるが，頻度は高くないと考えられている．

❖b　対　応

- 哺乳瓶の乳首は他の児と一緒にしない．
- 診察・処置には 24 時間以内は手袋を着用．
- 現時点では，母体 HCV-RNA（−）なら垂直感染は非常に起きにくいと考えられている．

❖c　出生児の検査と管理指導について

- 以下は，日本小児科学会による「C型肝炎ウイルスキャリア妊婦とその出生児の管理ならびに指導指針」[1] に基づいて記載．

(1) HCV RNA 陽性妊婦からの出生児

- 母乳は原則として禁止しない．臍帯血や生後 1 か月以内での HCV RNA の結果は，その後の経過とは必ずしも合致しないので，その解釈は慎重にすべきである．
- 生後 3〜4 か月で HCV RNA が陽性の場合は，生後 6 か月以降半年ごとに AST，ALT，HCV RNA，HCV 抗体を検査し，感染持続の有無を確認する．
  - ➤ 持続感染例：AST，ALT，HCV RNA 量は変動するので，複数回の検査で状態を判定する．
  - ➤ HCV RNA 陰性化例：乳児期では再度陽性化することもあるので，数回の検査を行うとともに，HCV 抗体（母親からの移行抗体）が陰性化することを確認する．
- 生後 3〜4 か月で HCV RNA が陰性の場合は生後 6 か月，12 か月の時点で HCV RNA を検査し，陰性を確認する．できれば生後 18 か月以降に HCV 抗体陰性化を確認し，フォローを中止する．
- 母子感染例の約 30% は 3 歳ごろまでに血中 HCV RNA が自然に消失するので，原則として 3 歳までは治療を行わ

ない．3歳以降に AST，ALT 上昇が 6 か月以上持続ない
し変動する症例においては，AST，ALT の経過，HCV
RNA 量，HCV genotype，肝生検所見からインターフェロ
ンなどの特殊療法の適応を考慮する．
● 原則として集団生活を含め，日常生活に制限を加える必
要はない．

**(2) HCV 抗体のみ陽性で HCV RNA 陰性の妊婦からの出生
児**

● HCV RNA 陽性妊婦からの出生児に準ずるが，出生～生
後 1 年までの検査は省略し，生後 18 か月以降に HCV 抗
体を検査し，これが陰性であることを確認する．
● もしまだ HCV 抗体陽性なら HCV の感染があったと考
え，HCV RNA および AST，ALT の検査を行って，感染
が既往か，現在も続いているかを確認する．

文 献

1) 厚生労働科学研究補助金「C 型肝炎ウイルス等の母子感染防止
に関する研究班」：日児誌 **109**：78-79，2005

（土田晋也）

⑥ HTLV-1 感染症/成人 T 細胞白血病（ATLA）

❖a 概 念

● HTLV-1 感染症は母乳を介した感染が最も多い．
● 人工乳としても感染が成立するので子宮内，産道感染も
ありうると考えられる．
● 人工乳，短期母乳，凍結・解凍乳のいずれも母児感染率
は 2～3% とされている．

❖b 診 断

● 人工栄養児については，生後 2 歳時に HTLV-1 抗体検査
を行うと感染の有無が判明する．
● 母乳栄養児（短期母乳を含む）については不十分なデー
タしかなく，2 歳児の検査だけで感染の有無を判断でき
るかどうかは明らかでないので，3 歳まで追跡期間を延

長することが望ましい.

- 2011年（平成23年）に厚労省が作成した「HTLV-1母子感染予防対策・医師向け手引き」では，栄養方法にかかわらず一括して3歳以降に検査をすることを推奨している.

❖c 管 理

- 正期産児では生後3か月以内は，通常の母乳栄養で可.
- ただし，移行抗体が減少した状態での長期母乳栄養は感染頻度を高めるので，それ以降は凍結（-20℃，12時間凍結）・解凍にするか，人工乳に切り替えるほうがよい.
- 半年に1回程度，3歳ごろまで抗体検査.
- 出生時は短期母乳の予定であったが，生後3か月以降に人工乳などに切り替えられず，直母を続けた結果，母児感染が成立してしまう場合もある.

（土田晋也）

7 風 疹

❖a 概 念

- 初感染のウイルス血症で児に移行する（28週まで）.
- 妊娠初期（8〜12週）の感染で高率に先天奇形をおこす.
- 妊娠28週までの感染では難聴をきたすことがある.
- 母体や新生児に明らかな感染の症候が認められる場合のほかに，不顕性感染の可能性や，出生後に原因不明の白内障や難聴を認める可能性もある.

❖b 症 状

- 感音性難聴，精神発達遅滞，心疾患，眼症状，肝脾腫，血小板減少など.

❖c 診 断

- 風疹ウイルスの胎内感染を証明するために以下の検査を行う.
- 血清風疹IgM抗体検査（生後半年は検出可能）.

102　第2章　主な疾患

- ウイルス分離同定による風疹ウイルスの検出（咽頭拭い液，唾液，尿）．
- 風疹ウイルス PCR 検査による遺伝子の検出（咽頭拭い液，唾液，尿）．
- 血清風疹 HI 抗体価の経時的フォロー．
- 医療機関の最寄りの保健所に，診断から 7 日以内に発生の届出を行う．

❖d　管理・治療

- 詳細は p.373「日本周産期・新生児医学会の先天性風疹症候群（CRS）診療マニュアル」を参照．
- 先天性心疾患の診断と心不全の治療．
- 眼科へのコンサルト（白内障の診断と早期からの治療）．
- 医療者の感染防止対策：抗体価が低い職員のワクチン接種など．
- 小児科，眼科，耳鼻科外来での隔離：妊婦との接触感染を防止する．
- 感染対策解除の基準：生後 3 か月以降に咽頭拭い液の風疹 PCR 検査を行う．
  - ➤ 陰性の場合：1 か月以上間隔をあけて再度 PCR 検査を実施し，陰性を確認後に感染対策を解除．
  - ➤ 陽性の場合：生後 6 か月時に再度 PCR 検査を行い，以降 1 か月以上の間隔をあけて 2 回連続陰性を確認できた時点で感染対策を解除．

（土田晋也）

8　麻　疹

❖a　概　念

- 経胎盤感染する．
- 先天性麻疹には出生時に発疹を認める場合と生後 10 日以内に症状が出現するものがある．

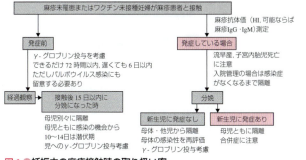

図3 ● 妊娠中の麻疹接触時の取り扱い案
(山中美智子:産婦の実際 50:1101-1106, 2001)

❖ b 母体が麻疹発症の場合の管理方針(図3[1])

- 分娩前～分娩直後に母親が感染し,児にも症状あり:母児ともに隔離.児は重症化することがあるので,NICUの陰圧個室に隔離して観察.NICU内に陰圧個室がない場合は,原則として児の管理は不可.
- 分娩前～分娩直後に母親が感染し,児に症状なし:新生児は母から隔離.γ-グロブリンを投与し,母親の感染性がなくなれば隔離解除.

文献
1) 山中美智子:産婦の実際 50:1101-1106, 2001

(土田晋也)

F 感染症その他

❶ 真菌感染症

❖a 概念
- 新生児の真菌感染症の大半はカンジダ感染である. 内訳は *Candida albicans* が最多であり（53〜70%）, *C. parapsilosis*（15〜39%）との2種でほとんどが占められる.
- 稀であるが, *C. glabrata* や *C. tropicalis* もみられることがある.
- 感染経路は経産道の垂直感染, 医療者などからの水平感染などによる.
- 早産・超低出生体重児, 抗菌薬の長期投与, 長期カニューレ使用, 腹部手術, ステロイド使用, H_2ブロッカーなどの制酸薬使用などが深部真菌感染症のリスクである.

❖b 分類と治療
(1) 表在性真菌感染症
- 鵞口瘡：口腔粘膜や舌表面の白色偽膜. 自然治癒することが多いが, まれに哺乳障害の原因になる. 治療はミコナゾール(フロリード®ゲル口腔用)を3〜4回/day塗布.
- 寄生菌性紅斑：比較的境界明瞭な紅斑と衛星病変. 治療は抗真菌薬塗布ケトコナゾール（ニゾラール®）やミコナゾール（フロリード®D）などを2回/dayと保清.

(2) 深在性真菌感染症
- 上記のリスクがあげられる児は要注意. 元気があってもCRP弱陽性が持続, CRP陰性でも元気がないなどの時には以下の抗真菌薬を早めに使用する.
- 診断は困難で, 気管吸引物の培養・塗沫, 便培養, 血液β-D グルカン値を参考にして判断する.
- カンジダ血症は眼内炎, 中枢神経感染の合併が少なからずあり, 評価が必要である.

(3) 治療例
◆アムホテリシンBリポソーム製剤（アムビゾーム®）
- 2.5 mg/kg/回を1日1回2時間かけて点滴静注.

F 感染症その他 105

- 1バイアル50 mgを注射用水12 mLで溶解すると4 mg/mLとなるので，このうち5 mLと5% glucose 15 mLを合わせてできた溶液（1 mg/mL）を使用する．
- 配合変化がおこるのでメインルートは必ず5% glucoseとする．

◆ミコナゾール（フロリード® F）（200 mg/20 mL/A）
- 初回量：4 mg/kg/回，1時間かけて静注．
- 維持量：10〜20 mg/kg/回，1日2回．1回2時間以上かけて静注．
- フェニトインの血中濃度を上昇させるので注意．

◆フルコナゾール（ジフルカン®）
- 初回量：12 mg/kg/回，1時間かけて静注．
- 維持量：6 mg/kg/回，48〜72時間ごと，3〜4時間かけて静注．
- 髄液移行が良好．
- *C. albicans* 以外のカンジダは耐性のことが多い．

◆ホスフルコナゾール（プロジフ®），ミカファンギン（ファンガード®）
- 10 mg/kg/回，24時間ごと，2時間かけて静注．
- 髄液・尿への移行なし．
- 他剤と混ぜると混濁するため，投与前に生理食塩水でのフラッシュが必要．

❖ c　予防投与 ────────────────
- 真菌感染に対する予防投与による長期効果のevidenceは確立されていない．
- 耐性菌を生じるリスクを鑑みてルーチンでの投与は推奨されず，少なくとも超低出生体重児に限るべきである．
- 抗真菌薬投与のほか，手指衛生など感染予防策の徹底，保育器の加湿を下げる，血管内カテーテルの長期留置を避けるなどの対策が必要である．
- 適応：在胎22〜24週を適応とする．
- 方法：フルコナゾール3 mg/kg/dayを3日おき，生後2週間まで（もしくは，臍カテ，PIが抜けるまで）．

Rp. 500 g の児の場合
ジフルカン® 1.5 mg，3 日おきに点滴静注，1 時間かけて

文 献

・Clerihew L, et al：Cochrane Database Syst Rev 2007 Oct 17；(4)：CD003850

（古川陽介・武藤浩司）

2 ウレアプラズマ感染症

● *Ureaplasma* は *Mycoplasma* 科に属し，*U. parvum* と *U. urealyticum* の 2 種類に分類される．
● 子宮内でのウレアプラズマ感染は流早産の原因となるほか，胎児肺胞の炎症性変化により出生後の慢性肺疾患の原因の一つとなっていると考えられている．
● しかし，羊水からウレアプラズマが分離された児への抗菌薬治療によって慢性肺疾患の予防や軽症化が得られたということは証明されていない．

（古川陽介・武藤浩司）

3 梅毒母体児の管理

❖a 概 要

● 梅毒は全妊娠期間を通じて感染がいつでも成立しうる．
● 児への感染率は，梅毒第 1 期と第 2 期で 60〜100％，早期潜伏梅毒で約 40％，晩期潜伏梅毒で約 8％．
● 母体の梅毒発症からの期間が短いほど感染性が強い．

❖b 症 状

(1) 早発性先天梅毒

● 出生時または生後 4〜8 週以内に，黄疸，肝脾腫，鼻閉（多量の鼻汁分泌），発疹，骨軟骨炎，仮性麻痺，骨格異常，溶血性貧血，血小板減少症．骨膜炎，扁平コンジローマ，手掌や足底の水疱性発疹，粘膜斑，非免疫性胎児水

腫, 全身性のリンパ節腫脹, 脳脊髄液中の血球・タンパク増加, DIC, ネフローゼ症候群, 胎盤の絨毛炎, 血管炎, 胎盤の腫大, 胎児発育不全など, 種々の臨床症状を呈する.

(2) 遅発性先天梅毒

● 通常は生後 2 年ごろから, Hutchinson 歯 (半月状切歯, 釘型/のこぎり状中切歯), 間質性角膜炎, 第Ⅷ脳神経性難聴, 中枢神経症状 (精神発達遅滞, 非進行性水頭症, けいれん性疾患, 視神経萎縮, 若年性全身麻痺, 脳神経麻痺), 頸骨前彎, Clutton 関節 (対称性で無痛性の両膝腫脹), 皮膚 (口周囲の放射状の亀裂), 鞍鼻など.

❖c 検 査

● 血算 (白血球分画, 血小板数), 肝機能検査, 髄液の非トレポネーマ検査・細胞数・タンパク.
● 長管骨と胸部の X 線検査, 腹部エコー検査.
● 眼科的検査, ABR, 頭部エコー検査などの評価が推奨.
● 胎盤の病理学的所見:腫大, 蒼白, 浮腫状. 胎児側血管の増殖性動脈内膜炎, リンパ球浸潤 (絨毛炎) と絨毛成熟障害. 抗 *Treponema pallidum* 抗体による免疫染色で *T. pallidum* を認める.

❖d 診 断

● 確定診断は, 病巣の滲出物, 鼻汁, 胎盤・臍帯, 剖検検体の暗視野顕微鏡でのスピロヘータの確認.
● 推定診断は非トレポネーマ検査とトレポネーマ検査がある (表1).
● 非トレポネーマ検査:抗カルジオリピン抗体検出. 日本では STS (serologic test for syphilis) という. VDRL (venereal disease research laboratory), 迅速血漿レアギン (rapid plasma reagin:RPR). スクリーニング検査である. 定量的検査は治療の妥当性を評価し, 再感染を検出するために用いる.
● トレポネーマ検査:トレポネーマ抗原による特異抗体検出. 推定診断のため実施. TPHA (*T. pallidum* hemagglutination assay), FTA–ABS (fluorescent treponemal antibody–

108 第2章 主な疾患

表1 ● 梅毒血清反応とその解釈

非トレポネーマ検査		トレポネーマ検査		解　釈
母	児	母	児	
−	−	−	−	母体ともに梅毒なし or 潜伏期 or プロゾーン現象*
＋	＋	−	−	母：梅毒なし（生物学的偽陽性の可能性はあり） 児：梅毒なし（移行抗体の可能性）
＋	＋ or −	＋	＋	母：梅毒 or 妊娠中の梅毒治療 or 潜伏梅毒 児：梅毒の可能性
＋	＋	＋	＋	母：最近あるいは以前の梅毒 児：梅毒の可能性
−	−	＋	＋	母：妊娠前あるいは初期に梅毒治療完了 or 偽陽性 児：梅毒の可能性は低い

＊プロゾーン現象：梅毒に対する高い抗体を有する血清が非トレポネーマテストで偽陰性を示すことがあり，血清を希釈すると陽性になる．

absorption）．

◆髄液検査に関して

● 髄液中の VDRL は特異的であるが感度が低いため，陰性でも神経梅毒は除外できない．

● 新生児の髄液 VDRL テスト陽性は BBB を越えた非トレポネーマ IgG 抗体の可能性があり，その解釈は難しい．

● 髄液の FTA–ABS 検査では確定診断はできない．

● TP-PA，RPR は評価には用いない．

❖ e　診断・治療 ──────────────

● CDC のガイドラインでは以下の4つのシナリオに分けている．

(1) Scenario 1：先天梅毒であることが明らか，もしくは可能性が高い

● 身体所見から先天梅毒に矛盾しない場合，または非トレポネーマ検査の抗体価が母体の4倍超，または病巣における暗視野顕微鏡下でのスピロヘータを確認もしくは PCR 陽性．

◆推奨される治療

● 水溶性ペニシリン G 10万〜15万単位/kg/day（5万単位/

kg/回を 12 時間ごとの投与で 7 日間，8 時間ごとの投与で 3 日間治療し計 10 日間）.

● プロカインペニシリン G 5 万単位/kg 筋注，1 日 1 回，10 日間投与.

Rp. 体重 3 kg の場合
ペニシリン G カリウム 100 万単位 1 バイアルを生食（または glucose）10 mL で溶解し，そのうち 1.5 mL（＝15 万単位）　点滴静注
12 時間ごとに 7 日間投与し，同量で 8 時間ごとに 3 日間投与し，計 10 日間で終了とする

※ ペニシリン G カリウムは 100 万単位中に 59.8 mg（1.53 mEq）のカリウムを含有しており，高カリウム血症がないか確認する.
※ 水溶性ペニシリン G またはプロカインペニシリン G が入手できない場合は，出生体重相当の用量でセフトリアキソンを投与することが提案されているが，エビデンスは不十分である．またその際には黄疸に注意する.
※ ベンザシンペニシリン G は日本では承認されていない.

(2) Scenario 2：先天梅毒の可能性がある

● 身体所見は正常で非トレポネーマ検査の値が母体の 4 倍以下であるが，以下の条件に当てはまる場合.
  ➢ 母体が治癒していない場合または治療した記録がない場合，または無治療の場合，または母体が非ペニシリン系抗菌薬で治療されていた場合，または母体の治療が分娩前 4 週未満であった場合.

◆推奨される治療

● 水溶性ペニシリン G 10 万～15 万単位/kg/day（5 万単位/kg/回を 12 時間ごとの投与で 7 日間，8 時間ごとの投与で 3 日間治療し計 10 日間）.
● プロカインペニシリン G 5 万単位/kg 筋注，1 日 1 回，10 日間投与.
● ベンザシンペニシリン G 5 万単位/kg/回　筋注，1 回投与.

(3) Scenario 3：先天梅毒の可能性が低い

● 身体所見は正常で非トレポネーマ検査の値が母体の 4 倍以下である．および以下の条件を満たす場合.
  ➢ 母体が分娩 4 週以上前に適切な治療を受けている.

110　第2章　主な疾患

➢　母体に再感染・再燃の根拠がない.

◆推奨される治療

● ベンザシンペニシリンG5万単位/kg/回　筋注, 1回投与.

(4) Scenario 4：先天梅毒が疑わしくない

● 身体所見は正常で非トレポネーマ検査の値が母体の4倍以下である. および以下の条件を満たす場合.

➢　母体が妊娠前に治療を受けていた場合.

➢　母体の非トレポネーマ検査の値が低く安定している（VDRL＜1：2；RPR＜1：4）.

● 治療は不要. フォローアップが確実に行えない場合にはベンザシンペニシリンG5万単位/kg/回　筋注, 1回投与が考慮される.

❖ f　フォローアップ ━━━━━━━━━━━

● 血清の非トレポネーマ検査が陰性になるか, 値が4倍低下するまで3か月ごとに検査を行うべき（胎盤を通して移行した母体由来の抗体であれば, 非トレポネーマ抗体価は生後3か月までに低下し, 6か月までに陰性となる）.

● 非トレポネーマ検査の値が2週間以上上昇している場合や, 初期治療から12〜18か月後でも抗体価が4倍低下しない場合は, 髄液検査を含めての再評価を必要とし, 以前に治療されていても10日間の非経口的ペニシリン療法を受けるべき.

● トレポネーマ検査については治療後も陽性が持続することと, 受動的に移行した母親のトレポネーマ抗体は生後15か月まで残ることから, 治療の効果判定には有用ではない.

❖ g　届出に関して ━━━━━━━━━━━

● 厚生労働省ホームページから届出基準, 様式が閲覧可.

● 以下に当てはまるものは診断から7日以内に届出が必要.

先天梅毒は, 下記の5つのうち, いずれかの要件をみたすものである.

ア　母体の血清抗体価に比して, 児の血清抗体価が著し

く高い場合

イ　児の血清抗体価が移行抗体の推移から予想される値を高く超えて持続する場合

ウ　児の *T. pallidum* を抗原とする IgM 抗体陽性

エ　早期先天梅毒の症状を呈する場合

オ　晩期先天梅毒の症状を呈する場合

参考文献

・Remington J, et al：Infectious diseases of the fetus and newborn infant 7th ed, Elsevier, 2010
・米国小児科学会（編）：最新感染症ガイド Red Book 30th ed，日本小児医事出版社，2015
・Kimberly A, et al：Sexually Transmitted Diseases Treatment Guidelines, 2015. MMWR Recommendations and Reports
・Kumar V, et al：Robbins Basic Pathology 9th ed, Elsevier, 2012

（古川陽介）

112　第2章　主な疾患

G　神経疾患

1　頭蓋内出血

● 脳室内出血（IVH）☞p.119「脳室内出血（IVH）」.
● 正期産児で頭蓋内出血をきたした場合は，とくに血液凝固異常や血管奇形などの基礎疾患の検索が重要.

❖a　脳実質内出血
● 成熟児でとくに難産の既往がある例に多い.
● 皮質出血，白質出血，上衣下出血に分けられる.

❖b　硬膜外出血
● 大部分が分娩外傷による.
● 硬膜外側の硬膜動脈（とくに中硬膜動脈），硬膜静脈や静脈洞が損傷し，頭蓋骨と硬膜の間に出血する.
● 頭蓋骨骨折を伴うことが多い.

❖c　硬膜下出血
● 正期産児に多い.
● 分娩時の鉗子，吸引，骨盤位分娩などによる異常な外力が児頭に加わった場合や，正常分娩の産道通過時に頭蓋の応形機能により静脈洞に流入する静脈系，脳表静脈，硬膜の裂傷により静脈洞が損傷した場合に発生する.

❖d　くも膜下出血
● 原発性のものと，硬膜下出血，脳室内出血，小脳出血による血液がくも膜下腔に及ぶ二次的なものがある.
● 出血量も少なく，無症状から軽微な症状にとどまるが，けいれんで発症する場合や稀に致死的な場合もある.
● 頭蓋内出血を疑う症状を認めるが，超音波検査で所見を認められない時に，緊急CT検査をためらうべきではない.

❖e　小脳出血
● 早産児に多く，原因としては分娩外傷，静脈性梗塞，脳

G　神経疾患　113

室内出血やくも膜下出血の波及などがあげられる.

● とくに，正期産児では分娩外傷によるものが多く，小脳虫部に生じることが多い.

● しばしば二次性水頭症を併発するため，経時的に脳室を観察することが重要.

参考文献

・加藤文英：周産期医学 **43**（増）：517-520，2013
・日本周産期・新生児医学会 教育・研修委員会（編集）：症例から学ぶ周産期診療ワークブック．初版．メジカルビュー，p.275-279，2012

（井上毅信）

②　新生児発作（新生児けいれん）

❖a 定　義 ──────────

● 脳波検査で発作性変化を認めるもの.

● 脳波の発作性変化：起始と終止が明瞭であり，①律動性，②反復性，③一定の形態という特徴があり，10秒以上持続し，経時的に変化する.

● 脳波で発作性変化を認めるが，臨床症状を伴わないものを潜在発作（subclinical seizure）という.

❖b 診　断 ──────────

● 脳波検査で上記の定義を満たすもの.

● 脳波と臨床症状との乖離（electro-clinical dissociation）が特徴であり，脳波検査なしでは診断しない.

● 臨床症状のみで新生児発作を診断した場合に，疑陰性も疑陽性も多いことを示した報告がある[1].

● 新生児発作がおこると aEEG 上で最小振幅値が一過性の上昇がみられるが，一過性に低下することもあると報告されている[2].

● ただし，aEEG の所見は疑陽性のこともあり，必ず対応する脳波の元波形もみたうえで，新生児発作かどうかの判断をする（図1）.

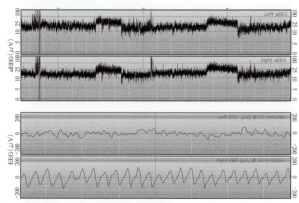

図1 ● aEEG と EEG の関係例（当院例）
患児は臨床症状を認めなかったが，aEEG 上で最小振幅値の上昇を認め，対応する脳波の元波形でも発作波を認めた．

- 長時間多数の電極を装着することは困難なことが多いが，two-channel であれば見落としが少ない（感度 70～90% 程度）こと，one-channel の場合は C3-C4 誘導で見落としが最も少ない（感度 73%）ことが報告されている[3]．
- ☞p.304「aEEG 管理」参照．

❖c 原　因

- 低血糖，電解質異常，細菌性髄膜炎，脳血管障害，外傷，先天性代謝異常症，薬物・毒物，先天性悪性新生物，脳形成異常，先天奇形症候群，先天性感染，遺伝性のてんかん（良性家族性新生児けいれんなど）．

❖d 病　歴

- 家族歴，周産期歴（母体が内服している薬剤を含む），出生後の経過などを聴取する．

❖e 検　査

- 脳波検査で診断する．
- 基礎疾患の検索のための検査は以下のとおり．

(1) 血液検査

- 血液ガス分析，血糖・電解質，ビリルビン，CRP，血算，

肝機能，アンモニア，Mg，薬物血中濃度（母体が内服している薬剤を含む），乳酸・ピルビン酸，アミノ酸・有機酸分析，新生児マススクリーニング，細菌培養．

(2) 尿検査

● 一般，アミノ酸・有機酸分析，細菌培養．

(3) 髄液検査

● 一般，細菌培養，乳酸・ピルビン酸，アミノ酸・有機酸．

(4) 画像検査

● 頭部エコー，頭部 CT，頭部 MRI．

❖ f 治　療

● 新生児発作をおこす基礎疾患が存在する場合は，その治療を行う．

● 抗てんかん薬の投与により呼吸循環抑制などの副作用がおこるため，治療のメリットとデメリットを考慮したうえで治療するかどうかを決定する．

● 一般的に潜在発作は治療しないことが多い．

● 治療薬の優先順位はまだ確立していないが，以下の薬剤を用いる．

(1) フェノバルビタール〔ノーベルバール® 静注用（1 V＝250 mg）〕

● 初回：10〜20 mg/kg/回．

● 維持：5 mg/kg/回，1 日 1 回投与．

● 血中濃度（トラフ）：15〜35 μg/mL が目標．

Rp. 体重 3,000 g の児の場合

初回：ノーベルバール®1 V（250 mg）を生食 20 mL に溶解（12.5 mg/mL）し，そのうち 3.6 mL（＝45 mg）を静注

維持：ノーベルバール®1 V（250 mg）を生食 20 mL に溶解（12.5 mg/mL）し，そのうち 1.2 mL（＝15 mg）を 1 日 1 回静注

---

(2) ミダゾラム（ミダフレッサ®1 V＝10 mL＝10 mg，1 mg/mL）

● 静注：0.1 mg/kg/回．効果不十分な時は半量〜同量 1 回追加．

● 持続静注：0.05〜0.2 mg/kg/hr．

116　第2章　主な疾患

> Rp. 体重 3,000 g の児の場合
> ミダフレッサ® 0.3 mL（＝0.3 mg）を静注後，0.3 mL/hr で持続静注

（3）ホスフェニトイン（ホストイン® 750 mg/10 mL）

- 小児神経科医と相談して投与する.
- 新生児への投与は適応外使用である.
- 初回：22.5 mg/kg/回. 15 分〜1 時間かけて.
- 維持：7.5 mg/kg/回. 15 分〜1 時間かけて. 1 日 1 回投与.
- 維持投与は初回投与から 12〜24 時間あけて行う.
- 血中濃度（トラフ）：10〜20 μg/mL が目標.
- 副作用：伝導ブロック，呼吸・循環抑制，肝機能障害，血球減少など.
- 伝導ブロックの副作用があるため，投与中の心電図のモニタリングが必要.

> Rp. 体重 3,000 g の児の場合
> 初回：ホストイン® 1 mL＝75 mg に生食 6.5 mL を加える（10 mg/mL）. このうち 6.7 mL を 1 時間で点滴静注
> 維持：ホストイン® 1 mL＝75 mg に生食 6.5 mL を加える（10 mg/mL）. このうち 2.2 mL を 1 時間で点滴静注

（4）レベチラセタム（イーケプラ® 点滴静注 500 mg/5 mL，イーケプラ® ドライシロップ）

- 小児神経科医と相談して投与する.
- 新生児への投与は適応外使用である.
- 点滴静注：10 mg/kg/回. 15 分かけて点滴静注. 12 時間ごと.
- 500〜1,500 mg を生食，乳酸リンゲル液または 5% glucose 100 mL で希釈する.
- 原則 4 日以内で内服に切り替える.
- 内服：20 mg/kg/day. 1 日 2 回. 60 mg/kg/day まで増量可. 添付文書には増量は 2 週間以上の間隔をあけて 20 mg/kg/day 以下ずつ行うとの記載があるが，実際にはより速いペースで増量することもある.
- 副作用は傾眠，血球減少，肝機能障害などがあるが，比

較的頻度が少ない.
- 原則として血中濃度測定は不要.
- 添付文書には 4 歳以上の児に投与するとの記載があるが，新生児でも安全に投与できたとの報告がある.

> Rp. ① 体重 3,000 g の児の場合
> イーケプラ® 点滴静注 1 mL に生食 9 mL を加える（10 mg/mL となる）．このうち 3 mL を 12 mL/hr で点滴静注
> Rp. ② 体重 3,000 g の児の場合
> イーケプラ® ドライシロップ（レベチラセタムとして）60 mg/day, 分 2

文　献

1) Murray DM, et al：Arch Dis Child Fetal Neonatal Ed **93**：F187-191, 2008
2) Ito M, et al：J Perinatol **34**：642-644, 2014
3) Kidokoro H, et al：Arch Dis Child Fetal Neonatal Ed **98**：F359-361, 2013

参考文献

・奥村彰久（監修）：新生児発作と脳波モニタリング．診断と治療社，2009

（井上毅信）

---

❸　脳室周囲白質軟化症（PVL）

❖a　概　念

- 主として在胎 32 週未満の早産児の脳室周囲白質部におこる虚血性病変.
- 病理学的には巣状壊死とびまん性白質障害に分けられ，前者は囊胞形成，後者は白質容量の減少に至る.

❖b　危険因子

- 出生前因子：胎児機能不全，双胎間輸血症候群，絨毛膜羊膜炎.
- 出生後因子：重度の無呼吸発作，動脈管開存症，緊張性気胸，敗血症，晩期循環不全，人工換気療法中の低 CO_2

血症.

❖ c 症　状

- 新生児期の症状としてはっきりしたものはない.
- 長期的には病変の部位によって，両下肢の痙性麻痺，痙性四肢麻痺，視力障害，認知障害などがおこりうる.

❖ d 検　査

- 頭部 MRI が最も信頼性が高い.

(1) 頭部エコー

- 上記のハイリスク児は脳室内出血のハイリスクでもあるため，日齢 0，1，3，7，それ以降は 1〜2 週間ごとを目安に頭部エコーを行う.
- 嚢胞形成は，発症機転後約 2 週間で起きるとされているので，同時期の検査を忘れない. また，持続する PVE（脳室周囲高エコー域，表 1）を認めるものは，嚢胞形成をしない PVL であることもあるため，注意して観察する.

(2) 頭部 MRI

- 分娩予定日付近に撮影することが多く，以下のような所見がみられる. 予定日前に退院になる場合は，退院付近で撮影する.
- 脳室周囲に存在する T1WI で低信号，T2WI で高信号の嚢胞. 白質容量の減少による脳室壁不整を伴う脳室拡大（後角優位）. 脳梁の菲薄化.
- 髄鞘化遅延.

(3) 脳　波

- 急性期異常：振幅低下，連続性減少，速波成分減少.

表 1 ● PVE の grade 分類

PVE 0	脳室周囲に高エコー輝度を認めない
PVE 1	脳室周囲に高エコー輝度を認めるが，脈絡叢よりも輝度が低い
PVE 2	脳室周囲に高エコー輝度を認め，脈絡叢と輝度が同程度のもので，側脳室三角部に限局する
PVE 3	脳室周囲に高エコー輝度を認め，脈絡叢よりも輝度が高いもの，あるいは同等の輝度であるが側脳室三角部を超えて広範囲なもの

- 慢性期異常：強い脳侵襲からの回復過程で disorganized pattern（positive Rolandic sharp wave, frontal sharp wave, occipital sharp wave）がみられる.
- 日齢 5～14 の間に多くみられ，それ以降は減少する[1].

❖e 対　応

- PVL と診断された児は基本的に入院中にリハビリテーション科に紹介し，発達を厳重にフォローする.

❖f 家族への病名の告知

- 超音波検査での診断は不確実なこともあるため，入院中早期の告知は慎重に行う.
- MRI で診断された場合や早期に PVL による障害に対しリハビリが必要な場合は告知する．告知はしても，将来の症状については断定しない.

文　献

1) Okumura A, et al：J Pediatr **143**：26-30, 2003

参考文献

・早川昌弘：小児疾患診療のための病態生理　第 4 版．小児内科 **41**（増 2）：113-117, 2009
・Volpe JJ：Neurology of the Newborn, 5th ed, WB Saunders, Philadelphia, 2008

（井上毅信）

❹ 脳室内出血（IVH）

❖a 病　態

- 早産児に発症しやすい（とくに在胎 28 週未満，日齢 3 以内）.
- 尾状核，視床レベルの上衣下胚層（germinal matrix）におこしやすい.

120　第2章　主な疾患

表2 ● Papile の脳室内出血重症度分類

Grade Ⅰ	上衣下出血（SEH）
Grade Ⅱ	脳室内出血（IVH）で脳室拡大なし
Grade Ⅲ	脳室内出血で脳室拡大あり
Grade Ⅳ	脳実質内出血を伴う脳室内出血

❖b 誘　因

● 母体ステロイド未投与，PIH，早産，新生児仮死，血圧変動，脳血流変化，高浸透圧血症（メイロン®静注など），低酸素血症，高 CO_2 血症，DIC，気胸など.

❖c 重症度分類

● 表2（Papile 分類）参照.

❖d 症　状

● 何も症状がみられない場合もある.
● 貧血，活動性の低下，筋緊張の低下，けいれん，無呼吸，徐脈，体温の変動，アシドーシス，ショック，大泉門膨隆，眼球運動の異常，脳性啼泣などの症状がみられる場合がある.

❖e 治　療

(1) 対症療法

● 特異的な治療はないが，必要に応じて対症療法を行う.
● 貧血の進行・血小板減少・凝固異常などがあれば，各々輸血.
● けいれん・不穏があれば抗けいれん薬投与を行う.

Rp. けいれん・不穏に対して
フェノバルビタール 5〜20 mg/kg 静注
血圧低下に注意し，週数・体重を勘案して投与量を調節
無効であればミダゾラム 0.05〜0.2 mg/kg/hr で持続点滴. ただしミオクローヌスが誘発されることがあるので注意する

● アシドーシスあればメイロン®補正. 急激な補正は避ける.

(2) 重症度別治療（とくに水頭症治療）

● Grade Ⅰ・Ⅱ：経過観察.

G　神経疾患　121

- Grade III 以上の場合，水頭症が進行する場合がある．その治療としては以下があげられる．
- 反復腰椎穿刺：頭蓋内圧亢進予防・出血後水頭症の予防（シャント回避効果があるかはエビデンスがない）．1日1回．早期は連日．自然滴下で，1回排液量は排出速度が鈍るまで（5〜10 mL）．髄液タンパクが 100 mg/dL 以下になれば中止．
- 髄液産生抑制：反復腰椎穿刺が無効の時，アセタゾラミド（ダイアモックス®）（20 mg/kg/day，分 3）．
- 脳室-硬膜外（帽状腱膜下腔）シャント：当院では体重が1 kg 未満の場合は施行していない．体重が 1 kg を超えたら脳神経外科に相談する．
- V-P シャント：当院では体重 2 kg が施行の目安．

❖f　予　防

- 誘因の項を参照し，脳血流や血圧の変動を最小限にするように管理する．
- 超低出生体重児に対する，生後早期インドメタシン少量投与による，脳室内出血発症および重症化の予防が報告されている．報告によって，その投与量，投与方法が違うが，本邦 NRN の報告では，インドメタシン 0.1 mg/kg を 6 時間かけて，生後 6 時間以内に初回投与し，以後 24 時間ごとに，計 3 回投与する方法が用いられた（☞p.189「在胎 22〜24 週児」）．
- 当院では，出生週数 26 週以下の児を対象とし，24 週以下は原則 3 回投与を行い，25〜26 週については，動脈管閉鎖がみられたら，追加投与は不要とする．

（井上毅信）

⑤　脳梗塞

❖a　概　念

- 脳血管の閉塞による脳血流の著しい減少の後に，その支配領域の脳組織が壊死に至る．
- 脳梗塞発症後に閉塞血管が再開通した場合，虚血後の破

綻した組織からの出血をきたすことがあり，出血性梗塞とよばれている．

- 左側，中大脳動脈の支配領域に多い．
- 51% が中大脳動脈の支配領域であったという報告がある[1]．

❖ b 原因

- 虚血：血管奇形，母体コカイン中毒などによる血管攣縮など．
- 血栓：髄膜炎，脱水，多血症，DIC，ECMO，凝固・線溶系の異常など．
- 塞栓：血管内カテーテル留置，心臓内腫瘍，右左短絡を伴う先天性心疾患など．
- 特発性が多い．

❖ c 症状

- 新生児発作，無呼吸，筋緊張の異常，麻痺（とくに片麻痺），哺乳不良．
- 無症状の場合もある．

❖ d 病歴確認

- 凝固・線溶系の異常の家族歴など．
- 母体の既往歴（抗リン脂質抗体症候群，内服している薬剤など）．

❖ e 検査

(1) CT

- 初期虚血性変化（early CT sign）：基底核陰影の不明瞭化，島皮質の不明瞭化，皮髄質境界の不明瞭化，脳溝の狭小化．
- 梗塞部位の低吸収域は脳梗塞発症後 12〜24 時間以降から出現．
- 慢性期は脱落した脳組織，脳萎縮などを認める．
- 出血性梗塞の検出においては MRI より CT のほうが有用である．

(2) MRI

- 表 3 参照．

G 神経疾患 123

表3 ● MRIの脳梗塞所見

病　期	ADC	拡散強調画像	T2強調画像
発症直後（0〜1時間）	正常	正常	正常
超急性期（1〜24時間）	低下	高信号	正常
急性期（1〜7日）	低下	高信号	高信号
亜急性期（1〜3週間）	低下から徐々に上昇	高信号から徐々に低信号	高信号
慢性期（1か月〜）	上昇	低信号	高信号

（3）MR angiography（MRA）

● 主幹動脈の閉塞の検出には有効.

● 穿通枝などの細い血管は評価が困難な場合が多い.

（4）頭部エコー

● 病変部位の血流変化やエコー輝度の変化（急性期は高エコー，慢性期は低エコー）がわかる場合もある.

（5）血液検査

● 一般的な血算，生化学，凝固検査に加えてプロテインC，プロテインS，ATⅢ（正常値一覧参照）.

（6）脳波検査，aEEG

● 新生児発作が疑われる場合に施行する（☞p.113「新生児発作（新生児けいれん）」）.

（7）心エコー

● 心臓内腫瘍，右左短絡を伴う先天性心疾患を疑う場合に施行する.

❖ f 治　療

● 脳梗塞自体に対する治療で確立しているものはない.

● 必要に応じて呼吸・循環のサポートなど全身管理を行う.

● 新生児発作を認める場合は治療を行う（☞p.113「新生児発作（新生児けいれん）」）.

● 基礎疾患がある場合はそれに対して治療を行う.

文　献

1）Govaert P, et al：Acta Paediatr **98**：1556-1567, 2009

参考文献

・宮林　寛：周産期医学 **43**（増）：528-533，600-604，2013

- Volpe JJ：Neurology of the Newborn, 5th ed, WB Saunders, Philadelphia, 2008
- Gleason CA, et al：Avery's Disease of the Newborn, 9th ed, WB Saunders, Philadelphia, 2012
- Govaert P, et al：An Atlas of Neonatal Brain Sonography, 2nd ed, Wiley, New Jersey, 2010

（井上毅信）

H 消化器系疾患

1 急性胃粘膜病変（AGML）

❖a 概 念

- 出血を主症状とする急性の胃粘膜病変を総称した症候群.
- 内視鏡検査では胃粘膜の発赤，浮腫，びらん，出血を伴う急性潰瘍が多発することが多い.
- DIC，貧血をきたすことがあるため注意が必要である.

❖b 症 状

- 吐血，胃管からの血性の残渣，下血.

❖c 検 査

- 上部消化管内視鏡（重症例，難治例）.
- 血液検査（血算・凝固機能など）.

❖d 治 療

(1) 禁 乳

- 症状に応じて禁乳を考慮する.

(2) H$_2$受容体拮抗薬：ファモチジン（ガスター®）

- 静注：0.5〜1 mg/kg/回，1 日 1〜2 回 iv（0.5〜2 mg/kg/day）.
- 内服：0.5 mg/kg/day 分 1，または，1 mg/kg/day 分 2.
- 投与期間：症状をみながら 3〜7 日間投与.
- 中止に際し，漸減はしない.

> Rp. 体重 3,000 g の児の場合
> ガスター® 注射用（10 mg/mL）0.15 mL（1.5 mg＝0.5 mg/kg）
> 1 日 2 回 iv
> （基本は原液投与）

(3) PPI（オメプラゾール）

- 0.5 mg/kg/回，1 日 2 回 iv.

> Rp. 体重 3,000 g の児の場合
> オメプラゾール 1.5 mg＋生食 1.5 mL，1 日 2 回 iv

> **溶解方法**：オメプラゾール 20 mg 1 A を生食 20 mL で溶解（1 mg/mL）そのうち 1.5 mL 使用

- 状態に応じて貧血や DIC に対する治療，ビタミン K の投与などを考慮する.

（大島拓也）

❷ 胎便関連性腸閉塞症 (meconium-related ileus)

❖ a 病態

- 腸管の未熟性や腸管血流の低下によって蠕動運動が障害され，停滞した胎便の水分が過剰に吸収されることにより粘度の高い胎便や胎便栓が形成される.
- 粘度の高い胎便や胎便栓によって二次的に腸閉塞をおこす.
- 胎便病のほとんどが極低出生体重児，とくに胎児発育不全（FGR）児に発生する.

❖ b 症状・理学的所見

- 腹部膨満，胆汁性嘔吐，胎便排泄遅延，腹壁での腸管蛇行.

❖ c 検査・診断

(1) 腹部単純 X 線
- 腸管の限局性拡張がみられる.

(2) 注腸造影（基本的には小児外科医が行う）
- 3 倍程度に希釈したガストログラフイン®を用いる.
- 胎便栓による陰影欠損，microcolon を認めることがある.
- 電解質異常や甲状腺機能低下症など腸管運動低下の原因検索も必要である.

❖ d 治療

(1) グリセリン浣腸（GE）
- 25（～50）% GE 1～2 mL/kg を 1 日 3～6 回程度施行する.

> **Rp.** 体重が 800 g の児の場合
> 25% グリセリン浣腸　1 回 1 mL，1 日 3 回

(2) ガストログラフイン®注腸（注腸造影）

- 粘度の高い胎便や胎便栓を浸軟させて排泄を促す.
- ガストログラフイン®を 3〜5 倍（浸透圧比 1.5〜3）程度に希釈，もしくはイオパミドールを 2 倍（浸透圧比 1.5）に希釈したものを使用する.
- 注入量は 5〜10 mL/kg.
- 基本的には小児外科医が行う.
- 50 cmH$_2$O 以上の高い圧がかからないように気をつける.
- 甲状腺機能のフォローを行う.

(3) ガストログラフイン®胃内注入（基本的には小児外科医が行う）

- 適応：ガストログラフイン®注腸では症状が改善しない場合.
- 方法：ガストログラフイン®を 3〜5 倍（浸透圧比 1.5〜3）程度に希釈したものを使用する.
- 注入量は 3〜5 mL/kg.
- 甲状腺機能のフォローを行う.

(4) 開腹術

- 注腸造影などの治療を続けても症状が改善せず，経管栄養を開始できない場合や消化管穿孔がみられた場合に必要になる.

❖ e　その他

- 小児外科の医師と協力しながら検査や治療を進めていく.
- 機能的腸閉塞：胎便が排泄された後にも一定期間機能的腸閉塞がみられることがある.
- パンテノール（パントール®）やエリスロマイシンなどの薬剤も考慮されるが，その効果は明らかではない.

（大島拓也）

❸ 新生児壊死性腸炎（NEC）

❖a 概念・病態

- 未熟な腸管に循環不全や細菌感染を伴うことにより発症する.
- bacterial translocation により敗血症に進行することも多く，重症化することが多い.
- 超低出生体重児に多く，全体としては 1,000 出生に 1～3 人の割合で発症する[1].
- 好発部位は遠位回腸，回盲部，右半結腸である.
- 生後 4～6 日に多いが，生後 1 週間以降におこることも多い.

> **参考：FIP（focal intestinal perforation）**
> FIP は NEC の限局型と考えられたこともあるが，臨床的にも組織学的にも壊死性病変を認めないことから両者は区別されている. FIP では先天的な筋層の欠損が発症に関係すると考えられている. したがって，両者は管理法も異なる. FIP は通常，穿孔でみつかり，すぐに手術となる（☞p.202「消化管穿孔」）.

❖b 危険因子

- 人工乳の使用，急速な経腸栄養の増量，インドメタシン投与，低血圧，低体温，低酸素，動脈管開存症，呼吸窮迫症候群，臍動脈カテーテル留置など.

❖c 予防

- 超低出生体重児では可能な限り母乳栄養を選択する.
- 乳酸菌などのプロバイオティクスも NEC の発生頻度を低下させる.

❖d 症状

- 初期：腹部膨満，胃残の増加，哺乳不良，無呼吸発作など.
- 進行後：胆汁性嘔吐，下血，腹壁発赤，腹壁に拡張した腸管の輪郭，腹水，活気不良など.

H 消化器系疾患 129

❖e 検 査

- 単純 X 線：腸管拡張，固定ループ，腸管壁内気腫（pneumatosis intestinalis），門脈内ガス像（portal venous gas），free air（クロステーブル側面像は少量の free air の発見に有用である）.
- 腹部エコー：腹水，門脈内ガス像.
- 採血：血算，一般生化学，CRP やプロカルシトニン，凝固系など.
- 培養検査：抗菌薬投与前に血液，胃内，便などの培養を一式提出する.

❖f 診 断

- 臨床症状と単純 X 線所見，採血結果などをもとに，修正 Bell 分類（**表 1**）や厚生省研究班の診断規準を参考に診断する.
- 早期診断および早期治療が必要なため，疑診の段階で治

表 1 ● Bell の新生児壊死性腸炎の分類（Walsh，Kliegman らの改変）

病期	分 類	全身徴候	腸管徴候	腹部単純撮影所見
1-A	疑診	体温不安定，無呼吸，徐脈，嗜眠	授乳前の残乳増加，軽度腹部膨満，嘔吐，便潜血陽性	正常あるいは腸管拡張，軽度イレウス
1-B	疑診	同上	潜血便	同上
2-A	確診（軽度）	同上	同上 腸音雑音消失，腹部圧痛（±）	腸管拡張，イレウス，腸管壁内ガス
2-B	確診（中症）	同上 軽度代謝性アシドーシス，軽度血小板減少	同上 明らかな腹部圧痛，腹壁蜂窩織炎（±），または右下腹部腫瘤	2-A と同じ 門脈内ガス，腹水（±）
3-A	進行性(重症)，小腸穿孔（−）	2-B と同じ 低血圧，徐脈，重症無呼吸，DIC，混合性アシドーシス，好中球減少	2-B と同じ 汎発性腹膜炎症状，著明な腹部圧痛，腹部膨満	2-B と同じ 明らかな腹水
3-B	進行性(重症)，小腸穿孔（＋）	3-A と同じ	3-A と同じ	2-B と同じ 気腹

療を必要とすることも多い.

❖g 治 療 ─────────────

(1)内科治療
● 絶食(禁乳).
● 胃内減圧:セーラムサンプチューブで 10 cmH$_2$O の間欠吸引を施行.
● 広域抗菌薬静脈内投与(嫌気性菌もカバーする.状態により免疫グロブリンや抗真菌薬も考慮する).
● 児の状態や NICU 内の定期培養の状況などに応じて抗菌薬の種類を選択する.投与量などの詳細は☞p.89「抗菌薬」.

Rp. 処方例(以下から選択)[2]
・PIPC/TAZ + GM(or AMK)
・PIPC/TAZ + VCM(+ GM)
・MEPM(+ VCM)

● アミノ酸や脂肪などの高カロリー輸液も考慮する.
● 呼吸・循環管理を積極的に行う.

(2)外科治療(内科治療に反応がない場合や消化管穿孔をおこした場合に手術適応)
● 壊死腸管の切除および人工肛門造設.
● 児の全身状態によっては腹腔内ドレナージのみを行うこともある(その後に再開腹を検討).
● 術後には腸閉塞や短腸症候群(切除腸管が広範囲の場合)に注意が必要である.
● CHD でも壊死性腸炎がおきることが知られている(早産児に限らない).
● CMV 感染と NEC の関係も報告がある.

文 献
1)UpToDate®:clinical features and diagnosis of necrotizing enterocolitis in newborns. Nov 13, 2015
2)UpToDate®:management of necrotizing enterocolitis in newborns. Oct 15, 2015

(大島拓也)

H 消化器系疾患 131

❹ ミルクアレルギー（新生児・乳児消化管アレルギー）

❖a 病態
- 牛乳由来の抗原が児の消化管から吸収され，免疫学的な機序を介して症状を呈するといわれている．
- 母乳や人工乳を摂取した後におこることが多いが，一部では胎児期に感作され，出生直後や哺乳前から症状を呈することもある．
- 手術後など腸管合併症を伴う場合にもみられる．

❖b 症状
- 嘔吐，下痢，血便，腹部膨満，哺乳力低下，活気不良，体重増加不良など．

❖c 検査
- 血液検査（血算，血液像，凝固，血液ガス，CRP，総IgE，牛乳特異的 IgE など）．
- ALST：カゼイン，α-ラクトアルブミン，β-ラクトグロブリン.
  - ➤ 当院では BML に委託．
  - ➤ ALST については患児の 50〜70% で陽性となり，診断に有用である．
  - ➤ ヘパリン Na 入りの採血管に全血で 1 mL 必要（乳児はリンパ球が多いため 3 項目でも 1 mL で検査できることが多い．リンパ球が少ない時には多めに採血したほうがよい）．
  - ➤ 保険収載されておらず，定価では 1 項目 5,000 円程度（3 項目だと 15,000 円程度）の費用がかかる．
  - ➤ 通常 7〜10 日程度で結果が返ってくる．
- 便粘液細胞診（便中好酸球）．
- 腹部単純 X 線．
- 消化管内視鏡検査．
- 鑑別すべき疾患：同様の症状をきたす他の疾患を鑑別する必要がある．壊死性腸炎，消化管閉鎖，腸重積，Meckel 憩室，中腸軸捻転，Hirschsprung 病，肥厚性幽門狭窄症，

腸炎, 敗血症, 新生児メレナ, DIC, 乳糖不耐症など.

❖d 治 療

- 症状が強い場合には禁乳にして消化管の安静を保つ.
- 可能な限り人工乳（普通ミルク）を避け母乳での栄養を行う.
- 母乳で症状が出た場合には, 母に乳製品除去をしてもらってから3日以後の母乳の使用を考慮する.
- 母乳の量が不足している場合, 母乳でも症状が改善しない場合などには治療乳（高度加水分解乳やアミノ酸乳）の使用を考慮する.

(1) 高度加水分解乳

- ニュー MA-1® など.
  - ➤ ごく少量の牛乳抗原に反応する場合には使用が難しい.
  - ➤ ビオチン, カルニチンは配合された.

(2) アミノ酸乳

- エレンタール® P：有効性が高い. 大豆油に反応してアレルギー症状が出ることがある.
  - ➤ ビオチンは添加されたが, セレン, カルニチンは補充が必要.
  - ➤ 保険適用があり, 家族負担がかからない.
- エレメンタルフォーミュラ®：有効性が高い.
  - ➤ 保険診療にならず, 食事扱いとなり高額になるので注意.
  - ➤ 薄めの濃度から開始して状態をみながら徐々に濃くして使用していく.
  - ➤ 長期に使用する場合にはビオチン, セレン, カルニチンの補充が必要.

Rp.【補充例】
・ビオチン（ビオチン DS）：乳児期前半 10 μg/day 分 1～3, 乳児期後半 15 μg/day 分 1～3
・セレン（院内調製）：6～8 μg/day 分 1
・L-カルニチン（エルカルチン® FF 内用液）：20～30 mg/kg/day 分 3

H 消化器系疾患　133

(3) 抗原除去を解除する方法

- 生後4か月ごろにアレルギー初診外来を受診していただき，寛解率（1歳で50%，2〜3歳で80〜90%）などを家族に説明．
- 生後6か月から乳製品以外の離乳食は通常通り進め，1歳前（11か月〜12か月）からミルクや乳製品の導入を少量から開始している．
- 家族から早期導入の希望があった場合には，生後5か月以降から開始することもある．
- 軽症の場合には自宅での導入，中等症以上では入院で導入としている．

(4) FPIES の診断治療指針

- 2015年4月に好酸球性消化管疾患（新生児・乳児食物蛋白誘導胃腸炎）（指定難病98）として指定難病になった．

参考文献

・厚生労働省難治性疾患研究班，新生児・乳児アレルギー疾患研究会，日本小児栄養消化器肝臓病学会ワーキンググループ：新生児・乳児消化管アレルギー診断治療指針．2016年1月12日改訂

（大島拓也）

⑤　胆汁うっ滞

❖ a　病　態

- 胆汁排泄障害により，直接ビリルビン（抱合型ビリルビン）や総胆汁酸などが肝細胞や胆管内に蓄積する状態．

❖ b　原　因[1]

- 胆汁うっ滞の原因は大きく肝外胆道閉塞と肝内胆汁うっ滞に分けられる．

(1) 肝外胆道閉塞

- 胆道閉鎖症，総胆管嚢腫，濃縮された胆汁や粘液による閉塞，腫瘍による圧迫，胆石，新生児硬化性胆管炎，胆管穿孔．

134　第2章　主な疾患

(2) 肝内胆汁うっ滞

- ● 感　染
  - ➤ ウイルス性：HIV，CMV，肝炎，風疹，パルボ B19，エコー，アデノなど．
  - ➤ 細菌性：尿路感染症，敗血症，梅毒．
  - ➤ 原虫：トキソプラズマ．
- ● 代謝異常・遺伝性疾患
  - ➤ 特発性：Alagille 症候群，先天性肝線維症．
  - ➤ 糖質代謝異常：ガラクトース血症，フルクトース血症，Ⅳ型糖原病．
  - ➤ アミノ酸代謝異常：チロシン血症．
  - ➤ 脂質代謝異常：Wolman 病，Niemann-Pick 病，Gaucher 病．
  - ➤ 胆汁酸合成障害：3-β-hydroxysteroid dehydrogenase/isomerase 欠損症，4-oxosteroid 5-β-reductase 欠損症，Zellweger 症候群．
  - ➤ ミトコンドリア障害．
  - ➤ その他の代謝障害：嚢胞性線維症，α_1-antitrypsin 欠損症，シトリン欠損症，進行性家族性肝内胆汁うっ滞（Ⅰ型からⅣ型），下垂体機能低下症，甲状腺機能低下症．
- ● 中　毒
  - ➤ 薬剤性，経静脈栄養．
- ● その他
  - ➤ 新生児ヘモクロマトーシス，特発性新生児肝炎，ショック/低血圧，消化管閉塞．

❖c 症　状

- ● 黄疸の遷延，灰白色便，脂肪便など．
- ● 脂溶性ビタミン欠乏症（ビタミン A，D，E，K）．

❖d 診　断[1]

- ● ①血清総ビリルビンが 5.0 mg/dL 未満の時は血清直接ビリルビンが 1.0 mg/dL 以上．
- ● ②血清総ビリルビンが 5.0 mg/dL 以上の時は血清直接ビリルビンが総ビリルビンの 20% 以上．

H 消化器系疾患　135

- 上記の①または②を満たす時に胆汁うっ滞と診断する.
- 臨床的には血清ビリルビンが 2.0 mg/dL 以上を有意と考えることが多い.

❖e 検 査

- 採血（T-Bil, D-Bil, AST/ALT, LDH, γ-GTP, ALP, 総胆汁酸, CRP, 血算, 凝固機能, アミノ酸分析など）.
- 腹部エコー（胆道閉鎖症が疑われる場合には小児外科に相談）.
- 尿検査（一般, 沈渣, アミノ酸, 有機酸分析, CMV）.
- ウイルス学的検索（抗原, 抗体など）.
- 遺伝子解析.
- 肝生検.
- その他の画像検査（MRSP, ERCP, 肝胆道シンチグラフィー）.

❖f 治 療

- 経静脈栄養の調節（アミノ酸や脂肪の投与量の減量や中止を検討する）.
- 胆汁排泄促進薬.

Rp.

ウルソ® 10〜15 mg/kg/day 分 3, 最大 30 mg/kg/day まで増量可

- 脂溶性ビタミン補充.

Rp.

・ビタミン A：パンビタン® 0.5 g/day（1,250 IU）分 2, またはチョコラ®A 100〜500 IU/kg/day 分 3
・ビタミン D：アルファロール® 0.05〜0.1 μg/kg/day 分 1
・ビタミン E：ユベラ® 5〜100 mg/kg/day 分 2
・ビタミン K：ケイツー® シロップ 2 mg/回/week〜5 mg/回/day（重症度に応じて, 単位に注意）
※必要な時は, 経静脈的投与を検討する.

- ω3 系薬剤使用（☞p.262「ω3 系薬剤使用」）.

文献

1) UpToDate®：Approach to neonatal cholestasis. Nov 30, 2015

（大島拓也）

---

6 胃食道逆流（GER）

❖ a GERとは

- 胃食道逆流（gastroesophageal reflux：GER）は，下部食道括約筋（lower esophageal sphincter：LES）の弛緩（噴門弛緩症）など逆流防止機構の異常や，transient LES relaxation（TLESR）といわれるLESの弛緩が増加することでおこる．
- 多くが無症状であり食道粘膜障害や合併症をきたすことはない．
- 症候性の場合は胃食道逆流症（gastroesophageal reflux disease：GERD）とよばれる．

❖ b 症状

- 嘔吐や誤嚥，無呼吸，不機嫌，体重増加不良など（図1）[1]．
- GERに特異的なものはない．

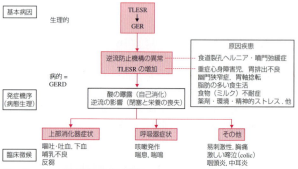

図1 ● GERの発症機序と臨床徴候
（位田 忍：小児科診療 76：217-223，2013）

H 消化器系疾患 137

❖c 検 査

● 上部消化管造影：上部消化管の形態異常，咽頭から食道，胃，十二指腸への造影剤の流れや逆流，噴門と横隔膜との相対的位置関係，胃の形態および排出能などを評価する．His 角が 90° 以上に開大している場合は逆流しやすい．

● 24 時間 pH モニタリング：下部食道における酸逆流時間率（pH4 未満の時間率）が指標となっており，正常域は 4% 未満とされる．GER の程度を定量的に評価できるが，原因を明らかにすることはできない．

● 食道内圧検査．

● 上部消化管内視鏡検査．

❖d 治 療

(1) 保存的治療

● 少量・頻回授乳への変更，上体挙上．

● 治療乳：増粘ミルク（AR ミルク®），もしくは増粘物質（トロミアップ®，トロメリン®，スルーソフト®など）の添加．

● 薬物療法としてモサプリド（ガスモチン®）を投与する場合もある．

● ED チューブによる栄養．

(2) 手 術

● 保存的治療が奏効しないときには，外科的治療として Nissen 噴門形成術を施行する．

文 献

1) 位田 忍：小児科診療 **76**：217-223，2013

参考文献

・小児胃食道逆流症診断治療指針作成ワーキンググループ：日本小児外科学会誌 **110**：86-94，2006

（古川陽介）

Ⅰ 電解質異常

1 高K血症

❖a 定 義
- 血清 K 値 6.0 mEq/L 以上.

❖b 原 因
- 非乏尿性:未熟性(細胞内外シフト,腎尿細管の未熟性＋低い糸球体濾過量)[1~3],重症アシドーシス(細胞外へ K がシフト),溶血,母体マグネシウム製剤長期投与[4](正期産児でも高 K 血症の報告あり).
  - ➤ 超早産児の急性期,さらに分娩時圧迫による皮下出血が強い場合は要注意.
- 乏尿性:腎不全,副腎不全,ショック.

❖c 症 状
- 不整脈,心停止,心電図異常(テント状 T,wide QRS など).

❖d 治 療
- 超早産児の急性期は初期から,不整脈の予防に十分な Ca を投与しておく(カルチコール® 5~10 mL/kg/day).
- 血清 K 値 6.5~7.0 mEq/L でグルコース・インスリン(GI)療法を開始.
  - ➤ インスリン(ヒューマリン® R100)0.5~1.0 単位/kg/day.
  - ➤ G/I 比:グルコース(g)/インスリン(単位)5~10 で開始する.インスリンが通過しないためフィルター禁.

Rp. 体重 600 g の場合
ヒューマリン® R 0.1 mL(10 単位)を生食 9.9 mL で希釈する(1 単位/mL)
20% glucose 11.4 mL＋希釈ヒューマリン® R 0.6 mL,0.5 mL/hr で投与

> ※インスリン1.0単位/kg/day入る. GIルートからグルコース2.28 g入るため, 他のルートからの糖を合わせて3〜6 gになるように調整する.

- 不整脈発症前に開始することが重要なため, 症状がなくてもリスク因子があり, K値の上昇傾向が強ければ治療を開始する. 心電図変化があれば早急に介入する.
- 不整脈出現時など緊急時
  - ➤ カルチコール® 0.5〜1.0 mL/kg slow iv(徐脈になるため急速ivは禁).
  - ➤ ハーフメイロン® 2〜4 mL/kg iv.

文献

1) Gruskay J, et al：J Pediatr **113**：381-386, 1988
2) Sato K, et al：Acta Paediatr Scand **80**：899-904, 1991
3) 高橋尚人, 他：日本未熟児・新生児学会雑誌 **5**：137, 1993
4) 内田俊彦, 他：日本周産期・新生児医学会誌 **45**：849-853, 2009

（西村　力）

---

2 高Na血症

❖a 定義
- 血清Na値 150 mEq/L以上.

❖b 原因
- 水分喪失（多量の不感蒸泄, 尿量増加, 哺乳不良）.
- 過剰なNa負荷（新生児, とくに早期産児は負荷に対する尿中Na排泄能が低い）.

❖c 高Na血症をきたす具体例
- 超低出生体重児（不感蒸泄が多く, 利尿期では細胞外液の低下をきたしやすい）.
- 重炭酸（メイロン®P）大量投与（蘇生時, 代謝性疾患におけるアシドーシスの補正など）.
- 尿崩症（重症新生児仮死, 中枢神経系の奇形に伴うこと

がある).

- 輸液過誤（生食と 10%NaCl を間違えるなど）.

❖ d 治 療

- 水分喪失では自由水の補充（NICU での高 Na 血症は，超低出生体重児の生後早期の利尿期に認められることが多いため，尿量増加，Na の上昇傾向を早めに察知し，事前に輸液を増量していく．急速な補正は脳浮腫やけいれんをきたしうるため，1 時間に 0.5 mEq/L 以内の血清 Na 値の改善範囲にとどめる）.
- Na 過剰投与では，Na 投与を減量し水分を増量する.
- 重症代謝性疾患で重炭酸（メイロン®P）大量投与により高 Na 血症となった場合，アシドーシスの補正にサムセット®の投与も考慮.

（西村　力）

3　低 Na 血症

❖ a 定 義

- 血清 Na 値：130 mEq/L 未満.
- 新生児期早期は 128 mEq/L 以下とする報告もある.

❖ b 原 因

- 新生児期早期：多くは希釈性（水分過剰，SIADH など）.
- 新生児期後期（早期産児）：多くは Na 喪失（未熟性による腎からの喪失：late hyponatremia）.
- その他：乏尿による希釈性（インダシン®投与後，晩期循環不全，ショックなど），Na 喪失（ループ利尿薬投与，副腎不全，脳性 Na 喪失など）.

❖ c 症 状

- 症状が生じることは稀だが，けいれん，嗜眠をおこすことがある.

Ｉ　電解質異常　141

❖ d　治　療

- 原因となる疾患の治療.
- 水分過剰, SIADH 時は水分制限.
- Na 喪失時は Na 補充.
- けいれん, 嗜眠出現時や血清 Na 値が 120 mEq/L 未満になった場合は, 120～125 mEq/L までは早急に補正する（3% NaCl を 6 mL/kg, 1 時間以上かけて div など. Na 5 mEq/L 上昇する計算）. 以降は 1, 2 日かけて補正する[1].
- 急速な Na の補正は橋中心性髄鞘崩壊症をおこしうるため, 緩徐に補正する.

文　献

1) Ford DM：Fluid, electrolyte, and acid-base disorders and therapy. In：Current pediatric diagnosis and treatment, 14th ed, Hay WW, et al（eds）, Appleton and Lange, Stamford, CT. p.1109, 1999

（西村　力）

４　低 Ca 血症

❖ a　定　義

- 正期産児, 出生体重 1,500 g 以上の早期産児：血清 Ca 値 8 mg/dL 未満, イオン化 Ca 1.1 mmol/L 未満.
- 出生体重 1,500 g 未満の早期産児：血清 Ca 値 7 mg/dL 未満, イオン化 Ca 1.0 mmol/L 未満とする報告がある.

❖ b　分　類

(1) 早発型低 Ca 血症

- 生後 48 時間以内に発症（多くは無症状で自然軽快）.
- リスク因子：早期産児, 糖尿病母体児, 新生児仮死, SGA（small-for gestational age）児, 母体副甲状腺機能亢進症, DiGeorge 症候群, 母体 Mg 投与.

(2) 遅発型低 Ca 血症

- 多くは生後 2, 3 日から 1 週間で発症.
- 副甲状腺機能低下症, ビタミン D 不足, P 過剰投与, 低 Mg 血症（副甲状腺ホルモン低下による）.

(3) その他

- メイロン®投与（pH 上昇しイオン化 Ca 低下），交換輸血（輸血中のクエン酸ナトリウムが Ca のキレート作用あり），脂肪製剤投与（遊離脂肪酸とイオン化 Ca が結合）．

❖ c 臨床症状 ————————————

- 振戦，易刺激性，無呼吸，嘔吐，けいれん，テタニー．
- 実際はほとんどが無症状．

❖ d 診 断 ————————————

- 基本的にイオン化 Ca で評価する（「定義」参照）．
- 超低出生体重児，重症児では定期的にイオン化 Ca を測定する．
- 先天性心疾患の児でも測定を行う．
- 精査が必要な場合（治療抵抗性早発型 Ca 血症，遅発型低 Ca 血症，けいれんを伴う場合）：血清 Mg，P，副甲状腺ホルモン（iPTH の成人正常値：15〜65 pg/mL），25(OH)D（2016 年 8 月に保険収載された），尿中 Ca 濃度の測定，腎機能の評価，DiGeorge 症候群の鑑別を行う．

❖ e 管 理 ————————————

- 出生体重 1,500 g 未満の児：初期輸液にカルチコール® 4〜8 mL/kg/day を加え，48 時間以降は P の添加も併用する．
- 症候性低 Ca 血症：2 倍希釈カルチコール® 1〜2 mL/kg slow iv（5 分以上かけて）．

Rp. ①　体重 1,200 g の児の場合
5% glucose 1 mL ＋カルチコール® 1 mL slow iv
（2 倍希釈カルチコール® として 1.7 mL/kg）
症状消失後カルチコール® 5〜10 mL/kg/day 持続投与
Rp. ②　体重 1,200 g の児の場合
中心静脈ラインから，
5% glucose 10 mL ＋カルチコール® 10 mL ＋ヘパリン 20 単位
0.5 mL/hr（5 mL/kg/day）

- 経腸投与が可能な場合：乳酸カルシウム，もしくはアル

ファカルシドール（アルファロール®）を投与．

Rp.① 体重 2,000 g の場合
乳酸カルシウム 0.6 g（Ca として 78 mg＝39 mg/kg/day）分
2〜4
ホスリボン® とはリン酸カルシウム塩を形成し吸収不良とな
るため，交互に投与．
Rp.② 体重 2,000 g の場合
アルファロール® 0.2〜0.4 mL（0.1〜0.2 μg＝0.05〜0.1 μg/kg）
分 1〜2

- 急速静注で不整脈をおこしうる．
- リン酸イオンと沈殿形成することがあるので配合注意．
- 高 P 血症がある場合：輸液・内服の P が多い場合は減量
  または中止．
- 低 Mg 血症がある場合：硫酸マグネシウム（補正用硫酸
  マグネシウム® 1 mEq/mL）0.2〜0.4 mEq/kg/回（25〜50
  mg/kg/回）2 時間以上かけて div（12 時間ごと）．

Rp. 体重 2,000 g の場合
補正用硫酸マグネシウム® 0.5 mEq（0.5 mL）＋蒸留水 0.5 mL
0.5 mL/hr（2 hr div）（0.25 mEq/kg/回）
血清マグネシウム値が 1.5 mg/dL を超えるまで反復投与（通
常 1，2 回で十分．投与前にマグネシウム値は毎回確認する）

（西村　力）

---

5 高 Mg 血症

❖a 定　義

- 血清 Mg 値：2.8 mg/dL 以上[1]．

❖b 原　因

- 分娩前母体への硫酸マグネシウム投与．
- 生後のマグネシウム過剰投与．

144　第 2 章　主な疾患

❖c　症　状

● 無呼吸, 筋緊張低下, 哺乳不良, 血圧低下, 心不全など.
● 無症候性のこともある.
● 非乏尿性高カリウム血症（正期産児でもおこりうる）[2].
● 早期産児の場合, 低カルシウム血症や骨密度低下をきたすと報告あり（そのためアメリカ FDA は妊婦への硫酸マグネシウム投与は 1 週間以内に制限しているが[3], 日本では制限なし）.
● PDA との関連については結論が出ていない. 動物実験では影響（開存）あり.

❖d　検　査

● Mg 高値, ALP 高値, Ca 低値, P 高値, X 線骨透亮像[4].

❖e　管理・治療

● 硫酸マグネシウムで tocolysis されていた母体の児は, 必ず初回に Mg を測定する. 高値の場合は下がるまでフォローする.
● 症状がある場合は, 十分な輸液, カルチコール®補充, 利尿薬投与など.
● マグネシウムが高値の間はマグネシウムを含む輸液（フィジオ® 35, ハイカリック® 液など）は避ける.

文　献

1) 神奈川県立こども医療センター（編）：新生児診療マニュアル　改訂第 6 版. 東京医学社, p.187, 2014
2) 内田奈生, 他：小児科臨床 **64**：133-136, 2011
3) FDA：FDA Drug Safety Communication.
   http://www.fda.gov/Drugs/DrugSafety/ucm353333.htm
4) Yokoyama K, et al：Early Hum Dev **86**：187-191, 2010

（西村　力）

J　腎泌尿器疾患　145

J　腎泌尿器疾患

■1　腎不全

❖a　概　念

- 新生児はネフロン形成の途上にあり，未熟性，FGR，AKI（acute kidney injury）はネフロン形成に影響する．
- 正常な新生児でも心拍出に占める腎血流の割合は成人での20〜25%に比べ非常に少なく，かつ出生直後2.5〜4%→24hr以内6%→1週10%と大きく変化する．
- 糸球体濾過量（GFR）は健常児でも出生時10〜20→2週30〜40 mL/min/1.73 m^{2}と少なく，成人レベル（60〜90）に達するのは2歳以降，早産児ではさらに少なく，電解質・タンパク再吸収や濃縮能などにかかわる尿細管機能も未熟である．
- AKIの危険因子には，敗血症，腎毒性薬剤の使用，極低出生体重児，新生児仮死，ECMO，心臓外科手術などがある．

❖b　診　断

- 血清クレアチニン値（SCr）は日齢，出生体重，在胎週数などにより基準値がさまざまであるので，尿量やSCrの変化を組み合わせたneonatal AKI KDIGO Classificationが提唱されている（**表1**）[1]．
- その他AKIの指標として，Cystatin-C（ScysC）などの血

表1 ● neonatal AKI KDIGO sore

Stage	SCr	尿　量
0	変化なしまたは<0.3 mg/dLの上昇	≧0.5 mL/kg/hr
1	48時間以内に≧0.3 mg/dLまたは7日以内に以前の最低値×1.5〜1.9≧への上昇	6〜12時間にわたり<0.5 mL/kg/hr
2	以前の最低値×2.0〜2.9≧への上昇	12時間以上にわたり<0.5 mL/kg/hr
3	以前の最低値×3≧への上昇または≧2.5 mg/dLまたは透析対象	24時間以上にわたり<0.3 mL/kg/hrまたは12時間以上の無尿

（Selewski DT, et al：Pediatrics **136**：e463, 2015 を元に作成）

146　第2章　主な疾患

表2 ● 急性腎不全の原因

腎前性	循環血液量の低下
	出血，脱水，capillary leak など
	腎血流量の低下
	上記の他，動脈管開存症，心不全，インダシン®や ACE 阻害薬使用など
腎　性	急性尿細管壊死（通常，新生児仮死に伴う）
	腎奇形
	感染症
	腎血管性
	薬剤性（アミノグリコシド系抗菌薬，インダシン®などの COX 阻害薬，造影剤，VCM，ACV，AMPH-B など）
腎後性	閉塞性尿路疾患（尿道弁など）
	圧迫（腫瘍など）
	神経因性膀胱（脊髄髄膜瘤術後など）
	筋弛緩薬・麻薬・鎮静薬の使用による尿閉

（自治医科大学総合周産期母子医療センター新生児集中治療部編：新生児ポケットマニュアル．診断と治療社，p.127, 2010）

　　清バイオマーカーが探索されている（ScysC 基準値：未熟児 1.42 ± 0.21，成熟児 1.33 ± 0.20，2 歳で成人レベル 0.72 ± 0.12 mg/dL）[2]．

❖ c 原　因
● 表2[3]参照．

❖ d 鑑　別
● 表3[3]参照．

❖ e 治　療
(1) 腎前性
● 容量負荷（10～20 mL/kg），低用量ドパミン，PDA の治療など．
(2) 腎　性
● 水分制限（前日尿量＋不感蒸泄程度），利尿薬，低用量ドパミン．
● 高 K 血症時は，カルチコール®投与，アシドーシス補正，GI 療法．
● 充分なカロリー補給を行い，異化亢進を避ける．
● 上記治療で無効の場合（無尿など除水が必要な時）は血

J 腎泌尿器疾患 147

表3 ●腎不全の鑑別

	腎前性	腎 性
FENa	<1	>3
UNa	≦20	>50
RFI	<1	>4
尿浸透圧（mOsm/kg）	≧500	≦300
尿/血清浸透圧比	≧1.2	0.8〜1.2
尿/血清クレアチニン比	>30	<20
超音波検査	正常	異常
水分負荷	尿量増加	尿量増加なし

＊在胎 32 週以下では FENa（fractional excretion of sodium）は 3% 以上になる.
＊FENa＝〈(UNa/PNa)/(UCr/PCr)〉×100
＊RFI（renal failure index）＝UNa/(UCr/PCr)
（自治医科大学総合周産期母子医療センター新生児集中治療部編：新生児ポケットマニュアル. 診断と治療社，p.127，2010）

液浄化.

(3) 腎後性

● 原疾患の治療.

文 献

1) Selewski DT, et al：Pediatrics **136**：e463, 2015
2) Abitbol CL, et al：Pediatr Nephrol **31**：2213-2222, 2016
3) 自治医科大学総合周産期母子医療センター新生児集中治療部（編）：新生児ポケットマニュアル. 診断と治療社，p.127，2010

（垣内五月）

148　第2章　主な疾患

K　代謝性疾患

1　低血糖

❖a　概　要

- 低血糖は脳障害の原因となるため早期是正が必要だが，血糖値の安全域の下限やどれくらい持続したら危険かは，明確になっていない.
- 欧米の学会（AAP，PES）からは，限られた観察データを用いて血糖管理のガイドラインが出されている.

❖b　リスク因子

- 早産，small-/light-for-dates 児，母体糖尿病・妊娠糖尿病，heavy-for-dates 児，新生児仮死.
- 低血糖を呈しやすい疾患：Beckwith-Wiedemann 症候群，先天性副腎過形成，下垂体機能不全（顔面正中の形成不全，外性器異常がある場合に疑う）.

❖c　目標血糖値

- 低血糖リスクのある新生児の目標血糖値（哺乳前）は下記のとおり．あくまで目標値である（異常値ではない）.
  - ➤　生後 48 時間未満：50 mg/dL 以上.
  - ➤　生後 48 時間以降：60 mg/dL 以上.
- 高インスリン血症など低血糖をおこす背景疾患が明らかな場合，目標血糖値は 70 mg/dL 以上.

❖d　治　療

- 低血糖症状がある場合（過敏，振戦，筋緊張低下，意識障害，無呼吸，徐脈，チアノーゼ，多呼吸，哺乳不良，低体温，けいれんなど）：速やかに経静脈的な糖投与を開始（生後 48 時間以降なら critical sample を採取後）.

Rp.
10% glucose 2 mL/kg slow（5 分以上かけて）iv → GIR 6〜8 mg/kg/min で div
iv 後 20 分で血糖チェックし，上記目標血糖値に上昇なければ

GIR を上げる

GIR 12 mg/kg/min 以上を必要とする場合は，薬物治療を検討する

- 症候性の場合，ほとんどは血糖＜25 mg/dL となる．それ以上でも症状が出ることがあるため，上記目標血糖値未満では，低血糖の可能性を考える．
- 低血糖リスクのある新生児（在胎 35 週以降）で症状がない場合の対応：生後 1 時間，2 時間で採血し，血糖が 50 mg/dL 以下なら経口哺乳を行うか入院して経過観察．血糖が 30 mg/dL 以下は入院し，点滴．30〜50 mg/dL は哺乳して待つ．最終的に空腹時（ミルク前）血糖 50 mg/dL 以上を確認し，経過フォローは終了．

【参考】低血糖の意義と対応（UpToDate®）

- 生後 4 時間未満：血糖＜25 mg／dL
- 生後 4 時間以降 24 時間未満：血糖＜35 mg／dL
- 生後 24 時間以降 48 時間未満：血糖＜50 mg／dL
- 生後 48 時間以降：血糖＜60 mg／dL

→（term, late preterm の場合）早期授乳（生後 1 時間〜）その後症状が出現しないか観察しつつ，20〜30 分ごとに血糖チェック．輸液適応にない場合，2〜3 時間ごとの哺乳を繰り返しながら血糖をフォローする．

輸液の適応は，

- 生後 4 時間以内：血糖 25 mg／dL を超えない場合
- 生後 4〜24 時間：血糖 35 mg／dL を超えない場合 or 3 回哺乳後も血糖 45 mg／dL を超えない場合
- 低血糖を疑う症状を認めた時

→〔10% glucose 2 mL／kg slow（5 分以上かけて）iv〕→ GIR 4〜6 mg／kg／min で div 低血糖の急速な補正が神経発達に悪いというデータが出たため 1），在胎 35 週以降の児では，最初の bolus iv は省略する方法が提案されている．

GIR 12 mg／kg／min 以上を必要とする場合は，薬物治療を検討する．

- 在胎 34 週以下の児の治療適応：血糖＜50〜60 mg/dL（この数字は経験上のもので，文献により差がある）や，低血糖を疑う症状を認めたときは，出生後血糖にかかわら

ず輸液開始（十分な経腸栄養が可能なら，35週以降の児に準拠して早期授乳を試しても可とされている）．GIR 12 mg/kg/min以上を必要とする場合は，薬物治療を検討する．

❖ e 薬物療法

● ヒドロコルチゾン（ソル・コーテフ®）

> Rp.
> ヒドロコルチゾン（ソル・コーテフ®）2～6 mg/kg/day 分2～3，iv
> 投与期間は神経系への悪影響を考慮し，なるべく1～2日間程度にとどめる
> ※ただし，海外ではセカンドラインとされている

● グルカゴン（グルカゴン G ノボ注®）

> Rp.
> グルカゴン（グルカゴン G ノボ注®）20～200 μg/kg（max 1 mg）slow iv（1分以上かけて）
> 15～30分で効果が出て，2時間ほど持続する．20分で効果が確認できない場合は反復投与．反応がなければグリコーゲン合成異常などを疑い要精査
> ※海外ではこちらがメインに使用されている

❖ f 遷延性低血糖

● 生後48時間以上続く輸液を必要とする低血糖がある場合．
● ただし生後早期は生理的経過と区別ができないため，生後48時間以降に評価する．
● 原因：図1[2]参照．
● 検査：精査のための採血は必ず低血糖時に行う．
  ➢ ベッドサイド血糖測定器：血糖＜40 mg/dL.
  ➢ 中央検査（血漿）：血糖＜50 mg/dL.
● 検査項目：血液ガス（pH，重炭酸イオン，lactate），インスリン，遊離脂肪酸，β-ヒドロキシ酪酸．以降はアルゴリズム（図1）[2]に沿って必要な検査を追加する．

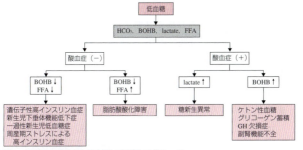

図1 ● 新生児遷延性低血糖の診断アプローチ
BOHB：βヒドロキシ酪酸
(Stanley CA, et al：J Pediatr **166**：1520, 2015 を元に作成)

- 高インスリン性低血糖の診断は下記参照.
  ➤ インスリン＞2〜5 μU/mL.
  ➤ 遊離脂肪酸＜1.5 mmol/L.
  ➤ β-ヒドロキシ酪酸＜2.0 μmol/L.
- 治療：ジアゾキサイド．高インスリン性低血糖時に考慮．生後2週以降に投与開始（生後早期は副作用が出やすい可能性がある）．重篤な副作用として，体液貯留・うっ血性心不全，血小板減少，肺高血圧などがある．動脈管開存も指摘されている．多毛は頻度が高い．

Rp.
ジアゾキサイド 8〜15 mg/kg/day 分2〜3（開始時は5〜10 mg/kg/day 分2〜3）po

文献

1) McKinlay CJ, et al：N Engl J Med **373**：1507, 2015
2) Stanley CA, et al：J Pediatr **166**：1520, 2015

（西村　力）

2　新生児黄疸

❖ a　概要

- 近年，核黄疸症例の報告が増えており[1]，T-Bil値がそれ

ほど高くない場合でも発症することがあるため，ハイリスク児では慎重な対応が必要である．
- とくに早産児では低アルブミン血症に注意が必要である．

❖ b 分　類

- 生理的黄疸と病的黄疸がある．
- 病的黄疸：生後 24 時間以内の顕性黄疸（T-Bil ≧5～7 mg/dL），T-Bil 5 mg/dL/day 以上の上昇，高度の黄疸，遷延性黄疸（生後 2 週間を超えて持続する可視的黄疸）．

❖ c 病的黄疸の鑑別疾患[2]

(1) ビリルビン産生亢進
- 表 1 参照．

(2) ビリルビン代謝の低下
- 表 2 参照．

❖ d 検　査

- T-Bil.
- UB（アンバウンドビリルビン：生後 2 週以内で超低出生体重児，溶血性疾患，高度の黄疸などの場合は必ず測定する．ただし D-Bil が T-Bil の 10% を超える場合は正確に測定できない）．
- 経皮的黄疸計による T-Bil.
- 病的黄疸では原因検索として以下の検査を行う（とくに溶血性疾患が疑われる場合）．

表 1 ● 病的黄疸の鑑別疾患①ビリルビン産生亢進

溶血性疾患	免疫性（Rh，ABO 不適合，不規則抗体）	
	遺伝性疾患	赤血球膜異常：遺伝性球状赤血球症（常染色体優性遺伝．家族歴がある場合は注意．新生児期は球状赤血球や，浸透圧試験陽性は正常でもあるため，それをもって診断は不可能）など
		赤血球酵素欠損：G6PD 欠損症，ピルビン酸キナーゼ欠損症など
その他の産生亢進状態	敗血症，DIC，皮下出血・血腫・潜在性の出血（肺，腹部，脳など），多血症，糖尿病母体児	
腸肝循環の亢進	母乳性，幽門狭窄，消化管閉塞・イレウス	

K　代謝性疾患　153

表2●病的黄疸の鑑別疾患①ビリルビン代謝の低下

未熟性	早産児
先天代謝異常	Crigler–Najar 症候群，Gilbert 症候群，ガラクトース血症，チロシン血症，高メチオニン血症
代謝性	甲状腺機能低下症，下垂体機能低下症

➤ 臍帯血で検査提出（Hb＜13〜15 g/dL 未満，T–Bil ≧ 3〜7 mg/dL，網赤血球≧6％ が重症溶血の指標）[3].

➤ 母児の血液型.

➤ Coombs 検査（ABO 不適合を疑う場合，輸血部などで抗 A，B 抗体抗体価測定）.

➤ COHb（溶血の指標：＞1.4％）[3].

➤ 貧血の有無.

➤ 肝機能（ALT，AST，D–Bil，凝固系など）.

➤ 頭部・腹部エコー.

➤ 感染の鑑別（CRP，血算，プロカルシトニン，検尿，X 線など）.

❖e 治 療 ━━━━━━━━━━━━━━━━━━

(1) 輸 液

● 脱水があることも多いので注意.

(2) 光線療法

● 適応には，NICU・GCU では当院の基準（図2），新生児室では母子保健院の基準を用いる.

● 生後早期は日齢ではなく出生後時間に応じた基準値を用い，上昇速度にも注意して治療を開始する.

● 核黄疸増強因子がある場合は 1 ランク基準を下げる.

● 交換輸血の基準に近い場合や，1 面では上昇が抑えられない場合は，ビリブランケット® を含む 2 面以上の光線療法を行い，広範囲の皮膚に光線を当てる.

(3) 交換輸血

● 適応は神戸大学の基準値を使用する（表3）.

● アンバウンドビリルビン（UB）の基準を含む.

● 溶血性疾患の場合，γ–グロブリン投与も考慮.

● UB 高値の時，交換輸血回避のためアルブミン投与を考慮.

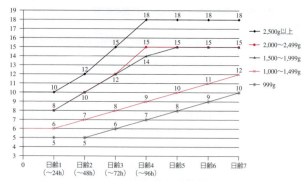

図2 ● 当院における NICU（GCU）の光線療法基準

下記因子がある場合は一段低い基準を考慮.
①仮死（5分後 Ap<3），②呼吸窮迫（PaO$_2$<40 mmHg が2時間以上持続），③アシドーシス（pH<7.15），④低体温（<35℃），⑤低タンパク血症（血清タンパク<4.0 g or Alb < 2.5 g），⑥低血糖，⑦溶血，⑧敗血症を含む中枢神経異常徴候．
※その日齢における開始基準よりも2〜3 mg/dL 低くなった場合に中止．

表3 ● 交換輸血の基準（神戸大学）

総ビリルビン値（mg/dL）による基準

出生体重（g）	〜24時間	〜48時間	〜72時間	〜96時間	〜120時間	5日〜
〜999	8	10	12	12	15	15
1,000〜1,499	10	12	15	15	18	18
1,500〜2,499	10	15	18	20	20	20
2,500〜	12	18	20	2	25	5

アンバウンドビリルビン濃度による基準

出生体重（g）	光線療法（μg/dL）	交換輸血（μg/dL）
〜1,499	0.3	0.8
1,500〜	0.6	1.0

文献

1) Morioka I, et al：Pediatr Int **57**：494-497, 2015
2) Jeffrey Maisels M, et al：Chapter 32 Jaundice. In：Avery's Neonatology 7th ed, MacDonald MG et al (eds). Wolters Kluwer, p.607, 2015
3) 船戸正久：日本輸血・細胞治療学会誌 **47**：837-844，2002

〈西村　力〉

K 代謝性疾患 155

❸ 高アンモニア血症

❖a 定 義
- 血中アンモニアの生理的濃度：早期産児 85〜255 μg/dL, 正期産児 85〜128 μg/dL.
- 新生児：339 μg/dL 以上で代謝性疾患を疑う[1〜2].

❖b 検 査
- アミチェック™ で検査.
- アンモニアは採血の仕方に注意. ①検体を室温で長時間放置, ②駆血が長い・強い, ③溶血, ④採血器具の汚染などで高値となる.
- 高アンモニア血症が確定したら, 血中アミノ酸分析（シトルリン低値なら尿中オロット酸分析）, 尿中有機酸分析, 尿中アミノ酸分析を行う.

❖c 症 状
- 嘔吐, 活気不良, 哺乳困難, 昏睡, 肺出血など.

❖d 診断手順
- 図3 参照.
- ほかに, 門脈体循環シャント, 肝血流低下する病態などでも高アンモニア血症を呈することあり.

❖e 治 療
- アンモニアには中枢神経毒性があり, 値によっては早急な対応が必要になる.
- アンモニア 700〜1,000 μg/dL 以上では薬物療法を開始しつつ, 血液浄化を考慮する. 高アンモニア血症に対して最も効果が高いのは血液浄化法である. 交換輸血, 腹膜透析は効率が悪く, 血液濾過, 血液濾過透析が適している.
- 原疾患によって対応は異なり, 詳細な治療については成書を参照. 比較的頻度が高い OTC 欠損症については以下にまとめる.

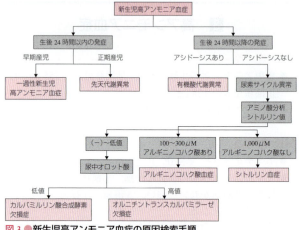

図3 ● 新生児高アンモニア血症の原因検索手順

(1) OTC欠損症

- 伴性劣性遺伝であり，患児は基本的に男児．
- 生化学診断：シトルリンの低値＋尿中オロット酸高値で生化学診断可能（シトルリン低値となる疾患は治療が共通のため，オロット酸測定に緊急性はない）．
- 治療：異化を抑える目的で，血糖値は十分に保つ．

◆薬物治療
①アルギニン（アルギU®注）

Rp.
アルギニン（アルギU®注）200 mg/kg/回，2〜3時間で点滴
※ 250 mg/kg/回, 2 hr div
※ 200〜300 mg/kg/回, 1〜2 hr div
その後，200 mg/kg/day，持続点滴とする施設もある

②安息香酸ナトリウム

Rp.
安息香酸ナトリウム　200〜400 mg/kg/day 分3 ゆっくり静注

- 急性期を離脱したら，以下の内服を行う．

③アルギニン（アルギU®顆粒）

Rp.
アルギニン（アルギU® 顆粒）200〜300 mg/kg/day 分 3〜4, po
血中アルギニン濃度 2〜3 mg/dL を目標とする
血中アルギニン値をみながら 150〜400 mg/kg/day に増減

④安息香酸ナトリウム

Rp.
安息香酸ナトリウム　200〜400 mg/kg/day 分 3, po

⑤カルニチン（エルカルチン®）

Rp.
カルニチン（エルカルチン® 粉砕して使用）
急性期：50〜100 mg/kg/day 分 2〜3
慢性期：20〜30 mg/kg/day 分 2〜3
※脂肪酸を効率よく利用しタンパク異化を抑える
※安息香酸ナトリウムと結合して尿中に排泄されてしまう

◆栄　養
- タンパク除去ミルク（S-23）などを使用.
- 状態が安定したら，次第に普通ミルクと併用し，投与タンパクは 1〜1.5 g/kg/day 程度まで増量する.

文　献
1) 小児科診療編集委員会（編）：小児の治療指針. 小児科診療 2014 年増刊号，診断と治療社，2014
2) 神奈川県立こども医療センター（編）：新生児診療マニュアル 改訂第 6 版. 東京医学社，2014

（西村　力）

❹　先天代謝異常症

- 日本先天代謝異常学会ホームページに，先天代謝異常症の診断のための精密検査施設の情報あり（http://jsimd.net/iof.html）.

（西村　力）

158 第2章 主な疾患

L 内分泌疾患

1 晩期循環不全

❖a 概 念

- 晩期循環不全（late onset circulatory collapse）とは，急性期を過ぎ全身状態が安定していた早産児が，生後1週以降に，突然の血圧低下，尿量減少などの循環不全症状，低Na血症を呈する症候群である．
- あわせて無呼吸発作の増加，呼吸状態の悪化などを伴うことも多い．好発週数は生後2〜4週とされる．
- 診断のためには，鑑別としてあげられる敗血症，症候性動脈管開存症といった血圧低下をひきおこすその他の急性病態が，いずれも否定されることが肝要である．
- 血圧低下は，容量負荷やカテコラミン投与に対する反応が乏しく，ステロイドホルモン投与が著効する例が多いという特徴を有する．
- 日本における報告は多いものの，欧米においては疾患概念としていまだ十分に確立されたものと言えない．
- 発症機序は十分に解明されていないが，ステロイド投与が有効な例が多いことから，副腎皮質機能不全がかかわっていると考えられている．
- 発症数は施設による差が大きい．正確な発症頻度は不明であるが，在胎期間が短いほど発症頻度が高い傾向があるとされている．
- 治療が遅れた場合，脳室周囲白質軟化症の後遺症を残すリスクが高いため，発症の際には緊急的な対応を要する．
- また，早産児に対するレボサイロキシンの投与が晩期循環不全の発症の契機となる場合があることが報告されており，投与開始の際には（直後〜数日）注意を要する．

❖b 症 状

- 突然の尿量減少，血圧低下，低Na血症．
- 全身浮腫，体重増加．
- 酸素化の悪化，無呼吸発作の増加．

L　内分泌疾患　159

表 1 ● 新生児晩期循環不全診断基準（新生児内分泌研究会）

Ⅰ	生後数日以上経過し,
Ⅱ	呼吸循環動態が落ち着いた時期が存在した後,
Ⅲ	明らかな原因なく,
Ⅳ	突然以下のエピソードのいずれか 1 つ（血圧低下もしくは尿量減少）を認め,
Ⅴ	昇圧治療を要した例

エピソードとは
1．くり返し測定した血圧がそれまでのおおよそ 80％ 未満
2．尿量減少（下記のいずれか）
　a）8 時間の尿量が半量未満
　b）8 時間の尿量が 1 mL/kg/hr 未満
　c）4 時間の尿量が確認できない（ただし尿閉は除外する）

明らかな原因とは
失血，敗血症，症候性 PDA, IVH, NEC など循環動態に影響を及ぼすと考えられる病態をさす

参考所見
1）胸部 X 線所見：肺水腫様変化
2）Na＜130 mEq/L または Na 値 5 mEq/L 以上の急激な低下
3）K＞5.5 mEq/L
4）15 g/kg/day（または 1.5%/day）を超える体重増加

（小山典久：新生児晩期循環不全. 新生児内分泌研究会（編）. 新生児内分泌ハンドブック. 第 1 版. メディカ出版, p.40, 2008 を元に作成）

❖ c　診　断

● 新生児内分泌研究会作成の診断基準（表 1）参照.

❖ d　検査所見

● 血液ガス検査：低 Na 血症の進行，酸素化・換気の悪化.

● 超音波検査：心機能低下や容量不足を示唆する所見を認めない. 前大脳動脈，腎動脈の拡張期血流の低下・途絶，波形パターンの急峻化.

● 検査所見よりも血圧低下，尿量減少の臨床所見が先行することも多く重要である.

● 前大脳動脈，腎動脈の拡張期血流は治療効果判定としても有用である.

❖ e　治　療

（1）発症時

● 血圧低下などに対する初期対応としては，容量負荷やカテコラミン投与が初期治療として行われることが多い.

- 晩期循環不全を強く疑う場合は，治療の遅れが脳室周囲白質軟化症（PVL）の発症を招くリスクが高く，容量負荷やカテコラミンの反応を確認するまで待たずに速やかにヒドロコルチゾン投与を行う．
- ヒドロコルチゾンは昇圧が得られるまで積極的に追加補充を行う．

Rp.① 適切な容量負荷，カテコラミン投与
Rp.② ステロイド投与（ヒドロコルチゾンを用いる）
ソル・コーテフ®初回投与量 2 mg/kg/回 iv
2 時間待っても昇圧が得られない時には，2 mg/kg/回ずつ追加

(2) 昇圧が得られた後
- 少量（≧2 mg/kg）のヒドロコルチゾン投与で軽快した場合は，単回投与で軽快する場合もあるため，慎重な血圧フォローのみを行う．
- より多い量のヒドロコルチゾンを要した場合，昇圧を得られた数時間後に再び血圧が低下したら，それまでに投与された量を 1 日量として，分 3 投与とした維持療法に移行する．
- その定時投与前に血圧の低下を認める場合は，増量や投与間隔の変更を行う．

Rp. ソル・コーテフ®合計 6 mg/kg で昇圧得られた場合
ソル・コーテフ® 2 mg/kg/回 8 時間ごとに iv

(3) 回復期
- 維持療法によって晩期循環不全の症状が消失した場合は，漸減をしていく．
- 急速な減量を行うと，症状が再燃し結果的により多くのステロイドを要する場合もあるため，減量は血圧や尿量が安定していることを確認しながら慎重に行う．
- 減量のペースは 3 日ごとに投与量の 80% 程度への減量を目安とする．
- 投与が長期化する場合は，安定していれば内服への変更も可能である．
- 人工呼吸器管理児の体重測定や眼科診察などは児に大き

なストレスを与え，再燃の契機となる場合があるので，同日内の減量は慎重に行う．

❖f 予 後

● 好発時期が大脳白質が虚血性変化を受けやすい時期であることから，治療が遅れた場合，PVL の合併のリスクが高い．

参考文献

・中西秀彦，他：日本未熟児・新生児学会雑誌 **17**：57-67，2005
・中西秀彦：小児科診療 **75**：1558-1565，2012
・Kawai M, et al：Pediatr Int **54**：177-181, 2012

（田中広輔）

---

② 甲状腺機能低下症

❖a 概 要

● 先天性甲状腺機能低下症の原因には種々のものがあり，永続性のものが多いが，一過性も存在する．
● いずれにおいても，甲状腺機能低下の場合は，不可逆的な発育・発達障害をもたらす可能性があり，治療が優先される．

❖b 分 類

● 表2[1)]参照.
● 原発性甲状腺機能低下症（永続性および一過性）では，その多くが新生児早期に低 T4・高 TSH 血症を示すことから，TSH surge の影響がほぼなくなった生後 3 日以降に採血をすることで早期発見が可能で，マス・スクリーニング対象疾患となっている．

(1) 永続性原発性甲状腺機能低下症

● 約 2/3 が甲状腺形成異常，10% が甲状腺ホルモン合成障害とされる．
● 先天性甲状腺形成異常：異所性が 50〜60%．鑑別のため超音波検査を行う．

162　第2章　主な疾患

表2 ●甲状腺機能低下症の分類と発症頻度

分　類	原　因	発症頻度
永続性甲状腺機能低下症	先天性甲状腺形成異常	1：4,000
	サイロキシン合成障害	1：30,000
	TSH不応症	1：50,000
	甲状腺ホルモン不応症	1：40,000
	中枢性（視床下部性，下垂体性）甲状腺機能低下症	1：66,000
一過性甲状腺機能低下症	地域性甲状腺腫性甲状腺機能低下症（ヨード欠乏）	1：180,000（日本では稀）
	ヨード過剰	
	阻害型TSH受容体抗体の経胎盤移行	1：11,000〜1：15,000
	母体への抗甲状腺機能薬治療	
	早産児の低サイロキシン血症	1：250〜1：100,000

（Gleason CA, et al eds：Avery's Disease of the Newborn 9th ed., Saunders, 2012を元に作成）

- 甲状腺ホルモン合成障害：TSH産生の増加に伴う甲状腺の腫大を呈する.
- 二次性，三次性甲状腺機能低下症：中枢性甲状腺機能低下症は下垂体や視床下部からのTSH，TRHの分泌不全に起因する．マス・スクリーニングにおいて，TSHのみ測定をしている場合，発見することができないので注意を要する.

(2) 一過性原発性甲状腺機能低下症

- ヨード過剰：周術期や臍消毒時のヨード含有消毒薬の使用，胎便病に対する注腸造影，母体における油性ヨード含有造影剤による子宮卵管造影，食事性のヨード摂取過剰，母体内服薬（ヨウ化カリウム，アミオダロン），イソジンうがいの使用などがヨード過剰の原因となる.
- 阻害型TSH受容体抗体の経胎盤移行：母体中に存在する阻害型TSH受容体抗体（TSH stimulation blocking antibody：TSBAb）はTSH高値の原因となる．thyrotoropin receptor-blocking antibody（TRAb）が児血において測定可能で，治療期間の参考となる.
- 母体への抗甲状腺機能薬治療：妊娠後期に母体が大量に抗甲状腺薬を内服している場合，胎盤および出生後は母乳を介して児へ移行し，児の甲状腺機能低下をきたす可

能性がある.
- 早産児の低サイロキシン血症：後述 f の項参照.

❖c 症 状

- 軽症例では，通常目立った症状を呈さない.
- 臨床症状としては，①遷延性黄疸，②便秘，③臍ヘルニア，④体重増加不良，⑤皮膚乾燥，⑥不活発，⑦巨舌，⑧嗄声，⑨四肢冷感，⑩浮腫，⑪小泉門開大，⑫甲状腺腫などがある.
- これらの 12 項目はガイドラインにてチェック項目となっており，2 症状以上認める場合は，ただちに治療を行う

❖d 診 断

- 甲状腺機能低下症に対しては，公費でマス・スクリーニングが行われている.
- マス・スクリーニングでは，地域によって，TSH のみを測定している地域，初回検査から全ての検体について fT4 を測定している地域（神奈川県など），再検査や確認検査において fT4 を測定している地域（東京都など）があり，各地域の担当施設に確認をする必要がある.
- なお，東京都では初回測定値が上位 3 パーセンタイル以内の検体については fT4 を測定し，都立病院からの検体については，TSH と fT4 の両者を測定している.
- 精密検査時には，血清 TSH，fT4，fT3 が最低限必要であり，病型によってはサイログロブリン値が有用である. 甲状腺超音波検査で正所性に甲状腺が描出されるか，腫大しているかを確認する.
- 原因究明のためには，母親の甲状腺機能検査も有用である. 検査以外に，母親の既往歴，妊娠中の経過，甲状腺疾患の家族歴について十分に問診を行うことも重要である.
- ヨード過剰が明らかな場合は尿中総ヨウ素定量（保険収載あり）を考慮する. ただし，新生児における基準値は定まっていない.

❖ e 治　療

- 小児期を通じた血清 TSH，血清 fT4，T4 の統一した正常範囲の設定はなく，検査試薬によっても正常値は異なる．

- fT4 参考例：最重症＜0.4 ng/dL，重症 0.4〜0.7 ng/dL 未満，中等症 0.7〜1.5 ng/dL 未満．

- ただちに治療を開始する基準
  - ➤ 上記チェック項目≧2 点．
  - ➤ 超音波検査にて甲状腺が同定できない，または甲状腺腫を認めた場合．
  - ➤ 血清 TSH≧30 mIU/L，または血清 TSH 15〜30 mIU/L かつ fT4 低値（1.5 ng/dL 未満）の場合．

- 臨床症状がなく血中甲状腺ホルモンも正常範囲で，血清 TSH 15 mIU/L 未満の場合，再度甲状腺機能検査を行い，生後 3〜4 週を過ぎても，TSH が 10 mIU/L を超えている場合は治療を考慮．無治療の場合には 1〜2 週間後に甲状腺機能の再評価を行う．

- 臨床症状がなく血中甲状腺ホルモンも正常範囲で，血清 TSH 15 mIU/L 以上の場合，潜在性甲状腺機能低下症とよばれる状態で，生後 6 か月未満で TSH 10 mIU/L 以上，生後 12 か月未満で 5 mIU/L 以上を異常と考え，保護者と相談のうえ，治療の開始を考慮する．

Rp.
レボチロキシン（LT4）（チラーヂン® S）10 μg/kg/day，1 日 1 回，po
最重症例では，12〜15 μg/kg/day で開始が推奨
初期投与開始後は 1 週間後，2 週間後，4 週間後にフォローを行う
なお，鉄剤，カルシウムは LT4 の吸収を阻害するため，同時摂取は避ける

❖ f 早産児の低サイロキシン血症

- 多くの早産児では生後 1〜2 週に fT4 が著しい低値をとるが，この際 TSH の上昇は伴わない．

- 実際，在胎 30 週未満の低出生体重児では，50% 以上が TSH 上昇を伴わない低 T4 血症を呈するとされている．

しかし，低T4血症の多くは，現在の免疫測定法による
みかけ上の低値と考えられており，低T4血症は，通常
は生後6～10週間で正常化し，治療をしなくても正常な
発達を認めるとされている．また，LT4投与により，晩
期循環不全を顕在化させた可能性を示唆する報告もある．

● よって，後述のガイドラインでは，現状では，低出生体
重児におけるTSH上昇を伴わない低T4血症については，
積極的にLT4の治療を行うことは勧められない，とされ
ている．

● ただし，低出生体重児では遅発性にTSHが上昇する例も
みられるため，定期的な経過観察は必要である．

● 体重増加不良，腹部膨満がある場合は，TSHが高値でな
くても治療を考慮する[2]．

(1) 早産児の甲状腺機能評価の実際

● 1,500ｇ未満の早産児の初回の甲状腺機能検査は，在胎週
数によらず生後2週間で行う．

● その後は，異常所見があれば1週間後，問題がない結果
であった場合も生後1か月で再度評価を行う．

● なお，先天性甲状腺機能低下症に関しては，先天性甲状
腺機能低下症マススクリーニング・ガイドライン（日本
小児内分泌学会マス・スクリーニング委員会/日本マ
ス・スクリーニング学会，2014年改訂版）が発表されて
おり，日本小児内分泌学会のHP（http://jspe.umin.jp/
medical/gui.html）にて入手可能である．

文献

1) Gleason CA, et al eds：Avery's Disease of the Newborn 9th ed., Saunders, 2012
2) Komiyama M, et al：Early Hum Dev **85**：267-270, 2009

参考文献

・新生児内分泌研究会（編著）：新生児内分泌ハンドブック 改訂第
2版．メディカ出版，2014
・Braverman LE, et al eds：Werner & Ingbar's The Thyroid：A Fundamental and Clinical Text. Wolters Kluwer, 2013

（田中広輔）

166　第2章　主な疾患

M　血液・免疫疾患

1　多血症

❖a　定義・診断

- 中心静脈血の Ht 65% 以上，または Hb 22 g/dL 以上（臨床的には末梢の静脈血や動脈血で代用）.
- 足底採血では Ht は高く出ることが多いので注意が必要.

❖b　病　態

- 血液の粘稠度が高まり全身の血管で循環障害がおこり，さまざまな症状が生じる.

❖c　原　因

- 胎児期や出生前後の低酸素：妊娠高血圧症候群（PIH）など.
- 母体糖尿病.
- 胎盤からの血液供給：双胎間輸血症候群（TTTS）など.
- 胎児要因：SFD，21，18，13 トリソミーなど.

❖d　症　状

- 呼吸循環：チアノーゼ，多呼吸，呼吸窮迫.
- 中枢神経：無呼吸，筋緊張低下，けいれん.
- 消化器：嘔吐，哺乳力低下.
- 代謝：低血糖，低カルシウム血症.
- 泌尿器：乏尿.
- 血液：高ビリルビン血症，血小板減少症，血栓症（脳梗塞，腎梗塞）.

❖e　治　療

- 無症候性であればまずは輸液などでの水分投与を行う.
- Ht 65% 以上で症状がある，または無症候性でも Ht 70% 以上の場合には部分交換輸血を行う.

(1) 部分交換輸血

- 瀉血路として通常は末梢動脈ラインを使用することが多い.

M 血液・免疫疾患 167

- 瀉血量を計算し，それと同量の生理食塩水を静脈ラインから補充する．
- isovolemic で，瀉血と静注を同時に行う．
- 瀉血量（mL）＝児の循環血液量（mL）×[現在の Ht−目標の Ht]÷現在の Ht
- 児の循環血液量は正期産児で 80〜90 mL/kg，早産児では 100 mL/kg で計算する．
- 目標の Ht は 50〜60％ で計算する．

【例】 在胎 40 週出生，体重 3 kg で Ht が 78％ の場合の瀉血量の計算
児の循環血液量（mL）＝85 mL/kg×3 kg＝255 mL
目標の Ht を 55％ とすると
瀉血量（mL）＝255 mL×（78−55）÷78＝75.2 mL となる．

（大島拓也）

② 貧血（未熟児貧血を除く）

❖a 病態・原因 ────────────

- 出生後早期の貧血は出生前の出血や，出生後の出血，溶血性貧血などが原因でおきることが多い．
- 出生前の出血：母児間輸血症候群，双胎間輸血症候群（供血児），臍帯断裂など．
- 胎内での赤血球産生抑制：TORCH などの先天性感染症など．
- 出生後の出血：頭蓋内出血，帽状腱膜下出血，肺出血，上部消化管出血（AGML，胃潰瘍など），肝臓破裂，脾破裂，副腎出血など．
- 溶血性貧血：血液型不適合，遺伝性球状赤血球症など．

❖b 定 義 ────────────

- 早期新生児期（生後 1 週間未満），血液中の Hb が 13 g/dL 未満．

168　第 2 章　主な疾患

表 1 ● 濃厚赤血球輸血基準

生後 24 時間以内	Hb 12 g/dL 未満
集中管理を要する新生児	Hb 12 g/dL 未満
慢性期の酸素依存状態	Hb 11 g/dL 未満
慢性期に状態が安定している	Hb 7 g/dL 未満

〔British Committee for Standards in Haematology：Br J Haematol **124**：
433-453, 2004 を元に作成〕

❖ c 検 査

- 採血（赤血球数，Hb，MCV，MCH，MCHC，LDH，AST，T-Bil，凝固，血液型，直接/間接 Coombs 試験など）.
- X 線.
- 超音波（頭蓋内，胸腔内，副腎，腹腔内など）.

❖ d 治 療

- 血液中の Hb や全身状態を考慮し，適宜赤血球の輸血を考慮する（**表 1**）[1].
- ただし，Hb のみで判断しない．週数，症状などを加味して判断する.
- 心不全の場合はとくに貧血に注意する.
- 早産児などで頻回に輸血が必要な場合には，赤血球製剤の分割（当院では 2～3 分割）を考慮する.
- CMV 陰性血☞p.256「輸血（製剤の注意点）」.

文 献

1) British Committee for Standards in Haematology：Br J Haematol **124**：433-453, 2004

（大島拓也）

---

❸ 母児間輸血症候群 （胎児・母体間輸血症候群）

❖ a 概 念

- 母児間輸血症候群は分娩前または分娩中に胎児血が母体循環に流入することで発症する.
- 胎児貧血が高度な場合は脳性麻痺，死産，新生児死亡などの重大な結果をもたらす.

M 血液・免疫疾患 169

● 各妊娠期間で胎児から母体への少量の血液移行はほとんどの妊娠例でみられるが，重篤な症状を呈する母児間輸血の発症頻度は 0.02% 程度と稀な疾患である．

❖ b 病 因

● 最終的に原因が特定されないことも多いが，母体外傷後，あるいは前置胎盤や前置血管に併発，あるいは羊水穿刺や外回転術後におこりうる．

❖ c 臨床所見

● 急性発症の場合は，胎児貧血・急速な循環不全に伴って胎動減少，胎児水腫などがみられ，出生後はショック，低血圧，代謝性アシドーシスなどを呈す．
● 胎児心拍モニタリングで NRFS，sinusoidal パターンを示した場合は緊急娩出の適応となる．
● 慢性的な発症の場合は，出生後も貧血以外に症状を認めないこともある．

❖ d 診 断

(1) 母体血中の HbF 定量

● Kleihauer-Betke 法は，HbA が酸性液（pH 3.3）で赤血球外に溶出する性質を利用し HbF 含有赤血球を定量する方法．
● 産褥早期の母体血中 HbF の基準値の上限値は 3% である．
● 母児間に ABO 不適合がある場合は，HbF 含有赤血球が溶血するため偽陰性となるので注意が必要である．

(2) 母体血液中の α-フェトプロテイン定量（AFP）

● AFP は胎児肝臓で生成され，母体血清中には非妊娠時では測定感度以下，妊娠後半期では平均 160 ng/mL 程度に上昇する．
● この数倍以上に上昇があれば胎児母体間輸血症候群が強く疑われる．
● 血中半減期は 3〜5 日であるため，分娩直後に評価する．

❖ e 治 療

● 緊急の輸血が必要である．

- 輸血まで時間を要する際は，循環血漿製剤を用いる．
- Hb 7 g/dL 以下の場合，大量の輸血となるため，交換輸血を考慮する．

（古川陽介・武藤浩司）

❹　播種性血管内凝固（DIC）

❖a　原　因

- 感染症（敗血症，NEC など）．
- 分娩時の合併症（常位胎盤早期剝離，双胎 1 児死亡，新生児仮死など）．
- 低体温，アシドーシス，呼吸障害（RDS，MAS など），循環不全．
- 脳室内出血，肺出血，帽状腱膜下出血，巨大血管腫，プロテイン C/S 欠損症など．

❖b　診　断

- 日本産婦人科・新生児血液学会から提唱されている新生児 DIC 診断基準（表 2）[1]，新生児 DIC 診断アルゴリズム（図 1）[1]を参照．従来の診断基準は文献[2]参考．

❖c　治　療

- 日本産婦人科・新生児血液学会から提唱されている新生児 DIC 治療指針[3]を参考にする．

(1)基礎疾患の治療

- 感染症や出血などの基礎疾患の治療，および循環不全，アシドーシス，低酸素血症，低体温などの治療が必要．

(2)病　態

- 図 2 参照．

(3)治療薬の推奨度

- 推奨度分類（表 3，表 4）[4]参照．

(4)抗凝固療法

◆ヘパリン類

Rp.
未分画ヘパリン 5〜10 単位/kg/hr　点滴静注

M 血液・免疫疾患　171

表 2 ● 新生児 DIC の診断基準（案）

項目		出生体重	
		1,500 g 以上	1,500 g 未満
◆血小板数[※1]	$70\times10^3/\mu L\leqq$かつ 24 時間以内に 50% 以上減少	【1 点】	【1 点】
	$50\times10^3/\mu L\leqq$＜$70\times10^3/\mu L$	【1 点】	【1 点】
	＜$50\times10^3/\mu L$	【2 点】	【2 点】
◆フィブリノゲン量[※2]	50 mg/dL≦＜100 mg/dL	【1 点】	－
	＜50 mg/dL	【2 点】	【1 点】
◆凝固能（PT-INR）	1.6≦＜1.8	【1 点】	－
	1.8≦	【2 点】	【1 点】
◆線溶能[※3]（FDP/D-Dimer）	＜基準値の 2.5 倍	【－1 点】	【－1 点】
	基準値の 2.5 倍≦＜10 倍	【1 点】	【2 点】
	基準値の 10 倍≦	【2 点】	【3 点】

付記事項

※1 血小板数：基礎疾患が骨髄抑制疾患など血小板減少を伴う疾患の場合には加点しない.

※2 フィブリノゲン量：基礎疾患が感染症の場合には加点しない. 感染症の診断は新生児 SIRS 診断基準（別掲）による.

※3 TAT/FM/SFMC は，トロンビン形成の分子マーカーとして，凝固亢進の早期診断には有用な指標である.

しかし，採血手技の影響をきわめて受けやすいことから，血小板数や D-dimer など他の凝固学的検査結果とあわせて評価する.

血管内留置カテーテルからの採血など採血時の組織因子の混入を否定できる検体では，TAT/FM/SFMC の 1 つ以上が異常高値の場合は，1 点のみを加算する.

なお，採血方法によらず，これらの測定値が基準値以内の時は DIC である可能性は低い.

〔日本産婦人科・新生児血液学会：新生児 DIC 診断基準（案）. 新生児 DIC 診断アルゴリズム. http://www.jsognh.jp/common/files/society/society04_04.pdf を元に作成〕

◆合成プロテアーゼ阻害薬

Rp.
メシル酸ガベキサート（注射用 FOY®）1～2 mg/kg/hr　点滴静注
メシル酸ナファモスタット（注射用フサン®）0.06～0.20 mg/kg/hr　点滴静注

◆アンチトロンビン

● AT-Ⅲの目安：成人では AT-Ⅲは 70% を目標に補充をするが，早期新生児期の AT-Ⅲの正常値は 30～50% であり，補充の目標値の設定は難しい.

172 第2章 主な疾患

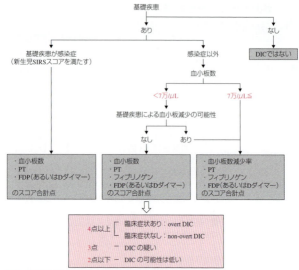

図1 ● 新生児DICの診断アルゴリズム（案）
〔日本産婦人科・新生児血液学会：新生児DIC診断基準（案），新生児DIC診断アルゴリズム．http://www.jsognh.jp/common/files/society/society04_07.pdf を元に作成〕

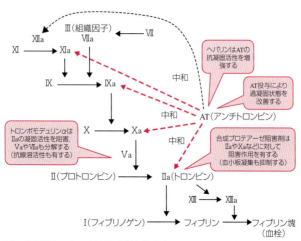

図2 ● 凝固カスケードと治療薬の作用点

M 血液・免疫疾患 173

表3 ● 推奨度分類

コンセンサス	科学的根拠の有無にかぎらず，常識的に行うべき治療
A	新生児 DIC に対してその推奨の効果に強い根拠があり，臨床上の有用性も明らかである
B₁	新生児 DIC において，その推奨の効果に関する根拠が中等度である．または，その効果に関して強い根拠があるが，臨床上の有用性を示す明白な根拠がない
B₂	十分な根拠がないが，有害作用が少なく，新生児の DIC においても日常臨床で使用されている
C	成人の DIC では有用性を示唆する報告があるが，新生児での経験はきわめて少なく，有用性を評価できない
D	新生児 DIC での有用性を否定する．または，有害作用が有効性を上回る

（白幡 聡：Thrombosis Medicine **4**：173-177, 2014）

表4 ● 各治療法の推奨度

基礎疾患の治療	コンセンサス
抗凝固療法	
未分画ヘパリン	B₂*
低分子ヘパリン（ダルテパリン）	C
ヘパリン類（ダナパロイド）	C
ガベキサートメシル酸塩	B₂
ナファモスタットメシル酸塩	B₂
アンチトロンビン製剤	B₂
遺伝子組換え型トロンボモジュリン製剤	B₁
輸血および補充療法	
新鮮凍結血漿	コンセンサス
濃厚血小板	コンセンサス

*明らかな出血症状がある場合は D
（白幡 聡：Thrombosis Medicine **4**：173-177, 2014）

Rp.
アンチトロンビン 40～60 単位/kg，1 日 1 回（最長投与 5 日間）
体重 3 kg の児の場合
ノイアート® 1,500 単位を添付の注射用水 30 mL で溶解し（50 単位/mL）そのうち 3 mL（150 単位＝50 単位/kg）を緩徐に静注もしくは点滴静注

◆遺伝子組換えトロンボモデュリンアルファ
　● 注意点：ヘパリンとの併用で出血がおきやすい．AT-Ⅲ 製剤との併用は可能．

- 抗凝固作用はプロテインCに依存するため，投与前にプロテインCを測定することが望ましい（プロテインCが10%以下では効果が減弱するため新鮮凍結血漿の併用を考慮する）.
- 重篤な腎機能障害がある場合には適宜130単位/kgに減量する.
- 副作用：頭蓋内出血，肺出血，消化管出血など．また，動脈管開存症や先天性心疾患などで肺血流が増加している場合には肺出血がおこりやすいため注意が必要.
- 効果：抗凝固作用だけではなく，抗線溶活性も有する.
- 適応：成人や小児と同等の安全性が新生児でも確認されており，推奨度がB_1と高めである.

Rp.

トロンボモデュリンアルファ 380 単位/kg, 1 日 1 回, 30 分かけて点滴静注

体重 3 kg の児の場合

リコモジュリン® 1 V（12,800 単位）を生食 2 mL で溶解し，そのうち 0.3 mL に生食 4.7 mL を加え 5 mL の投与液（384 単位/mL）を作成し，その 3 mL（384 単位/kg）を 30 分かけて投与（フィルターは通さずに投与する）

---

(5) 輸血および補充療法

◆新鮮凍結血漿（FFP）

- 出血症状やフィブリノゲン低下（100 mg/dL 以下），PT延長（INR 2.0 以上），APTT 延長（基準上限の 2 倍以上）などを考慮し，FFP 10〜20 mL/kg を点滴静注する.

◆濃厚血小板

- 原則として血小板数が 5 万/μL 以下で出血傾向を認める時に，濃厚血小板 10〜15 mL/kg を輸血する.

文 献

1) 日本産婦人科・新生児血液学会：新生児 DIC 診断基準，新生児 DIC 診断アルゴリズム．http://www.jnanet.gr.jp/pdf/dic.pdf
2) 白幡 聡，他：日本血栓止血学会誌 17：245，2006
3) 日本産婦人科・新生児血液学会：新生児 DIC 治療指針．http://www.jsognh.jp/common/files/society/society04_05.pdf

4) 白幡　聡：Thrombosis Medicine **4**：173-177, 2014

（大島拓也）

5　血小板減少

❖a 定　義
- 血液中の血小板数が 15 万/μL 未満.

❖b 原　因
（1）免疫性
- 同種免疫性血小板減少症（neonatal alloimmune thrombocytopenia：NAIT）：母児間の ABO 血液型抗原や HLA 抗原の違いで生じる．HLA 抗体単独例 33.3%，HPA（human platelet antigen）抗体単独例 12.1% という報告[1]あり．
- 新生児受動免疫性血小板減少症：母体 ITP，母体 SLE の場合に母体の抗血小板抗体が胎盤を通過し生じる．
（2）非免疫性
- FGR（SGA），新生児仮死，DIC，細菌感染症（敗血症や NEC，NTED など），TORCH，染色体異常（HLHS に伴う Jacobsen 症候群など），先天性橈骨欠損症，Kasabach-Merritt 症候群など．

❖c 検　査
- 児：血液検査（血算，血小板容積，凝固，肝機能，アルブミン，炎症反応など），骨髄検査，染色体検査，頭部エコー，頭部 CT．
- 母体：血液検査（血小板数，血小板抗原型）．
- NAIT の際の検査：血小板抗体や血小板抗原型の検査は，当院では輸血部で対応可能（7〜10 日程度かかる）．

❖d 治 療

(1) 血小板輸血
◆投与量

> Rp.
> 濃厚血小板液 10〜20 mL/kg を 1〜2 mL/kg/hr 程度で静注
> 可能であれば血小板液をシリンジに移してから 3〜4 時間以
> 内に投与

◆適応（以下の基準を参考に個別に判断する）[2]
- 状態の安定した正期産児：血小板数が 2 万/μL 未満.
- 状態が不安定な正期産児または生後 1 週間以内の早産児：血小板数が 5 万/μL 未満.
- 活動性の出血がみられる場合：血小板数が 10 万/μL 未満.
- 侵襲の大きな手術前：血小板数が 10 万/μL 未満.
- NSAIDs（インドメタシン，イブプロフェンなど）を使用している場合：血小板数が 5 万/μL 未満.

(2) NAIT の治療
- γ-グロブリン投与（400 mg/kg/day×5 日間または 1 g/kg/day×2 日間）.
- 血小板輸血（上記参照）.
- 交換輸血（抗血小板抗体除去目的）.

(3) 新生児受動免疫性血小板減少症の治療
- 表 5[3] を参考に行う.

◆頭蓋内出血やその他の重篤な出血がある時

> Rp.
> γ-グロブリン投与（1 g/kg を 8〜12 時間で点滴静注）
> ＋　副腎皮質ステロイド投与（プレドニゾロン 2 mg/kg，
> 　　2 週間経口投与し，以後 1 週間で漸減中止）
> ＋　血小板輸血　を考慮

- 血小板数が 5 万に達しない場合には，γ-グロブリンを初回投与から 4 日後に同量投与する.

M 血液・免疫疾患 177

表5 ●新生児受動免疫性血小板減少症治療ガイドライン

新生児受動免疫性血小板減少症治療の意義

ITPの母から出生の新生児における受動免疫性血小板減少症の治療の適否と治療法の選択に関しては，積極的血小板増加対策による重症出血の予防と，予後に対する影響を裏付ける明確なevidenceがない．また児の血小板減少を予測する確実なマーカーも認識されていない．さらに無治療群を含む前方視的臨床研究の実施は今後とも実際上困難であると思われる．従って欧米の報告の文献的考察と，厚生省特発性造血障害調査班研究班で施行した全国調査の結果を参考として本ガイドラインを作成した．

Ⅰ. ITP母体ないし，ITP既往母体より出生の新生児の評価

(1) 血小板数測定

母親がITPないし，その既往がある場合，出生後早期に血小板数測定を行う．

1) 成熟児で出生時血小板数が5万未満の場合，および未熟児・ハイリスク児（仮死，分娩外傷，ビタミンK欠乏症，感染症ほか主治医が判断したもの）：

出生後1週間は頻回に血小板数を測定する．また，出生1週以降に血小板減少を認めることもあるため，生後3カ月までは適宜血小板数を測定する．

2) 成熟児で出生時血小板数が5万以上の場合：

出生後1週間は適宜，血小板数を測定する．出生1週以降に血小板減少を呈することがあるため，生後3カ月までは適宜血小板数を測定する．

(2) 頭蓋内出血の検索

出生時血小板数が5万未満の場合は，神経症候の有無にかかわらず，頭部ECHOまたはCTで頭蓋内出血（ICH）の検索を行う．

Ⅱ. 新生児ITPの治療

(1) 適応と治療法の選択

1) ICHおよびその他の重篤な出血症状を認める場合：

直ちに免疫グロブリン大量療法（IVIg）および副腎皮質ステロイド併用療法を開始する．血小板輸血を考慮する．（AⅡ）#1

2) ICHおよびその他の重篤な出血がなく，血小板数が2万未満となった場合：

IVIgを施行する．（AⅡ）#2

3) ICHおよびその他の重篤な出血がなく，血小板数が2万以上5万未満の場合：

出血症状および新生児のリスクを十分考慮にいれ，治療の適否を検討し，必要と判断された場合はIVIgを施行する．（BⅢ）

#1 有効な血小板増加が得られるが，副腎皮質ステロイド併用の優位性を示す証拠はない．

#2 有意な血小板増加効果を認める証拠があるが，重大出血を有意に抑制するとの証拠はない．

(2) 治療法

1) IVIg：1,000 mg/kgを8〜12時間で点滴静注する．血小板が止血安全域（5万以上）に達しないときには初回投与から4日後に同量を点滴静注する．

178　第2章　主な疾患

表5 ●つづき

2）副腎皮質ステロイド：prednisolone 2 mg/kg を2週間経口使用し，以後1週間で漸減中止する．
付（厚生省特発性造血障害調査研究斑のガイドラインから引用）

Ⅲ．分娩直前の治療

分娩直前の母体に対する治療は新生児の血小板数に影響を与えないため，純粋に母体の安全性のみを考慮し，副腎皮質ステロイド，IVIg，血小板輸血を行う．

Ⅳ．分娩方法

（1）経腟分娩

産科的適応がない限り経腟分娩を行う．この場合も計画分娩として切創，裂傷を避けた緩徐な分娩を原則とする．鉗子分娩，吸引分娩を避ける．

（2）帝王切開の適応

1）産科的適応

2）前児に血小板減少がみられた場合

3）事前の臍帯血採取（PUBS）によって胎児血小板数5万未満が確認された場合

（藤沢康司，「小児ITPに対する治療ガイドラインの現況とその検証」．臨床血液．2004；**45**：428-435.）

◆頭蓋内出血などの重篤な出血がない時

Rp. ① 血小板数2万未満

γ-グロブリン投与（1 g/kg を8〜12時間で点滴静注）

Rp. ② 血小板数2万から5万未満

出血症状などを考慮し，γ-グロブリン投与を考慮

● 血小板数が5万に達しない場合には，γ-グロブリンを初回投与から4日後に同量投与する．

文　献

1）飯野美穂，他：日本輸血細胞治療学会誌 **56**：508-514，2010
2）Christensen RD, et al：Neonatology **106**：245, 2014
3）藤沢康司：臨床血液 **45**：428-435，2004

（大島拓也）

---

❻　新生児・乳児ビタミンK欠乏性出血

❖ a　歴史的背景

● 1894年：Townsend が新生児出血性疾患を報告．

M　血液・免疫疾患　179

- 1929 年：Dam によりビタミン K 発見（ノーベル賞受賞）.
- 1939 年：多くの研究者によりビタミン K 欠乏性出血が証明され，ビタミン K 投与による治療予防が証明.
- 1975 年：日本で初めて乳児ビタミン K 欠乏性出血を報告（飯塚，長尾による）.

❖b 病　態

(1) 新生児型の特徴

- ビタミン K は経胎盤移行性が悪く，出生時の備蓄が少ない，母乳中のビタミン K の含有量が少ない，ビタミン K の吸収能が低い，ビタミン K 依存性凝固因子の血中濃度が生理的に低いことなどから，新生児ではビタミン K 欠乏性出血がおこりやすい.
- ビタミン K 欠乏による消化管出血を新生児メレナとよぶ.
- 日齢 2〜4 におきることが多いが，合併症をもつ新生児や妊娠中にワルファリンなどを服用していた母親から生まれた児などでは，出生後 24 時間以内におきることもある.

(2) 乳児型の特徴

- 一部の母親の母乳中のビタミン K 含有量が極めて少ないことがある. また哺乳量が少ない乳児がいたり，腸内細菌叢で産生されるビタミン K が少ないことなどから乳児ではビタミン K 欠乏性出血がおこりやすい.
- また，新生児肝炎や胆道閉鎖症などの胆汁分泌障害，遷延性の下痢，抗菌薬投与などが加わると，ビタミン K 欠乏が助長される.
- 乳児ビタミン K 欠乏性出血は男児に多く（1.9 倍），生後 3 週から 2 か月に 90.7% の症例が集中している. 発症者の 89.6% が母乳栄養児である. 85.9% の症例が頭蓋内出血をおこしている.

(3) ビタミン K の凝固系への作用

- ビタミン K が欠乏することにより，ビタミン K 依存性凝固因子である第 II，第 VII，第 IX，第 X 因子の活性が低下し出血がおきる（図 3）.

(4) 母体の内服薬

- 母体がビタミン K 阻害作用のある薬剤を内服していた場

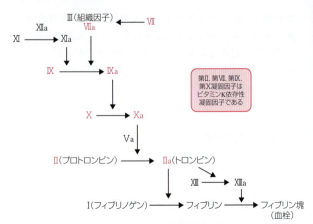

図3 ● 凝固カスケードとビタミンK依存性凝固因子

合に，児にビタミンK欠乏性出血がおきることがあるため注意が必要.
- ➤ 抗凝血薬：ワルファリン.
- ➤ 抗てんかん薬：カルマバゼピン，フェニトイン，フェノバルビタール，ピリミドン.
- ➤ 抗結核薬：リファンピシン，イソニアジド.

❖ c 症 状
- 消化管出血（吐血，下血など），皮膚からの出血（出血斑や止血困難など），頭蓋内出血，臍出血，鼻腔出血など.

❖ d 検 査
- 血算（Hb，血小板数），凝固系検査（PT, APTT, PIVKA-Ⅱ，トロンボテスト，ヘパプラスチンテスト，AT-Ⅲ，フィブリノゲン，FDP, D-dimer）.
- Apt試験（仮性メレナ：母体血との鑑別）.
- 消化管内視鏡検査.
- 超音波検査.

❖ e 治 療
- ただちにビタミンK_2製剤を0.5〜1.0 mgゆっくりと静注

する.

● 重症例には新鮮凍結血漿 10〜15 mL/kg を輸血する.
● 最重症例には第IX因子複合体濃縮製剤の併用を考慮する.
● 貧血に対しては適宜濃厚赤血球液の輸血を考慮する.
● 消化管出血では哺乳や注入の中止も検討する.

❖f 予 防

● ビタミン K 欠乏性出血は出生時,産院退院時,1 か月健診時の 3 回の予防投与により,予防投与実施前と比較して発生頻度は 1/10 まで減少した[1].
● 2005 年に行われた全国調査[2]で,出生後 3 回のビタミン K 製剤を投与されても出生 50 万人に 10 人の頻度でビタミン K 欠乏性出血が発生している.
● 2011 年に日本小児科学会が作成したガイドライン[3]では,出生後 3 回のビタミン K の予防投与に加えて,出生後 3 か月までは週 1 回ビタミン K_2 を投与する方法もある,という留意点が附記されている（☞p.23「ビタミン K 内服法」）.

文 献

1) 塙　嘉之：周産期医学 **22**：513-517, 1992
2) 白幡　聡, 他：日本産婦人科・新生児血液学会雑誌 **16**：S55-56, 2006
3) 日本小児科学会新生児委員会ビタミン K 投与法の見直し小委員会（白幡　聡, 他）：新生児・乳児ビタミン K 欠乏性出血に対するビタミン K 製剤投与の改訂ガイドライン（修正版）, https://www.jpeds.or.jp/uploads/files/saisin_110131.pdf, 2011

（大島拓也）

7 血栓症

❖a 血栓症が疑われたときの対応

● リスクファクターの確認.
➤ 母体因子：DM, 抗リン脂質抗体, 血栓症の家族歴, FGR.

182 第2章 主な疾患

➤ 児因子：カテーテル，敗血症，脱水，仮死，SGA，先天性心疾患，多血症，低酸素．

➤ 先天因子：PC欠損症，PS欠損症，AT欠損症．

● 下肢からPIカテーテルを留置する場合，腎静脈血栓のリスクを考慮し，先端は原則L2以下に置く．

● 診断：エコー，部位によっては造影CT．

● 採血：血算，凝固（PT，APTT，フィブリノゲン，プラスミノーゲン，AT-Ⅲ，プロテインS，プロテインC，Dダイマー，抗リン脂質抗体）．

❖ b　急性期治療の選択

● 無治療で経過観察（非常に軽微な血栓で症状がほとんどない場合のみ）．

● 抗凝固療法：未分画ヘパリン（普通のヘパリン），低分子ヘパリン（フラグミン®）．当院（案）では，未分画ヘパリンを数日 → フラグミン®（後述のd参照）．

● 線溶療法：UK（ウロキナーゼ），tPA．当院では，基本的にウロキナーゼの全身投与のみ（後述のe参照）．

● 手術（抗凝固，線溶療法が禁忌のときなど）．

● いかなる場合も，血小板は5万以上，フィブリノゲンは100以上になるように補充しておく．

● ヘパリン療法にしても線溶療法にしても，治療に伴う出血のリスクは家族にICしておく．

❖ c　個々のケースでの治療法，治療期間

（1）カテーテル関連静脈血栓

● ヘパリン → 低分子ヘパリン（フラグミン®）による抗凝固療法を3～5日行ったあとに，カテーテルを抜去する．血栓を経時的にフォローする．無治療で経過観察の方針でも，増悪傾向ならすぐ抗凝固療法に移行．

● 期間：6週間～3か月．

● 線溶療法は四肢や主要臓器に致命的なダメージが残ることが想定されるときのみ．

（2）右心房血栓

● カテーテル関連である場合，血栓が小さい場合は抜去して抗凝固療法．巨大な場合は手術も考慮する．抜かずに

局所線溶療法も考慮する.

(3) 腎静脈血栓

- 片側かつ血尿,タンパク尿がなく,下大静脈に伸展していない:無治療で経過観察.
- 血栓が増悪傾向,片側でも下大静脈に進展している:抗凝固療法. 6 週間～3 か月.
- 両側や血尿,タンパク尿がある:線溶療法を先行させることを考慮.

(4) 深部静脈血栓 DVT/肺塞栓 PE

- 初回の特発性 DVT/PE → 抗凝固療法を半年～1 年.
- 特発性 DVT/PE の再発例:永続的ビタミン K 阻害薬(VKA＝ワーファリン®)を考慮.
- 二次性 DVT/PE でリスク因子がなくなった場合:抗凝固療法を 3 か月.
- 二次性 DVT/PE でリスク因子が可逆性な場合:リスク因子がなくなるまで抗凝固療法継続.
- 二次性 DVT/PE が再発する場合:リスク因子がなくなるまで,かつ 3 か月以上抗凝固療法.

(5) 血管異常があるとき(先天性下大静脈閉鎖など)

- 特発性 DVT/PE として対応.
- 再発例では永続的ワーファリン® を考慮.

(6) 動脈血栓

- カテーテル関連ならすぐ抜くべきとされているが,同部位から局所線溶療法を行う場合もある.
- 症状がある場合:ヘパリン → 低分子ヘパリン(フラグミン®)による抗凝固療法を最低 10 日間.
- 反応がない場合や切迫している場合:線溶療法や手術を検討.

(7) 脳静脈血栓

- 脳室内出血なし:抗凝固療法を 6 週間～3 か月間.
- 脳室内出血あり:無治療で経過観察. ただし,5～7 日後に検査して増悪傾向なら抗凝固療法.

(8) 脳梗塞

- 心臓に塞栓リスク(右左シャント)がなければ初回の脳梗塞は無治療で経過観察のみ.
- 塞栓リスクがある場合は,ヘパリン → 低分子ヘパリン

（フラグミン®）による抗凝固療法．最低3か月．再発例も抗凝固療法．

(9) 電撃性紫斑病

● プロテインC欠損症が疑わしい場合，FFPを10〜20 mL/kg，12時間ごとにいれるか，アナクト® Cの20〜60 U/kgを繰り返し投与でもよい．その後，ワーファリン®による長期治療あるいはアナクト® Cの継続治療，もしくは肝移植を行う．

※※

● 上記（1）〜（9）に示すような推奨の投与期間が終了した1か月後にDダイマー（DD）を測定．
● まだ高い場合は，再発リスクが高いと考え，治療の再開を考慮．
● 完全開通が得られない場合は，血栓後症候群を高率に発症するので慎重にフォロー．
● 弾性ストッキングの着用を考慮．

❖ d　抗凝固療法

● 適応対象外：ヘパリンあるいは低分子ヘパリン（フラグミン®）に対して明らかなアレルギーがある人，ヘパリン起因性血小板減少症（HIT）の既往がある人，high grade IVHがある人．
● ヘパリンから開始して，数日後に低分子ヘパリン（フラグミン®）に移行する．

(1) ヘパリンUFH（未分画ヘパリン）

> Rp.
> ヘパリン注®　20 IU/kg/hr div

● 血小板数の回復，FDP↓，DD↓，TAT↓などで効果を判断し，副作用はAPTTで判断する．
● APTTは正常上限程度にとどめる．急に血小板が半分以下に下がったり，投与開始5〜10日して血小板7万以下が持続するときはHITを疑う．

(2) 低分子ヘパリン LMWH

> **Rp.**
> フラグミン® 75 IU/kg/day, 24 時間持続投与 div（DIC に対する量：保険適用上限）

- 腎不全では使えない. また, 日本では皮下注射は認められていない.
- 効果は血小板数の回復, FDP↓, DD↓, TAT↓などで判断する.

(3) ワーファリン®

- ワーファリン® は 1 歳になるまでは使用しない（電撃性紫斑病を除く）.

❖ e 線溶療法 ─────────

- 以下のような場合のみ適応を考える.
  - ➢ 四肢, あるいは臓器に致命的なダメージがおこると思われる場合.
  - ➢ 急性の動脈血栓.
- 以下のような場合は適応外.
  - ➢ 10 日以内の中枢神経系の虚血, 出血, 手術など（新生児仮死含む）.
  - ➢ 7 日以内の手術.
  - ➢ 3 日以内の侵襲的処置.
  - ➢ 2 日以内のけいれん.
  - ➢ 適切に補充しても血小板数を保てない（挿管されている, 敗血症, ELBWI では 10 万以上, 安定した成熟児では 5 万以上が目安）.
  - ➢ 適切に補充してもフィブリノゲン＜100, PT-INR＞2.
- 時期も逸しない：エピソードから 7 日以内（なるべく早いほうが効果も高い）.
- 投与期間：数日間, あるいは再開通がおこったらすぐやめる.
- FFP を必ず先行投与して, プラスミノーゲンを高く保つ.

Rp. ウロキナーゼ（全身投与）

ウロキナーゼ 4,400 IU/kg を 10 分以上かけて iv

→ その後 4,400 IU/kg/hr で 12〜24 時間かけて持続投与

- ヘパリン療法と併用可能，フィブリノゲン↓，FDP/DD↑で効果判定する．

(西村　力)

❽　血球貪食性リンパ組織球症（HLH）

❖a　概　念

- 血球貪食性リンパ組織球症（hemophagocytic lymphohistio-cytosis：HLH）は，発熱や肝脾腫など，マクロファージ活性化による高サイトカイン血症を示す．
- 血球貪食症候群ともよばれる．
- 診断基準が明確だが，新生児には該当しにくい項目もあり，注意を要する．
- 治療法はある程度確立しているが，新生児 HLH の治療は今後の課題である．

❖b　診断基準

- HLH-2004 診断基準（modified）を表 6[1)]に示す．

❖c　治　療

- 目標：過剰免疫応答の沈静化．
- ステロイド：デキサメタゾン $10 \, mg/m^2/day$ or メチルプレドニゾロン pulse 20〜30 mg/kg/day，3 日間．
- IVIG：感染に伴う二次性の場合は 1 g/kg 1 回投与．HSV による場合はアシクロビル 60 mg/kg/day．
- 一次性の場合：シクロスポリン A（CSA），エトポシド（VP-16），デキサメタゾン．

M 血液・免疫疾患　187

表6 ● HLH-2004 診断基準（modified）

診断基準：A ないし B をみたす

A．遺伝子異常の同定

　　PRF1，*UNC13D*，*STX11*，*STXBP2* など

B．以下の 8 項目のうち，5 項目をみたす

　1．発熱
　2．脾腫
　3．2 系統以上の血球減少
　　　　Hb＜9 or 10 g/dL
　　　　血小板＜10 万/μL
　　　　好中球＜1,000/μL
　4．高 TG 血症 or 低フィブリノゲン血症
　　　　TG＞265 mg/dL
　　　　フィブリノゲン＜150 mg/dL
　5．血球貪食像
　6．NK 細胞活性低値ないし欠損
　7．高フェリチン血症　＞500 ng/mL
　8．可溶性 IL-2R 高値　＞2,400 U/mL

（Henter JI, et al：Pediatr Blood Cancer **48**：124-131, 2007 を元に作成）

文　献

1）Henter JI, et al：Pediatr Blood Cancer **48**：124-131, 2007

参考文献

・Morimoto A, et al：Pediatr Int **58**：817-825, 2016

（高橋尚人）

9　鉄欠乏性貧血

❖ a　概念・診断

● 新生児・乳児は成長発達が著しく，鉄需要量が多いことから，鉄欠乏をきたしやすい．とくに母乳栄養の場合，本疾患をきたしやすいことから要注意である．

● 明確な治療開始基準はないが，Hb 12.0 g/dL 以下，血清フェリチン 100 ng/mL 以下を目安とすることが多い．

● 鉄は Fenton 反応でのハイドロキシラジカル産生により脂質過酸化を進めるので，鉄剤使用の際には常に注意する．

❖ b 治　療

（1）内　服

● 鉄欠乏性貧血の治療の第一選択は鉄剤の経口投与（インクレミン® シロップ 6 mg/mL）．通常 2〜4 mg/kg/day から開始し，6 mg/kg/day まで増量する．

Rp. 体重 3 kg の児に対して
インクレミン® シロップ　1〜2 mL/day　po　分 2

（2）静脈投与

● 経腸栄養が確立されない場合など，鉄剤の経口投与が不可能でフェリチン 100 ng/mL 未満の場合に，経静脈投与（フェジン®）を考慮する．

● 連日 1 日 1 mg/kg を 2 時間投与．

Rp. 体重 3 kg の児に対して
フェジン®　3 mg，2 時間かけて静脈投与
（フェジン®　40 mg，2 mL を 5% glucose 38 mL と混注し，うち 3 mL を使用）

● 経口投与と比べて急な上昇がみられることがあるため，連日使用する際は必ず数日以内に血液検査で鉄動態をフォローする．

● 配合変化が多いため必ずブドウ糖単独ルートで使用する．また，血管外漏出に注意する．

● p.364「鉄剤ガイドライン」参照．

（武藤浩司）

N 極低出生体重児

1 在胎 22〜24 週児

❖a 入院準備

- 電子カルテのオーダー情報は推定体重から可能な範囲で事前入力しておく.
- 臍カテーテル準備.
  - ➤ 分娩前に用意するか待機の医師が用意しておく. 入らない場合や皮膚の状態によっては PI カテーテル, 末梢 A ラインを確保する.
  - ➤ カテは直接手で触れないようにし, 清潔野でルートを組んでヘパ生を充填し(air を入れないよう注意), ガーゼで包んでおく. 必要物品は器具も含め清潔野に全て出して, 上から清潔ブルーシートを掛けておく.
- 入院時採血用物品(血算マイクロティナー 3 本, 生化学用 2 本, 血ガス管, キャピラリー 1 本, 血培ボトル 1 セット), 採血用に 1 mL, 2.5 mL シリンジ, 23 G 針用意.
  - ➤ 最初は 2.2 mL 程度の採血量が必要.
- 人工呼吸器は動かしておく(SIMV モードのことが多い. 入室後, 児の状態に合わせて設定しなおす).

❖b 立ち合いに持参するもの(アンダーラインは忘れやすいので注意)

- マスク(最小サイズ).
- 挿管チューブ(2 mm, 2.5 mm 各 2 本).
- 挿管チューブ固定用テープ 3 枚(1 枚は予備).
- 喉頭鏡(ライト点灯をチェック, 00 のブレード使用).
- カプノメーター.
- SpO_2 プローベ, モニター.
- 込めガーゼ(最小サイズ, SpO_2 プローベの裏打ち用).
- サーファクタント+溶解用生食 20 mL プラアンプル, 5 mL シリンジ, 針など(分娩前には溶解し, 必要分をシリンジに用意).
- サーファクタント散布用トラックケア(トラックケア

MAC・薬剤注入用 5 Fr).
- 2.0 mm のトラックケア用コネクター(2.0 mm で挿管する可能性があり，気管吸引用のトラックケアの袋から 2 mm のコネクターを使用する．サーファクタント散布用の方は 2.5 mm 以上しか入っていない).
- 皮膚を覆うラップ.
- 蘇生薬一式（☞p.2「新生児蘇生法」).

❖ c 手術室 ───────────────────

(1) 分娩前
- 搬送用クベース内にもジャクソンリース・バッグ準備（準備がなければ助産師に指示）→リークチェック.
- 搬送用クベースの温度を 37.5℃ 程度に上げておく（アラームが鳴るので max にはしない).
- SpO₂ プローベに込めガーゼを裏打ちしておく（皮膚に粘着部が当たらないようにし，巻き終わりは粘着を残す．臍帯を切るためのクーパーで適度な長さに切る).
- 好みで，挿管時の後頭部枕用ガーゼを出してもらっておく.
- インファントウォーマーのジャクソンリースのリークチェック，吸引圧の確認.
- 臍帯ミルキングをするため，産科医に臍帯を長めに残してもらうよう声を掛けておく.
- 役割分担しておく（メイン蘇生者，介助者，モニター巻き，チューブを渡す人，病棟への連絡係，喉頭鏡や使わなかった物品などの回収係，エレベーター呼び係など).

(2) 分娩後
- 蘇生が一段落したら，NICU リーダーへ「性別，出生時刻，児の状態（挿管の有無，具合など）」を電話連絡→ID 取得，入院手続きを至急してもらう.
- 可能なら搬送用クベースに収容後（冷えるのでラップを掛ける），母へ面会（この間一人はエレベーターを呼びに行く).
- 助産師に家族が NICU の前に来てもらうよう連絡してもらう（入室前の面会に間に合わないことが多いので早めに).

● 臍カテーテル留置後は PR モニター外す（A ライン波形で HR モニターする）.

❖ d NICU 入室後

(1) 保育器
● 初期設定：温度 37℃，湿度 80%.

(2) 急性期輸液・薬剤
● TWI 60～80 mL/kg/day で開始（種々の薬剤含む）.
● DOA/DOB 3～5γ で準備→心エコー所見で適宜調節.
● カルチコール® 8 mL/kg/day 程度（カテコラミンラインをハーフカルチコールベースにするとこのくらい入る）.

Rp. 輸液の処方例：出生体重 500 g, DOA/DOB 5γ, TWI 81.6 mL/kg/day の場合

UV カテ　茶　10% glucose 30 mL ＋ ヘパリン 30 単位　1.1 mL/hr

UV カテ　白　5% glucose 10 mL ＋ カルチコール® 10 mL ＋ イノバン® 6 mg ＋ ドブトレックス® 6 mg ＋ ヘパリン 20 単位　0.3 mL/hr（カルチコール® 7.2 mL/kg/day）

UA ライン　生食 30 mL ＋ ヘパリン 30 単位　0.3 mL/hr

● ケイツー® N 0.5 mg iv.
● アミノベンジルペニシリン（ビクシリン®）50 mg/kg/dose，1 日 2 回 iv.
  アミカシン硫酸塩 7.5 mg/kg/day，1 hr div/日/回.
  ホスフルコナゾール（プロジフ®）フルコナゾールとして 3 mg/kg/day，3 hr 以上かけて div，3 日に 1 回（☞p.104「真菌感染症」）.
● γ-グロブリン 500 mg/kg/回（血漿分画製剤の同意書必要）.

Rp. 出生体重 500 g の場合
献血ヴェノグロブリン® IH　250 mg（5 mL）2 mL/hr div
血圧，エコーでの血管内ボリューム評価で適宜流量調節

● インダシン®（脳室内出血予防）0.1 mg/kg/回，6 hr で div，q24hr，全 3 回（同意書取得のうえ，生後 6 時間以内に開始. 動脈管が症候化し治療が必要な場合や，脳室

内出血を合併したら中止).

> **Rp. 出生体重 600 g の場合**
> インダシン® 0.06 mg ＋ 生理食塩水 1.2 mL　0.2 mL/hr（6 hr div）

- 低血圧：原因評価のうえ，カテコラミン増量，生理食塩水（5% アルブミン，輸血など）．10 mL/kg/回負荷，ヒドロコルチゾン 1〜2 mg/kg/回 iv，動脈管治療など．
- 高 K 血症：GI 療法（ヒューマリン® R 0.5〜1.0 単位/kg/day，G/I 比 5〜10 が目安）．

> **Rp. 出生体重 500 g の場合**
> ヒューマリン® R 1 単位（0.01 mL）＋20% glucose 19.99 mL→0.2 mL/hr＝0.8 単位/kg/day div
> もしくは，
> ヒューマリン® R 1 mL（100 単位）を 20% glucose 9 mL で希釈（1 mL＝10 単位）．そのうち 0.1 mL（1 単位）を 20% glucose 11.9 mL と混合→0.5 mL/hr＝1 単位/kg/day div
> GI ラインと他のラインからの総投与 glucose（g）を計算し，G/I 比 5〜10 になるように調整

- 鎮静適宜（フェノバルビタール 5〜20 mg/kg/回 iv 積算投与量 30 mg/kg 程度まで，ドルミカム® 0.05〜0.2 mg/kg/hr）．
- アシドーシスの積極的補正：動脈血では pH 7.3 以上，代謝性アシドーシスは pH が保たれていても BE−10 以下にならないように補正．
- pO_2 は 100 mmHg を長時間超えないよう酸素を調節．
- Hb 13.0 g/dL 未満を目安に赤血球輸血 10〜15 mL/kg/dose．
- 胃内吸引物，腸管ガス像がよければ，できるだけ早期に probiotics，母乳注入を開始．

(3) 急性期管理の注意点

- 脳室内出血は生後 24〜72 時間でおこりやすい．
- 出生時，循環動態がよくても，生後数時間で心機能低下による心不全で肺出血をきたすことがあるため，エコー評価が必要（6〜8 時間ごと）．

- サーファクタントは生後数日以内に再投与が必要な場合がある.
- 肺の未熟性が強い例で,急な徐脈出現の場合は気胸を疑う.
- 不感蒸泄や,利尿期での自由水の喪失による高 Na 血症をおこしやすいため,尿量と血清 Na の上昇傾向をみながら,水分漸増が必要(皮膚が未熟な場合 200 mL/kg/day 程度要する場合もある.その際は A ラインを生食からマルトースベースにすることもあり).

(西村 力)

❷ 未熟児貧血

❖a 概 念

- エリスロポエチンは低酸素状態において産生が増加するが,出生後,肺呼吸の開始・動脈管の閉鎖に伴い,出生後その産生の低下がみられる.
- 早産児ではエリスロポエチンの産生臓器が肝臓から腎臓に移行しており,その産生の水準は乳児以降や成人と比較して低値である.
- それによりひきおこされるのが未熟児貧血である.採血などによる失血,鉄欠乏などの要素も関与する.

❖b 管理・治療基準

- 全身状態が落ち着いた慢性期では Hb 8 g/dL 以上はなるべく維持する.
- 慢性肺疾患などによる呼吸障害,酸素依存などがある場合は,Hb 10 g/dL を維持するように管理する.

❖c 治 療

(1)エリスロポエチン(エスポー®)

◆対 象
- 早産児.
- 全身状態が安定し,経腸栄養が順調に入りはじめた児で,ヘモグロビンが 12 g/dL を下回りはじめたころを開

始の目安とする.

- 効果の出現（網状赤血球増加）がみられるまで2週間程度要することから，超早産児ではHb 12 g/dL以上でも開始を検討する.

◆方　法

- 血算，フェリチン，Fe，UIBC，網状赤血球をチェックして投与開始する.
- エスポー®（750 U/0.5 mL）を200 U/kg/回で週2回皮下注（月・木）．連続で同じ部位に注射しないように，指示書に部位を記載する．静脈ラインがある時は静脈投与も可（皮膚が未熟な場合など）.
- 投与を開始すると鉄欠乏になるので，1週後にはHbを確認し鉄剤（インクレミン®）併用開始を検討する.
- 開始後には血算（網状赤血球数含む），フェリチン，Fe，UIBCをフォローする.
- エスポー®の中止時期については個々の症例について判断が必要であるが，Hbが12 g/dL以上で全身状態が安定しているか，退院の場合に中止とする.

(2) 鉄剤（経口投与）

- 未熟児貧血のリスクが高い極低出生体重児（1,500 g未満）であれば原則として全例鉄剤投与の適応となる.
- 消化管通過障害のリスクがあるため，経腸栄養が100 mL/kg/day以上に確立していることが必要である.

Rp.
鉄剤2〜4 mg/kg/day，分2，poで開始
問題がなければ6 mg/kg/day（インクレミン®シロップとして1 mL/kg/day）に増量

(3) 輸　血

- 急性期で，呼吸障害がみられる場合は，Hb 10〜12 g/dLを目標にして輸血を考慮する.
- 慢性期では，7 g/dL以上あれば呼吸障害（多呼吸・無呼吸）・頻脈・体重増加不良など，貧血によると考えられる症状がない限りは輸血を行わない.

（古川陽介・武藤浩司）

❸ 未熟児代謝性骨疾患

❖a 概 念

- カルシウムやリンの絶対的不足によって発症する.
- リスクが高いのは，胎内で十分なカルシウムやリンの移行を受けなかった出生体重 1,500 g 未満の児や長期に経腸栄養が困難であった児である.
- 母乳強化剤，低出生体重児用のミルク，急性期の積極的な経静脈栄養など栄養管理の向上により罹患率，重症度は改善しているが，適切な管理法はまだ確立していない.
- 将来の歯牙形成，身体発育への影響にも注意が必要.

❖b 診 断

- X 線上のくる病変化.
- 尺骨端の cupping，flaring，fraying，橈骨端にも認める場合は重症で，骨折を伴うこともある.

❖c 管理対象

- 極低出生体重児・短腸症候群などの消化管疾患.

❖d 検 査

(1) 手関節 X 線
- 極低出生体重児では生後 6 週ごろに初回検査．以降は月 1 回，退院前.

(2) 血液・尿検査 (同日に採取)
- 血清 ALP，Ca，P，iPTH，Cre（%TRP 計算に必要），アルブミン（補正後カルシウム計算用），尿中 Ca，P，Cre（尿中 Ca/Cre，%TRP）.

❖e 管理目標 (当院での施設管理目標. まだエビデンスは十分でない)

- 血清 P≧5.0 mg/dL.
- 補正後 Ca≧10.5 mg/dL.
- iPTH[*]＜100 pg/mL（成人基準値 15〜65 pg/mL）.
- 尿中 Ca/Cre＜0.7.

- ●%TRP 90%前半.

＊iPTH は Ca やビタミン D 投与の指標としており，その上昇（＝骨吸収亢進）を抑える管理を目標としている.

❖ f 解釈の仕方 ━━━━━━━━━━━━

- ● 単一の指標では評価が困難なため，複数の指標と出生体重や栄養状態，現在の Ca・P 投与量，Ca と P とのバランス（相対的な過不足）に留意しながら調整する.
- ● iPTH＞100 pg/mL→Ca の絶対的/相対的不足→Ca やビタミン D の増量または P 減量.
- ● 尿中 Ca/Cre＞0.7→Ca の絶対的/相対的過剰＊→Ca やビタミン D の減量または P 増量.
- ●%TRP＞95% →P 不足→P 増量.
- ●%TRP＜90〜85% →P 排泄亢進→P の絶対的/相対的過剰→P 減量または Ca やビタミン D の増量.

＊利尿剤やキサンチン製剤などでも尿中 Ca 排泄が増える．高 Ca 尿症は腎石灰化のリスクとなるため，尿中 Ca/Cre の高値（とくに1以上）が持続しないよう管理する．腎エコーのフォローも行う.

❖ g 栄養管理 ━━━━━━━━━━━━

（1）Ca・P

- ● アメリカ小児科学会（AAP）は早期産児に対し，経腸的には Ca 150〜220 mg/kg/day，P 75〜140 mg/kg/day[1]を投与することを推奨している.
- ● 経腸栄養から十分 Ca，P が入るまで，経静脈的に可能な限り最大限の Ca，P を補充する.
- ● 経静脈栄養はできるだけ短期間となるよう，経腸栄養の確立に努める.
- ● 極低出生体重児では母乳栄養の場合，母乳強化剤（HMS-2®）を使用する（フル強化で経腸栄養 120〜160 mL/kg/day になると AAP のガイドライン相当が入る）．p.32「栄養管理（経腸栄養）」参照.
- ● フル強化母乳でも，管理目標を達成できない場合や X 線上くる病変化の進行がある場合は P（ホスリボン®），Ca 製剤（乳酸カルシウム，Ca 130 mg/g）を追加する.

> Rp. （あくまで例で，個々の症例で慎重な計算が必要）
> ホスリボン® 20〜40 mg/kg/day（添付文書），分 2〜3，po
> 乳酸カルシウム 0.5〜1 g/day，分 2〜4，po

- 強化母乳中止は体重 2 kg を目安としているが，出生体重 700 g 未満，体重 2 kg の時点で強化中止が達成できていない場合は，強化剤を漸減し，Ca・P 不足所見が出るなら Ca，P 製剤を追加補充する（体重増加不良，データが明らかに不良な場合は強化母乳使用延長を考慮する）.

- 経腸栄養での Ca と P の比率は mg 換算で 1.6〜1.8 程度とする（強化母乳ではこの範囲内に入る．検査値からどちらか不足を示す場合はそれに応じて調整する）.

- 混合栄養では低出生体重児用ミルクを使ったとしても，強化母乳レベルの Ca, P が入らないため適宜補充を検討する.

(2) ビタミン D

- 母乳栄養では，データにかかわらず生後 1 か月から活性型ビタミン D（アルファロール® 0.05〜0.1 μg/kg/day）を開始する.

> Rp. 3 kg の児の場合
> アルファロール® 液 0.1〜0.3 mL，分 1，po
> ＊むせやすいので注意．「ハイリスク児のフォローアップマニュアル」（メジカルビュー社）では散剤を推奨

- 胆汁うっ滞がある場合はビタミン D の吸収不良を呈しうるため，データの改善がない場合，増量を検討する（上限を超える場合は高 Ca 血症にならないよう十分なフォローを行う）.

文　献

1) Abrams SA, et al：Pediatrics **131**：e1676-1683, 2013

（西村　力）

❹ early aggressive nutrition（modified）

❖a 概　念

● 出生体重 1,500 g 未満の児に対しては EUGR（extrauterine growth restriction）および低栄養による合併症（成長遅延，神経学的後遺症，慢性肺疾患など）を防ぐために，出生後早期からの経腸栄養と経静脈栄養の開始を目指す必要があるとされる．

● ただし，方法にはいろいろな意見があり，まだ確定されたものはない．そこで，以下におおむね当院で行っているか，一般に許容されると考えた内容を示す．

❖b 方　法

● 出生後 8 時間から 48 時間以内に経腸栄養の開始を目指す．児の状態によっては開始時期を遅らせる必要もある（☞p.32「栄養管理（経腸栄養）」）．

● 在胎 30 週未満もしくは超低出生体重児では可能な限り母乳で注入を開始する（母乳がなかなか利用できない場合には人工乳の使用を考慮する）．強化母乳（HMS-2®）の使用に関しては☞p.32「栄養管理（経腸栄養）」．

● 出生後可及的速やかに glucose の投与を開始する．
　➢ 初めは GIR 4〜7 mg/kg/min を目安に glucose の輸液を開始する．
　➢ 血糖値は 60〜120 mg/dL くらいを目安に管理する．
　➢ 血糖値をみながら glucose を増量していき，GIR 10〜13 mg/kg/min を目標に維持する．

Rp. 体重 800 g の日齢 0 の児に WI 60 mL/kg/day で開始する場合

10% glucose 50 mL ＋ヘパリン 50 単位（0.05 mL）

（合計 50.05 mL）

PI 紫メインより 2 mL/hr で投与（GIR 4.2 mg/kg/min）

＊末梢ラインからは原則として糖濃度 10% 以下の輸液を投与する．

＊PI や CV からは原則として糖濃度 20% 以下の輸液を投与し，カテーテルの先端の位置が浅い場合には漏れやすいため注意する．

- 出生後数時間から 24 時間以内（日齢 0〜1）にアミノ酸を経静脈的に開始する.
  - ➤ 0.5〜1 g/kg/day から開始し，0.5 g/kg/day ずつ増やし，3 g/kg/day を目標に増量する.

Rp. 体重 1,000 g の日齢 1 の児の場合

20% glucose 30 mL
  ＋プレアミン®-P 10 mL（プレアミン®-P には 7.6% のアミノ酸が含まれている）
  ＋ビタジェクト® 0.04 本（0.4 mL）
  ＋ヘパリン 50 単位（0.05 mL）
  ＋蒸留水 10 mL
  （合計 50.45 mL）
PI 紫メインから 2.8 mL/h で投与するとアミノ酸を 1.0 g/kg/day 投与することになる

＊血清アンモニアを適宜チェックし 125 μg/L を超えないように注意する.
＊胆汁うっ滞や肝機能障害にも注意する.
＊NPC/N は 200（150）以上を目標とするとされている.

- 出生後 24 時間以降（日齢 1 以降）から脂肪製剤を経静脈的に開始する.
  - ➤ 0.5〜1.0 g/kg/day から開始し，0.5〜1.0 g/kg/day ずつ増やし，3.0 g/kg/day を目標に増量する.

Rp. 体重 800 g の日齢 1 の児の場合

20% イントラリポス® 10 mL
末梢ラインの側管から 0.1 mL/hr で投与すると脂肪は 0.6 g/kg/day 投与することになる

＊原則 20% 製剤を使う. レシチンが少なくてすむ.
＊中性脂肪は 150 mg/dL を超えないように注意する.
＊胆汁うっ滞や肝機能障害にも注意する.
＊感染症や重症黄疸，呼吸状態が悪い時などには中止や減量を考慮する.

（大島拓也）

200　第2章　主な疾患

O　小児外科疾患

❶　横隔膜ヘルニア

❖a　概　念 ━━━━━━━━━━━━━━
- 出生直後から呼吸障害，チアノーゼを呈し重症化する場合が多い．
- ただし，健診でみつかるなどの軽症例も存在する．
- 病態は肺低形成，新生児遷延性肺高血圧症（PPHN）．合併奇形にも注意が必要．
- 新生児先天性横隔膜ヘルニア（CDH）診療ガイドライン[1]が公開されている（☞ p.370「新生児先天性横隔膜ヘルニア（CDH）診療ガイドライン」）．

❖b　出生後の手順 ━━━━━━━━━━━━━━
（1）出生時
- 重症が予測される例（L/T比0.2以下など）では，産科医に依頼して娩出直後に臍帯静脈から塩酸モルヒネ・筋弛緩薬を投与してもらうことがある．軽症〜中等症ではこれらの手順は省略してもよい．
- 出生直後にマスク換気を行わずに，気管挿管して用手換気を開始する．胃管を留置．

（2）NICU 入室後
- NICU入室後はHFOでの呼吸管理が有効である．
- PPHNに対してNO吸入療法の準備をしておく．
- フェンタニルで鎮静する．必要に応じてベクロニウムで筋弛緩を行う（鎮静・筋弛緩薬の使用方法☞p.70「新生児遷延性肺高血圧症（PPHN）」）．
- 膀胱バルーンカテ留置（☞p.269「膀胱留置カテーテル」）．
- SpO_2上下肢でモニタリング．
- 静脈ラインはPIカテーテル，臍静脈カテーテルなどで中心静脈に留置する．
- 動脈ラインは右上肢への留置が望ましいが，痛み刺激によりPPHNが増悪する可能性がある時は臍帯動脈でも可．

❖c 治 療

- PPHN と air-leak への対応．したがって，HFO 管理下で低酸素，アシドーシスを避けるように管理する．また体血圧を維持すること（☞p.70「新生児遷延性肺高血圧症（PPHN）」）が重要．
- HFO 管理で酸素化が不十分な場合には，躊躇せず NO 吸入療法を開始する．
- 適切な鎮静・筋弛緩薬の投与が PPHN 治療の鍵である．
- 体血圧を維持するために DOA/DOB を投与しつつ，必要に応じて volume expander を投与する．また重症な PPHN では，肺血管抵抗軽減と動脈管開存目的とで lipo PGE_1 製剤の投与を考慮する．
- 血圧がカテコラミンに不応性の場合には，ステロイドの全身投与を考慮する．
- 児の顔向きはなるべく患側に向けるようにする．
- 筋弛緩薬の使用時は，無気肺・気管内分泌物による気道閉塞・褥創などに注意する．
- PPHN の病態に対して NO 吸入療法を施行しても酸素化が改善しない場合には，ECMO 導入を考慮する（☞p.276「ECMO」）．
- 重症例では左心不全の病態を示すため，SpO_2 が徐々に低下する場合は，小児循環器医に心エコー評価を依頼する．
- 手術時期については，呼吸・循環の状態を経過観察しつつ小児外科医との相談によって決定する．術式（直視下・内視鏡下）は，小児外科医が決定する．

文 献

1) 「小児呼吸器形成異常・低形成疾患に関する実態調査ならびに診療ガイドライン作成に関する研究」における新生児先天性横隔膜ヘルニア研究グループ：新生児横隔膜ヘルニア診療ガイドライン【実用版】．2016, URL：https://www.mch.pref.osaka.jp/hospital/department/shounigeka/cdh_guideline_01.pdf

（土田晋也）

❷ 消化管穿孔

❖a 概　念

- 消化管穿孔は腹膜炎から急速にショックに移行しやすい.
- 穿孔部位は小腸, 結腸に多く, 近年は胃破裂の頻度は減少してきている.
- 予後は原疾患によって異なるが, 手術的介入が必要であり, 早期に発見することが重要である.

❖b 症　状

- 腹部膨満, 呼吸困難, 全身蒼白, チアノーゼ, 低血圧, 乏尿. 光沢を有する腹壁.

❖c 診　断

- 腹部単純 X 線写真にて free air を確認する.
- 通常の仰臥位での撮影では見逃すことがあるので, 消化管穿孔を疑う場合には cross table でも撮影する必要がある. とくに横隔膜付近のわずかな air を見逃さない.

❖d 周術期管理

- ただちに小児外科にコンサルト.
- 原疾患や全身状態によって開腹術（一期的吻合術や人工肛門造設術）または腹腔ドレナージなどを行う.
- まず必要となる内科的管理としては, 以下のものがある.
  - ➤ 消化管栄養中止.
  - ➤ 人工呼吸器管理.
  - ➤ 脱水の補正.
  - ➤ カテコラミン投与による循環管理.
  - ➤ 抗菌薬投与.
  - ➤ セーラム・サンプチューブを胃内に挿入して間欠吸引.

（土田晋也）

3 食道閉鎖

❖a 概念
- 食道の閉鎖あるいは気管食道瘻を呈する疾患群.
- Gross の病型分類が用いられる（図1）[1]．C 型が最も多く（80%），ついで A 型（10%），E 型（数%）．
- 発生頻度は 3,000～4,000 出生に1人．
- VACTER 症候群や，18 トリソミーなど，合併奇形を有することが多い．

❖b 症状
- 出生前には，羊水過多や胃泡が小さいことで気づかれる．
- 出生後には，胃管の挿入困難，泡沫様喀痰などで気づかれる．

❖c 診断
- 10 Fr の X 線不透過のカテーテルを挿入し，胸部単純 X 線写真での coil-up sign を確認．食道造影は基本的には禁忌．
- 胃泡の有無で，A 型と C 型が鑑別可能．

❖d 治療
- 手術を要する．
- 頻度の高い C 型に対しては，一期的根治術が施行される

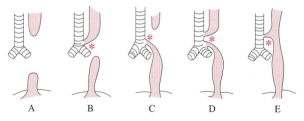

*：気管食道瘻

図1 ● Gross の分類
(自治医科大学総合周産期母子医療センター新生児集中治療部（編）：新生児ポケットマニュアル．診断と治療社，176，2010)

ことが多いが，ギャップが長い場合には胃瘻造設術を行う．

❖e　周術期管理

- 胃液の逆流による嚥下性肺炎に注意する．とくに陽圧換気時には，腹部を圧迫しないようにして胃液の気管への逆流に注意する．
- 食道盲端をセーラム・サンプチューブで持続吸引する．
- 合併奇形に対する管理．とくに心合併症に対する治療．
- 術後合併症：縫合不全，吻合部狭窄，気管食道瘻再開通，GER，気管軟化症．
- 根治術後 2〜7 日間は，鎮静・筋弛緩下の人工換気を行う．
- 根治術後 1 週間で食道造影を行い，縫合不全のないことを確認し，哺乳を開始する．

文　献

1) 自治医科大学総合周産期母子医療センター新生児集中治療部（編）：新生児ポケットマニュアル．診断と治療社，176，2010
（土田晋也）

---

❹　小腸閉鎖

❖a　概　念

- 小腸の通過障害を呈する代表的疾患．
- 原因として，胎児期の腸管再開通障害説や血行障害説がある．
- 発生頻度は，5,000 出生に 1 人程度．低出生体重児に多い．
- その他の合併奇形を伴うことは稀である．

❖b　症　状

- 腹部膨満，胆汁性嘔吐，排便異常．

O 小児外科疾患 205

❖c 診 断 ─────────

- 臨床症状と, 腹部単純 X 線写真で, 複数の鏡面像を確認できれば診断は可能.
- 単純撮影で閉塞像がはっきりしない（狭窄）場合は, 上部消化管造影を行う.
- 注腸造影は, 腸回転異常, 結腸閉塞の合併を否定するために行う.
- その他, Hirschsprung 病の有無を確認する.

❖d 周術期管理 ─────────

- 開腹手術を行う.
- 胃管を挿入して消化管の減圧を図りつつ, 早期の待機手術とする.
- 術後も胃の減圧に努め, 1〜2週間は中心静脈栄養を行う.

（土田晋也）

---

5 腸回転異常

❖a 概 念 ─────────

- 胎生期に, 中腸が回転しながら腹腔内に還納される過程での発生学的異常によっておこる.
- 中腸は上腸間膜動脈を軸として反時計回りに 270° 回転しながら腹腔内に還納し固定されるが, この正常な腸回転, 固定が完全に行われない状態を, 腸回転異常と称する.
- 典型例では, 盲腸は十二指腸と近接し, 右側壁と Ladd 靱帯で固定される. Ladd 靱帯が十二指腸の下行脚を圧迫し, 十二指腸の不完全閉塞をきたす.
- とくに中腸軸捻転では, 腸管の阻血・壊死が進行すると, 短腸症候群のリスクが高くなるため, 絶対的な緊急対応が必要. 日齢 3〜5 くらいの発症が多い.

❖b 症 状 ─────────

- 腹部膨満, 胆汁性嘔吐.
- とくに中腸軸捻転で, 腸管の阻血・壊死が進行すると血

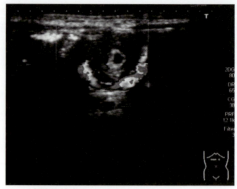

図2 ●超音波検査の whirloop sign

性嘔吐や血便が出現する.
- 腹膜炎が進行すると,脱水,活気不良,ショックとなる.

❖ c 診 断

(1) 腹部単純 X 線写真
- 拡張した胃泡および十二指腸による double bubble sign.
- ただし,下部腸管のガスは少なくなるが,欠如することはない(十二指腸閉鎖との相違).
- 結腸ガスと小腸ガスの偏位.

(2) 注腸造影
- 結腸が左半に偏位し,盲腸が上腹部正中に位置する.

(3) 上部消化管造影
- 十二指腸および小腸が右方に偏位し,Treitz 靱帯を認めない.
- 腸管捻転部位の corkscrew sign.

(4) 超音波検査
- 上腸間膜動脈 (SMA) が上腸間膜静脈 (SMV) の前方に位置する.
- 中腸軸捻転をおこすと,SMA を中心に,SMV,腸間膜,腸管が渦状を呈する,whirloop sign を呈する(図2).

❖ d 周術期管理

- Ladd 手術を行う.

- 胃管を挿入し，消化管の減圧.
- 脱水の改善.
- 中腸軸捻転が疑われた場合は，大至急，外科に連絡して腹膜炎やショックへの対応を行う.

(土田晋也)

6 肥厚性幽門狭窄

❖a 概 念

- 幽門筋の肥厚と幽門管の延長を特徴とする，胃から十二指腸への排出障害.
- 1,000 出生に 1〜2 人みられる.
- 新生児期に百日咳の治療などでマクロライドを内服すると，肥厚性幽門狭窄のリスクが高くなる.
- 早産児は好発時期が生後2〜3週とは限らず，出生予定日付近で発症することがある.

❖b 症 状

- 噴水様嘔吐：生後 2〜3 週ごろに好発，体重増加不良を伴う.

❖c 診 断

- 臨床症状，低 Cl 性アルカローシス.
- 腹部エコー：幽門の短軸描写で肥厚した幽門筋がドーナツ状にみえる（doughnut sign）. 長軸描写で幽門筋の肥厚が 4 mm 以上，幽門筋の長さが 15 mm 以上あれば，確定診断となる（図 3）.

❖d 治 療

- 低 Cl 性アルカローシスの補正および脱水の補正.
- **(1) 術前輸液処方例**
- 生食：5% glucose＝1：1 の割合で作成して（Na 77 mEq/L，Cl 77 mEq/L，glucose 2.5%），維持量（100 mL/kg/日）で点滴静注.
  - ➤ 外科手術：Ramstedt 式粘膜外幽門筋切開術.

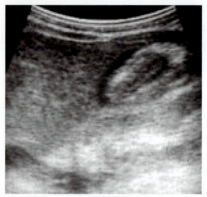

図3 ● doughnut sign（軽度長軸偏位あり）

> 外科手術に抵抗感がある場合に，内科的治療法としてアトロピン療法を試す施設もある．

(2) アトロピン処方例
- 静注で開始し，症状の改善がみられれば内服に変更する．副作用として頻脈に注意．治療の効果判定には，1〜2週間かかる．
- 硫酸アトロピン1回0.01 mg/kg，1日6回，5分かけてゆっくり静注7〜10日間．その後，硫酸アトロピン1日0.12 mg/kg，分6，哺乳前30分以内に内服2週間．2週間ごとに，0.06 mg/kg，分6，0.03 mg/kg，分6と内服減量する．

（土田晋也）

---

7 臍帯ヘルニア

❖a 概　念
- 先天性の腹壁形成異常．臍帯内の開口部がヘルニア門となり，臍帯の中に臓器が脱出し，羊膜と腹膜からなるヘルニア嚢で覆われる．
- 心血管系や消化管奇形の合併が多い．
- 出生前の対応について：臍帯ヘルニアの分娩が予定され

る場合，周産期カンファランスなどで産婦人科，麻酔科，小児外科などとの調整が必要．

● Beckwith-Wiedemann 症候群（BMS）で臍帯ヘルニアの合併は有名（ほかにも巨大児，巨舌，低血糖を伴う）．BWSの30%はKIP2/LIT1ドメインのKvDMR1脱メチル化によるKIP2（CDKN1C）の発現低下により，10%はIGF2/H19ドメインのH19DMR高メチル化によるIGF2の発現上昇により発症する．

❖ b　診　断

● 巨大な臍帯ヘルニアは，胎児診断されている症例が大部分である．

❖ c　周術期管理

● 巨大な臍帯ヘルニアの分娩は原則的に帝王切開．
● 帝王切開の手術室と並列した手術室（小児外科用）を確保しておく．
● 出生後ただちに手術に必要な気管挿管，動静脈路確保，超音波検査（頭部・心臓），X線撮影などの処置を行った後に，小児外科の手術室へと移動する．肺低形成の場合には肺高血圧を伴うことが多い．この場合には，出生直後の手術を強行せず，肺高血圧の改善後まで手術を延期する．
● ヘルニア門の小さなものは一期的腹壁閉鎖術を施行する．
● 一期的腹壁閉鎖術が困難な症例では，円筒形の被覆材に還納し吊り上げ（silo），数日かけて脱出臓器の腹腔内への自然還納を行い，その後に腹壁閉鎖術を施行する．
● 不感蒸泄が大きいため，循環血漿量の低下，アシドーシスに陥りやすい．
● 巨大ヘルニアの場合，肺低形成に伴う呼吸障害をきたすことがある．

（土田晋也）

210 第 2 章 主な疾患

8 腹壁破裂

❖a 概 念

- 先天的に腹壁の欠損部より内臓の一部が被膜に覆われずに脱出しているもの.
- 腹壁欠損部は多くが臍帯の右側にある.
- 5,000〜10,000 出生に 1 人.
- ほぼ全例に腸回転異常を伴う.

❖b 診 断

- 胎児診断されている症例が大部分である.

❖c 周術期管理

- 分娩は原則的に帝王切開. 早産の可能性を考慮して予定帝王切開とする.
- 帝王切開の手術室と並列した手術室（小児外科用）を確保しておく.
- 出生後ただちに手術に必要な気管挿管, 動静脈路確保, 超音波検査などの処置を行った後に, 小児外科の手術室へと移動する.
- ヘルニア門の小さなものは一期的腹壁閉鎖術を施行する.
- 一期的腹壁閉鎖術が困難な症例では, 円筒形の被覆材に還納し吊り上げ（silo）, 脱出臓器の腹腔内への自然還納を行い, 後日, 腹壁閉鎖術を施行する.
- 周術期管理の要点は臍帯ヘルニアと同様であるが, 脱出臓器が臍帯で被覆されていないので, 低体温, 脱水, 感染のリスクは臍帯ヘルニアよりも高度であり, より厳重な管理を要する.

（土田晋也）

9 胆道閉鎖症

❖a 概 念

- 肝外胆管が, 胎児期から出生前後に完全閉塞をきたす疾

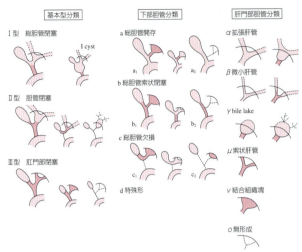

図4 ●胆道閉鎖症の分類
(葛西森夫, 他:日本小児外科学会雑誌 **12**:327-331, 1976 を元に作成)

患.
- 進行すれば, 胆汁性肝硬変に移行する.
- 近年, ビタミン K 欠乏出血症で発症に気づかれる症例の報告が続いている.
- 分類は図4を参照.

❖b 症 状

- 黄疸, 灰白色便, 肝腫大.
- 進行すると, 腹水, 門脈圧亢進症, 出血傾向, くる病など.

❖c 診 断

(1) 臨床検査所見
- 高直接ビリルビン血症, 胆道系逸脱酵素 (ALP, LAP, γ-(GTP) の上昇, 尿中ビリルビン陽性, ウロビリノゲン陰性, 便中ビリルビン陰性. 血清リポプロテイン X 陽性.

(2) 十二指腸液検査
- 十二指腸液中に胆汁成分が検出されない.

（3）胆道シンチグラフィー

- $99mTc$ の肝への取り込みと胆道への排泄の検索.
- 胆道閉鎖症では腸管内への排泄がみられない.

（4）超音波検査

- 胆道閉鎖症では，胆嚢が描出されず，triangular cord sign が描出される.
- 経口摂取時に胆嚢の収縮がみられない.

（5）経皮的肝生検，術中胆道造影

- 判断に迷う重症例で行われる.

❖ d 治 療

- 生後 60 日以内に肝門部腸吻合術（葛西手術）を施行する.
- 黄疸の軽減が得られず，肝障害が進行する例では，肝移植が唯一の根治手段となる.
- 術前管理：ビタミン K，脂溶性ビタミンの補充，低タンパク血症の改善.
- 術後管理：利胆薬（ステロイド，ウルソなど）による胆汁流出の維持，逆行性胆管炎の予防.
- 晩期合併症として，門脈圧亢進症，食道静脈瘤など.

（土田晋也）

⑩ 外鼠径ヘルニア

❖ a 概 念

- 外鼠径ヘルニアは，開存した腹膜鞘状突起内に腹腔内臓器の一部が入り込んだ状態をいう.

❖ b 発症頻度

- 正期産児では 1～5% であるが，早産児では 16～25% と報告されている.
- 男児は女児の 1.3～2 倍多く，右側は左側の 1.2～1.5 倍多い. また女児ではヘルニア嚢に消化管だけでなく卵巣が嵌入することがある. 両側性は全体の 10% 前後とされている.

O 小児外科疾患　213

❖ c　症状・診断

● 腹圧が加わった時などに鼠径部が膨隆し，用手的に還納され，silk sign（鼠径部の皮下を擦り合わせるように触知すると，肥厚したヘルニア嚢と精索が摺れる感覚）を認めれば診断される．

❖ d　治療

● 外鼠径ヘルニアは自然治癒する可能性が低く，手術が必要となる．
● 容易に還納できた場合でも早期の手術が勧められる．
● 具体的な手術の時期については，嵌頓の有無，児の体重などをもとに小児外科医が判断する．
● 手術待機中に最も注意すべきはヘルニア嵌頓であり，脱出した臓器の循環障害が加わった状態で，局所の炎症所見や腸閉塞などを呈する．この際には徒手整復は禁忌であり，緊急手術が必要となる．

（土田晋也）

⓫　先天性嚢胞性腺腫様奇形（CCAM）

❖ a　概念

● 肺嚢胞性疾患とは，肺に気道以外の嚢胞腔が非可逆的に存在するものをさす．
● 先天性肺嚢胞性疾患には先天性嚢胞性腺腫様奇形（congenital cystic adenomatoid malformation：CCAM），気管支性肺嚢胞，肺葉内肺分画症などの気腫性嚢胞が含まれる．
● CCAM は，胎生期の肺組織の分化・成熟が glandular stage で停止するために，腺腫様の壁をもった嚢胞が形成されたものである．

❖ b　分類

● Stocker の嚢胞の大きさによる三型分類がある．
● Ⅰ型：大きい嚢胞（通常，2 cm 以上）からなる．
● Ⅱ型：多数の小さい嚢胞（通常，1 cm 以下）からなる．
● Ⅲ型：微細な嚢胞（通常，5 mm 以下）のため肉眼では嚢

胞が明らかでない.

❖ c　CPAM

- この概念を病変の気道レベルと関連させて拡大し，congenital pulmonary airway malformation（CPAM）としてさらに広い範囲の肺嚢胞性疾患を包括し，五型に分けた新分類が提唱されている[1].

❖ d　病態生理

- 嚢胞への流入気管支にチェックバルブ機構が働き，嚢胞内に空気が捕捉されるため嚢胞が増大する.
- 巨大化した嚢は正常肺を圧排し，呼吸機能障害を呈する.
- 出生直後に嚢胞が巨大化し，重篤な呼吸障害を呈することもある.
- 胎児肺嚢胞性疾患は妊娠中期以降増大し，在胎25〜30週以降には縮小に転じる傾向がみられる.
- 一部のCCAM症例などでは，胎児肺の嚢胞性病変が進行性に増大する結果，胸腔内圧上昇から胎児循環の還流障害，さらには胎児水腫を呈して子宮内死亡の転帰をとることがある.

❖ e　臨床症状

- 臨床症状は嚢胞の感染に起因する症状と，嚢胞の正常肺実質圧迫による呼吸障害が中心.
- 嚢胞の感染，炎症およびその波及や反復による症状としては咳嗽，喀痰，発熱などが多く，胸痛や喀血もみられる.
- 反復する肺炎などの肺感染症状は，正常気道系と嚢胞性病変の交通があるCCAMでは比較的早期に1歳前後から現れることが多い.

❖ f　検　査

- 胸部単純X線検査：嚢胞の局在や周囲の浸潤影などを確認.
- 胸部CT（単純・造影）：解像度が高く，単純X線写真では分からないような肺病変も描出され，病変の範囲，分

葉不全の有無など，より詳細な情報が得られる．
- 気管支内視鏡検査：気管支の分岐異常や中枢レベルの閉鎖を直接的に観察できる．
- 気管支造影検査・血管造影検査（肺動脈造影，大動脈造影）：気管支や肺動脈の圧排や走行から病変のより詳細な局在が評価可能である．さらに気管支造影と肺動脈造影の所見を総合することにより亜区域枝レベルの気管支閉鎖症の診断が可能である．

❖g 治 療

- 肺嚢胞性疾患の外科治療は罹患肺葉の切除が基本．
- 幼児期早期までに罹患肺葉を切除した場合，残存肺に炎症の波及がなければ代償性に発育して予想排気量の80〜90%以上の回復が期待できるとされる．
- 出生前診断された胎児肺嚢胞性疾患では，胎児水腫など全身的徴候がみられた場合，超音波ガイドに嚢胞を穿刺・吸引して嚢胞の縮小を図る．
- 穿刺・吸引の効果が一時的な場合には，さらに嚢胞と羊水腔の間にシャントを留置する．

文 献

1) Stocker JT：Congenital and developmental diseases. In：Hammar SP, ed. Pulmonary Pathology. New York：Springer-Verlag, 155-190, 1994

（土田晋也）

P 脳外科疾患

1 脊髄髄膜瘤

❖a 病態

- 尾側部神経管の閉鎖不全によって生じる疾患で,脊髄を覆うべき,髄膜,脊椎,表皮などの組織が欠損するため,神経組織が直接外表に露出している(図1)[1].
- 日本人における発生率は 1.3 人/1 万出生である.
- 脊髄障害に起因する下肢運動感覚機能障害,膀胱直腸障害に加えて,水頭症,Chiari 奇形に伴う症状なども現れるため,専門各科の協力のもと,包括的医療を行う必要がある.

❖b 出生前対応

- 関連各科で検討をしておくのが望ましい.
- 産科,脳外科,形成外科,麻酔科,泌尿器科,(小児外科)と連携を図っておく.

❖c 症状[1]

- 病変部位以下の弛緩性麻痺がみられ,反射は消失する.
- 感覚障害については,脊髄病変は背側で高度であるた

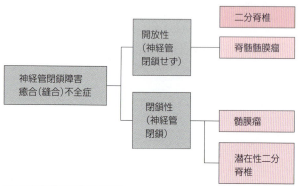

図1 ● 神経管閉鎖障害の分類
(峯浦一喜,他編:先天奇形.標準脳神経外科学.第 13 版.児玉南海雄,佐々木富男(監修),医学書院,300,2014)

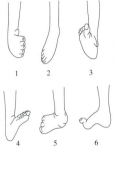

変形		二分脊椎のレベル	
1. 内反尖足 pes equinovarus	L_3以上	足部の筋がすべて麻痺．変形胎内の肢位による	
2. 尖足 pes equinus			
3. 内反踵足 pes calcaneovarus	L_4	足部筋として前脛骨筋だけが作用	
4. 踵足 pes calcaneus	L_5	3. に加えて後脛骨筋，長母趾伸筋が作用	
5. 外反踵足 pes calcaneovalgus 垂直距骨変形 vertical talus （6. の変形を伴う）	S_1	足部固有筋と長母趾屈筋の麻痺	
6. 凹足 pes cavus 槌趾 hammer toe	S_2	足部固有筋のみの麻痺	

図2 ● 足の変形
(峯浦一喜，他編：先天奇形．標準脳神経外科学．第13版．児玉南海雄，佐々木富男（監修），医学書院，303，2014)

め，運動障害レベルよりも高位まで感覚障害がみられる（図2)[1]．
- 括約筋の神経支配は第2～4仙髄節にあるため，ほとんどの患児で膀胱直腸障害を伴う．約1/3の児で肛門括約筋の弛緩を認める．

❖ d 検 査

- 胸腰髄に脊髄空洞症を伴うこともあり，Chiari奇形およびこれらの合併症の評価のために頭蓋頸椎移行部も含め脊髄MRIを行う．
- 連日，頭囲測定，頭部エコーを行って水頭症の増悪がないか評価し，必要に応じて頭部CT，頭部MRIの撮影を行う．

❖ e 治 療

- 通常は出産にあたり帝王切開を選択する．
- 出生後は伏臥位管理として，生後速やかに病変部を温生食ガーゼとラップで被覆し，いったんNICUに入院させ，状態評価やライン確保を行う．
- 生後24～48時間以内，遅くとも72時間以内に髄膜瘤修

復術を行う.

● 水頭症を伴う場合は,脳室-腹腔シャントを行う.

● 下肢運動感覚機能障害に対しては,早期に理学療法を開始し,長期的なリハビリテーションへと繋げていく.

● 膀胱直腸障害は高率に発生するため,くり返し腎エコーを行い,水腎症の評価を行う.泌尿器科にコンサルトを行い,必要に応じてウロダイナミクス検査や間欠的導尿の開始を考慮する.

文 献

1) 峯浦一喜,他編:先天奇形.標準脳神経外科学.第13版.児玉南海雄,佐々木富男(監修),医学書院,299-322,2014

(田中広輔・古川陽介)

Q　泌尿器科疾患　219

Q　泌尿器科疾患

1　総排泄腔外反症

❖a　概　念 ─────────────

- 病因は不明であるが，在胎第5～6週での腹壁閉鎖不全が原因とされる．
- 回盲部腸管と左右に二分された膀胱が体外に外反し，それぞれの粘膜が下腹壁に露出するほか，泌尿器系・消化器系以外にも特徴的な合併症を併発する．とくに骨盤離開の合併への治療も必要．

❖b　合併症 ─────────────

- 外性器異常は必発であり，外性器のみでは性別判断は困難である．
- 約8割で臍帯ヘルニアを合併する．
- 約7割で脊髄髄膜瘤・二分脊椎・Chiari奇形など脊髄・脊椎病変の合併がある．
- 頻度は低いものの，下肢欠損・腎奇形・腹水症・恥骨結合離開などもみられる．
- 一方で先天心疾患の合併は少なく，染色体異常を伴う例も稀である．

❖c　診　断 ─────────────

- 特徴的な外見から診断は容易である．
- 性別の決定について，早期に小児内分泌医を交えて検討する．

❖d　処　置 ─────────────

- 小児内分泌科，小児外科，泌尿器科，整形外科，形成外科などを招集し，治療方針を作成する．
- 外反部の保護のため帝王切開が選択されることが多い．
- 出生後は，生理食塩水に浸したなどで外反部の保護を行い，不感蒸泄を最低限とするためにラップで覆う．
- すぐに膀胱再建ができないことが多い．
- 骨盤再建のために整形外科の関与も必要．

● 開放性の脊髄髄膜瘤の合併例は，同疾患の管理に準じる

❖e 出生後検査
● 腎エコーによる腎臓・尿管などの泌尿器系の評価.
● 頭部エコー・MRI による脊髄・頭蓋内の評価.
● X 線検査による脊椎・骨盤の評価.

❖f 外科手術
● 外反した腸管，膀胱の形成術を行う.
● 脊椎・脊髄病変を伴うので，膀胱直腸障害は必発であり，本来の部位での肛門形成・尿路形成は困難なため，最終的に膀胱皮膚瘻および人工肛門となることが多い.
● 女児に対しては腟形成など行う場合がある. 男性器の再建は困難なことが多い.

❖g 予後
● 適切な手術・術後管理が行われれば，生命予後は良好. 知的予後も問題ないことが多い.
● 小児期以降の生活の質（排便・排尿・性機能）の支援が課題である.

（田中広輔）

R 性分化異常症 221

R 性分化異常症

❶ 性分化疾患

❖a 概 念
- 性分化疾患の診療にあたっては，初期対応が非常に重要である．
- 初期対応をあやまると，両親との信頼関係を損ね，児の将来も損ないかねない．
- 遅滞なく対応できるようにし，多科にまたがるチーム医療を心がける．

❖b 産科対応
- 胎児エコー上性別が判定できず，性分化疾患の可能性がある場合は，事前に NICU に情報伝達してもらう（入院になる可能性が高いのでベッドコントロールにかかわるためと，家族への対応に特別な配慮が必要なため）．
- 新生児医の立ち合いがない時に，出生した児の外陰部所見に異常を認めた場合は，性別が推定される場合でも家族には告げず，すぐに新生児医を call してもらう．
- 助産師，産科医からは「性別が分からない，外陰部に異常がある」などと家族に話をしない．

❖c 新生児医対応
- 分娩直後の対応は新生児医が行うことになる（基本的に新生児医はすぐに小児内分泌医に連絡する）．診察上疑い症例と判断される場合（下記の d「診察のポイント」参照）は，以下に沿った対応を行う．
- 分娩直後の説明も両親同時に，が原則だが，帝王切開など，そろい得ない場合は，別々であっても同じ説明をする．
  - ➤ 例：「おめでとうございます．元気な赤ちゃんですが，外性器の成熟が遅れているようにもみえるので，性別については，専門チームが検査をさせていただいたうえで判断していきたいと思います．ご両親へは後ほど専門の医師からお話ししますので，少

しお時間をいただけますか」.

● 聞かれても, 自分が最も可能性が高いと思う性別は告げないこと,「男の子か女の子か分からない」といった言動や,「異常」,「不完全」などの言葉を使わないことに注意.

● 軽度の尿道下裂のみなどの場合以外は, 原則 NICU または GCU に入院とする.

● 小児内分泌医の診察にて, 性分化疾患として対応することが決定すれば, 以降入院時の説明含め, 疾患にかかわる重要項目に関しては, 原則小児内分泌医が, 両親そろった状態で行う(新生児主治医からの IC は新生児ケアにかかわる部分にとどめ, 家族から疾患についての説明を求められた場合は, 内分泌医との面談を設定するようにする).

● 土日夜間の分娩例では, 日中に小児内分泌医に電話連絡し所見などを伝え, その後の指示を受ける.
  ➢ フルスクリーニングを行う必要性.
  ➢ 両親への IC.
  ➢ 性分化疾患対応チームへの連絡.

● 性分化疾患と確定した後は, 出生届提出期限の 2 週間以内に検査結果に基づいた性別の決定が望ましいため, とくに検査に時間を要する染色体検査 (家族の同意書が必要) は, 提出時間を意識し, 検査提出が遅れないように注意する.

● 新生児医が血液や尿などの検体採取, MRI や造影検査の日程調整を行う.

● 検査結果については内分泌医からまとめて説明が行われる点にも注意 (検査結果, とくに染色体の結果のみなどを個々に説明しない).

❖ d 診察のポイント

● 性腺の触知の有無:最も大切な所見, 大きさも記載.

● 陰茎あるいは陰核の状態:陰茎らしきものがあっても, 両側の停留精巣がある場合は女児の陰核肥大がありうるので注意. 矮小陰茎あるいは陰核肥大かについては亀頭が露出していれば陰核肥大を疑うが, 露出していなくて

も陰核肥大は否定できない.

- 尿道口の開口部位：尿道下裂あるいは陰唇癒合がないか，通常の位置と異ならないか.
- 陰嚢あるいは陰唇の状態：陰嚢低形成あるいは大陰唇の男性化（肥大し皺がある）がないか.
- 腟の状態：盲端腟（dimple のみの形成もあり），泌尿生殖洞（尿道口と共通＝外陰部に開口部がひとつしかない）はないか.
- 色素沈着はないか：副腎過形成を疑う所見.

❖e　性分化疾患対応チーム ─────────────

- 小児内分泌医がチームリーダーかつ連絡係.
  - ➤ 小児内分泌医，小児泌尿器科医，小児外科医，産科医，新生児医，小児専門看護師，NICU/GCU 看護師，心理士・精神科医（必要時）.
- 原則は生後 24 時間以内に 1 回目の会合をもつ.
- 以降，検査結果などに基づいて複数回の会合をもち，可能な限り生後 2 週間以内に，社会的性の判定，疾患予後にかかわる多因子を考慮した診療計画策定を行い，性同一性の問題を含めて両親に説明を行い，最終的な性別決定を行う.
- 46,XX/46,XY のモザイクなど，性別判定が困難な症例であっても，両親の養育上の精神的負担を考慮し，生後 1 か月以内には最も妥当な社会的性の決定を目指す（国によっては本人に性別の意識が生じる年齢まで保留することもある）.
- 出生届は生後 2 週間より延長は可能で，名前や性別を空欄にして提出もできるが，その履歴が残るという点には配慮する.

❖f　性分化疾患：初期検査項目 ─────────────

- 採血量は約 8 mL 必要.

(1)ヘパリン血

- G バンド　1 mL.
- FISH（Y-DAZ，Y-SRY←ただの Y 染色体ではないので注意）各 1 mL.

(2) 血漿 (EDTA2Na)

- 血算　250 μL.
- 血液型　250 μL.
- ACTH　500 μL.
- その他→院内血漿検査.

(3) 血　清

- 一般生化学（コレステロールを含む）　600 μL×2 本.
- LH, FSH, PRL, E2, コルチゾール　1,200 μL.
- テストステロン・抗ミュラー管ホルモン　各 600 μL.

(4) ろ　紙

- 17OHP　マススクリーニング用のろ紙に 1 スポット→代謝異常センターに「至急」と連絡. 場合によっては速達で送る.

❖g　尿中ステロイドプロファイル ─────────

- 尿　1 mL　冷蔵保存.

❖h　負荷試験 ────────────────────

- LH-RH 負荷試験および hCG 負荷試験.
- LH-RH 投与前に以下の項目を検査.
  - ➤ LH, FSH 全血で 600 μL（血清マイクロテナー 1 本）.
  - ➤ テストステロン　全血で 600 μL（血清マイクロテナー 1 本）.
  - ➤ 5α ジヒドロテストステロン　血清で 1.2 mL 以上（全血で 3 mL 弱）.
- その後, LH-RH を経静脈投与（要後押し）, その後 30 分・60 分（指示があれば 120 分も）で LH, FSH を検査（量は同じく 600 μL）.
- LH, FSH の測定がすべて終了したら, hCG を筋注（day 1）.
- その後, day 2, day 3 の hCG の筋注が終わったら day 4 に再度, 以下.
  - ➤ テストステロン　全血で 600 μL（血清マイクロテナー 1 本）.
  - ➤ 5α ジヒドロテストステロン　血清で 1.2 mL 以上（全血で 3 mL 弱）.

❖i 画像検索

- 副腎のチェック，内性器，性腺の検索．小児外科，泌尿器科コンサルト．
- 腹部エコー．
- 腹部 MRI.
- 尿道造影（泌尿器科）．

（西村　力・伊藤　淳）

S 染色体異常

1 21 トリソミー（Down 症候群）

❖ a 概念・疫学

● およそ 1,000 人に 1 人の発症頻度である．
● 母体の年齢が高くなるほど頻度は高くなる．
● 標準型 95％，不均衡転座型 3〜4％，モザイク型 1％.

❖ b 症状・診断

● 多発奇形（**表 1**）[1]と精神発達遅滞がみられる．
● このほかに，眼科的異常（屈折異常，斜視，眼振，弱視，白内障），滲出性中耳炎，伝音性難聴，環軸椎亜脱臼などの合併症がおこりうる．
● 21 トリソミーの診断は臨床的特徴と染色体検査によってなされるが，染色体検査を行う際にはインフォームドコンセントを行う．出生前に染色体異常が指摘されてい

表 1 ● Down 症候群にみられる奇形と頻度

大奇形		小奇形	
心奇形（全体）	**40％**	小短頭症	75％
完全型房室中隔欠損症	16〜20％	眼瞼裂斜上	80％
心室中隔欠損症	16％	内眼角贅皮	59％
動脈管開存症	3〜5％	虹彩の斑点（Brushfield spots）	56％
心房中隔欠損症	3〜10％	平坦な顔	90％
消化管奇形（全体）	**10〜18％**	短い鼻	68％
十二指腸狭窄・閉鎖	3〜5％	小耳症	100％
鎖肛	2％	軽度の耳の異形成	50％
その他	6％	短頸	61％
血液疾患（類白血病反応）	**Common**	後頸部皮膚のたるみ	80％
先天性甲状腺機能低下症	**1％**	舌突出	47％
		狭い口蓋	76％
		開口	58％
		短指症	頻度不明
		第 5 指内彎	60％
		手掌単一屈曲線	45％
		第 1〜2 趾間の開離	68％
		Moro 反射減弱	85％
		関節弛緩	80％
		筋緊張低下	80％

〔Jeffer AW, et al：Acute respiratory disorders. Avery's Neonatology. 7th ed. MacDonald MG（ed.）. Philadelphia, Lippincott Williams & Wilkins, 691, 2015 を元に作成〕

ない場合には，なぜその検査が必要かを説明する．

❖ c 治療・予後 ──────────

- 合併症に対しての治療と早期療育が必要となる．
- 平均寿命は 50 歳を超える．

❖ d 外来フォロー[2] ──────────

- 受診間隔
  - ➤ 新生児期〜1 歳：1 か月ごと．
  - ➤ 1 歳〜3 歳：3 か月ごと．
  - ➤ 3 歳〜6 歳：6 か月ごと．
  - ➤ 小学校以降：1 年ごと．
- 合併症フォロー
  - ➤ 眼科：新生児期に白内障チェック，以後 1 年ごと
    フォロー．
  - ➤ 耳鼻科：新生児期に聴力検査，以後 1 年ごとフォ
    ロー．
  - ➤ 血液疾患，甲状腺：初診時，6 か月，1 歳，以後 1 年
    ごとに CBC，TSH，fT4．
  - ➤ 整形外科：3 歳と 6 歳で頸椎，扁平足検査．
  - ➤ ほかに，循環器，消化管，歯科，泌尿器科など必要
    あれば．

文 献

1) Jeffer AW, et al：Acute respiratory disorders. Avery's Neonatology. 7th ed. MacDonald MG（ed.）. Philadelphia, Lippincott Williams & Wilkins, 691, 2015
2) 大橋博文：小児科臨床 66（増）：1235-1242，2013

（古川陽介・高橋尚人）

---

❷ 一過性骨髄異常増殖症（TAM）

❖ a 概 念 ──────────

- TAM（transient abnormal myelopoiesis）は，一過性に未熟な巨核球・赤血球系の細胞が増殖する疾患．

- Down 症候群の約 10% に発症するとされている．自然寛解することが多いが，なかには新生児期に治療を要する場合もある．
- 自然寛解の機序は明らかになっていないが，自然寛解例の約 20〜30% は，後に Down 症候群関連骨髄性白血病を発症する．

❖ b 病態生理

- 発症には，巨核球造血と赤血球造血に必要な転写因子である GATA1 の遺伝子変異が関係している．
- trisomy 21 をもつ細胞と *GATA1* 遺伝子の変異により，細胞増殖が亢進し TAM を発症する．

❖ c 症状・徴候

- 重症度はさまざまである．
- 軽症であれば無症状であるが，重症の場合には肝腫大・脾腫大，黄疸がみられる．
- 腔水症（腹水，心嚢水，胸水）を合併することもある．
- その他，肝機能異常，血小板減少，DIC がないか血液検査で確認する．
- 心嚢液を認める児で心嚢液中の非常な高サイトカイン濃度が報告されている[1]．

❖ d 診断・検査

- 末梢血中の芽球の存在，細胞表面マーカー検査における CD41，CD42b，CD61 などの巨核球系マーカー陽性，*GATA1* 遺伝子の変異などの検査結果が診断の根拠となる．
- その他，血算・白血球分画検査，凝固系検査や肝胆道系酵素・ビリルビン・肝線維化マーカー（P3P，IV 型コラーゲン，IV 型コラーゲン 7S，ヒアルロン酸など）検査，肝エコーなどを行う．

❖ e 治 療

- 少量シタラビン療法，支持療法として交換輸血，ステロイド投与，輸血を行う．

(1) 少量シタラビン療法

● 白血球数 100,000/μL 以上の症例においては早期の少量シタラビン療法が推奨されている．ただし，白血球数が 100,000/μL 未満であっても，ビリルビンの上昇，腔水症などの臨床症状がみられる場合には治療対象として考慮する．

● 投与量，期間については小児血液専門の医師と相談しつつ決める．

(2) 交換輸血

● 呼吸障害や乏尿など過粘稠度症候群が疑われる場合，腫瘍量減少の目的で施行する．

(3) ステロイド投与

● 腔水症がみられる場合，高サイトカイン血症に対して投与する．

(4) FFP 投与

● 出血傾向がみられる場合，適宜補充する．

❖f 予　後

● 在胎週数と白血球数により，①早産児かつ白血球数が 100,000/μL 以上を high risk，②早産児または白血球数高値を intermediate risk，③正期産児かつ白血球数が 100,000/μL 未満を low risk と分類し，①〜③それぞれの 1 年生存率が 45.5%，63.2%，92.1% であったという報告がある[2]．

● 海外の研究では，早期死亡の危険因子として，白血球数高値（100,000/μL 以上），ビリルビン上昇，肝逸脱酵素上昇，自然寛解なし，腹水，早産，出血傾向などがあげられている[3,4]．

文　献

1) Shitara Y, et al：Tohoku J Exp Med **241**：149-153, 2017
2) Muramatsu H, et al：Br J Haematology **142**：610-615, 2008
3) Massey GV, et al：Blood **107**：4606-4613, 2006
4) Klusmann JH, et al：Blood **111**：2991-2998, 2008

（古川陽介・高橋尚人）

230　第2章　主な疾患

❸　18トリソミー・13トリソミーの管理方針

❖a　概　論

- 18・13トリソミーの管理方針を決定するうえでは，両親の自己決定権の尊重が求められている．しかし，一方では両親と児の利害が対立することもありうる．
- 「重篤な疾患を持つ新生児の家族と医療スタッフの話し合いのガイドライン」では「こどもの最善の利益」が何かを両親が見出せるように医療スタッフが支援することが推奨されている．
- また周産期施設によっては，医療スタッフが提供できる医療資源に制限のある場合（例として，小児外科・心臓外科の手術が不可能など）もある．
- 以下は，当院での管理方針について述べる．

❖b　プレネイタル・ビジット（prenatal visit）

- 羊水検査で18または13トリソミーと胎児診断がされた場合，当院では原則として小児科医師（NICU医長）と新生児集中ケア認定看護師とでプレネイタル・ビジットを行い，両親に予測される児の予後や管理方針などについて説明を行っている．
- ただし管理方針は最初から決まったものではなく，両親が「こどもの最善の利益」を見出して医療者側との話し合いにより児の管理方針を決定できるように支援している．
- プレネイタル・ビジットの場で管理方針について最終決定する必要性はないが，新生児仮死の場合の蘇生法については（例として，気管挿管を希望するか，愛護的ケアに留めるかなど）出産までに決定しておくほうが望ましい．
- 分娩方針については，産科医と両親との話し合いで決定してもらう．

❖c　出生後の管理方針

- プレネイタル・ビジットで医療者と話し合うことで両親

が決定された管理方針に従って出生後の児の管理を行う.

● 食道閉鎖症などの小児外科的疾患については，両親が希望された場合には手術を行っている．しかし先天性心疾患の手術については，当院ではこれまでに手術を行った実績がない．

● プレネイタル・ビジットの場ではこうした情報もあらかじめ両親に提供している．両親の希望でひとたび治療の差し控えや中止が決定された後も，「こどもの最善の利益」にかなう医療を目指して，児と家族への最大限の支援がなされるべきである．

❖ d　自宅退院に向けての準備 ─────────

● 両親が積極的治療を希望した場合，当面の目標は自宅退院である（☞p.316「在宅医療準備」）.

● 18・13 トリソミーが自宅退院する場合には，胃管を使用した経管栄養はほぼ全例で必要であり，ほかにも在宅酸素療法，人工呼吸療法（在宅 NIPPV を含む），持続吸引などの医療的処置が必要となることがある．

● 退院の見通しがついてきたら，両親にこうした医療的処置の指導を行うとともに，児の介護の負担が過大とならないように配慮して，注入回数や呼吸補助療法の設定などを調整する．

● 訪問看護や，もし可能であれば在宅医療を行う診療所との連携を進めるとともに，レスパイト入院が可能な病院を確保しておく．

● 自宅で感染症や肺高血圧の増悪などによって全身状態が悪化した場合には，小児科への緊急入院が必要となる．

● 退院前に小児科の一般床や緊急入院に対応可能な地域の総合病院に対して，両親がどこまでの治療を希望しているかなど情報提供しておく必要性がある．

（土田晋也）

❹ 22q11.2 欠失症候群

❖a 概 念

- 22q11.2 欠失症候群の罹患児は，先天心疾患，口蓋の異常，低カルシウム血症，胸腺低形成などのうち，いくつかの症状の組合せを有する．
- 欠失部分の大きさや部位などにより発現する症状には多様性がある．
- 発症率はおおよそ6,000人に1人程度と報告されている．
- かつて Di-George 症候群（DGS），velocardiofacial 症候群（VCFS），円錐動脈幹異常顔貌症候群などと称された疾患は，現在では本疾患に包含されている．

❖b 主要症状

(1) 先天性心疾患

- 本疾患の 74% の児に認め，主な死亡要因となっている．
- 円錐動脈管の奇形が多く，とくに Fallot 四徴症が本疾患の心臓所見の 22% を占める．
- その他，頻度の多い心疾患として，大動脈弓離断症，心室中隔欠損症，総動脈幹症，血管輪などがあげられる．

(2) 口蓋の異常

- 本疾患の 69% が口蓋の異常を有している．
- 最も頻度の高いのは軟口蓋異常による鼻咽腔閉鎖不全であり，程度の variation もあるが口唇裂・口蓋裂の合併も多い．

(3) 低カルシウム血症（副甲状腺機能低下）

- 低カルシウム血症は本疾患の 17〜60% に認められ，新生児期が最も重症化しやすい．
- 典型的には年齢とともに正常化するが，疾患罹患時や思春期に再燃することも報告されている．

(4) 免疫不全

- 本疾患では胸腺低形成がみられることがあり，T 細胞の成熟障害によって免疫不全がおこされる．

(5) 顔 貌

- 耳の異常，鼻の異常，腫れぼったいまぶた，眼間隔離，

S 染色体異常 233

口唇口蓋裂，非対称的な泣き顔，頭蓋縫合早期癒合が報告されている．
- しかし，一般的に新生児期は顔貌から本疾患を診断することは難しい．

(6) その他

- 頻度は多くないが，筋骨格系，眼科領域，中枢神経系，腎尿路系などの異常がみられることがある．
- 新生児期は多くの場合に筋緊張低下がみられ，また摂食障害・嚥下障害のため，経鼻栄養や胃瘻を必要とすることがある．
- 学齢期以降は学習障害（70〜90%）がみられ，本疾患罹患者の平均 IQ は 70 台と報告されている．

❖ c 診断・遺伝形式

- FISH 法（fluorescence *in situ* hybridization）により，22 番染色体の微細欠失を確認する．
- 臨床上 22q11.2 欠失症候群を疑われる場合でも，同領域を含む転座などの可能性があることから G 分染法も行うことが推奨される．
- 常染色体優性遺伝の疾患であるが，9 割以上が新生の欠失であり，親からの受け継ぎ例は 1 割弱である．

❖ d 鑑別疾患・症状が重複する疾患

- Smith-Lemli-Opitz 症候群（多指症，口蓋裂）．
- Alagille 症候群（蝶形椎，先天性心疾患，後部体制輪）．
- VA（C）TER（L）症候群（心奇形，脊体異常，腎奇形，四肢奇形）．
- oculo-auriculo-vertebral（Goldenhar）症候群（耳の奇形，椎体欠損，心疾患，腎奇形）．

参考文献

・Gene reviews：http://grj.umin.jp/contents/mews.html

（武藤浩司）

T 感覚器疾患

1 未熟児網膜症（ROP）

❖ a 概　念

- 未熟児網膜症（retinopathy of prematurity：ROP）は，早産による網膜血管の形成障害に続発する網膜虚血を本態とした疾患で，その後の血管増生により網膜剝離を発症し，失明や視力障害を生じることがある．
- 網膜虚血は血管内皮増殖因子（vascular endothelial growth factor：VEGF）などのサイトカインの発現を亢進させ，新生血管や増殖膜の形成，さらに網膜剝離へ至る変化をひきおこす．
- 酸素投与によるhyperoxiaは，発症および症状の進行に大きくかかわっている．

❖ b 検　査

- ☞p.305「眼底検査およびROPレーザー治療」．

❖ c 未熟児網膜症の分類

（1）国際分類（2005）

- 網膜血管の発育範囲・病変の位置をZoneで定義（図1）[1]．
  - ➤ ZoneⅠ：視神経乳頭と黄斑部との距離の2倍を半径

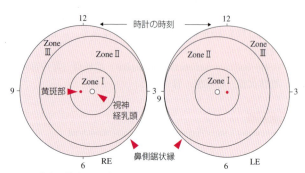

図1 ● 病変の位置および範囲
(International Committee for the Classification of Retinopathy of Prematurity：Arch Ophthalmol **123**：991-999, 2005を元に作成)

T 感覚器疾患　235

表1● 進行度分類

Stage 1	血管境界線（demarcation line）
Stage 2	隆起（ridge）
Stage 3	網膜外線維血管増殖（extraretinal fibrovascular proliferation）
Stage 4	部分網膜剥離 　　Stage 4A：黄斑部を含まない 　　Stage 4B：黄斑部を含む
Stage 5	網膜全剥離
Plus disease	後極部血管の拡張・蛇行
Aggressive Posterior ROP（APROP）	急速に進行する重症型の ROP 無治療の場合，網膜全剥離へ進行する

（International Committee for the Classification of Retinopathy of Prematurity：Arch Ophthalmol **123**：991-999，2005 を元に作成）

表2● 網膜レーザー光凝固術の適応

Zone Ⅰ	Zone Ⅱ	Zone Ⅲ	APROP
Stage 1 　＋plus disease	Stage 2 　＋plus disease	適応なし	活動性所見があれば
Stage 2 　＋plus disease	Stage 3 　＋plus disease		
Stage 3			

ただし Posterior zone Ⅱ は zone Ⅰ に準じる．
（Early Treatment for Retinopathy of Prematurity Cooperative Group：Arch Ophthalmol **121**：1684-1694，2003 を元に作成）

とする円周内.
> ➤ Zone Ⅱ：Zone Ⅰ の外側で視神経乳頭から鼻側鋸状縁までの距離を半径とする円周内.
> ➤ Zone Ⅲ：Zone Ⅱ の外側の耳側周辺部.
> ➤ 範囲は時計の時刻で表す.

（2）進行度分類
● 表1[1]参照.

❖ d　治療適応

● ROP の網膜剥離を予防するための確立した治療法は網膜レーザー光凝固術である.
● レーザー光凝固術の適応は表2[2]参照.

❖ e　ROP に対する抗 VEGF 治療

● 抗 VEGF 抗体の硝子体内投与は，現時点では抗 VEGF 薬

の適応疾患ではないが，ROP に対する有用な治療手段として期待されている．

● ベバシズマブ硝子体注射の有用性を示す無作為前向き臨床試験（BEAT-ROP study）[3]も報告され始めているが，全身への安全性や適切な投与量などの評価は，いまだ十分にはなされていない．

文　献

1) International Committee for the Classification of Retinopathy of Prematurity：Arch Ophthalmol **123**：991-999, 2005
2) Early Treatment for Retinopathy of Prematurity Cooperative Group：Arch Ophthalmol **121**：1684-1694, 2003
3) Mintz-Hittner HA, et al；BEAT-ROP Cooperative Group：N Engl J Med **364**：603-615, 2011

（田中広輔）

2　聴覚障害（難聴）

❖a　概　要

● NICU 入院児は聴覚障害のリスクファクター（**表3**）を有することが多い．

● ハイリスク児での難聴の出現率は 2〜4% で，リスクのない児の 20〜40 倍高率である．

表3 ●周産期における難聴のリスクファクター

家族内難聴
胎内感染（風疹，CMV）
頭頸部奇形
極低出生体重児（1,500 g 未満）
重症新生児仮死（Apgar score 3 点以下）
重症呼吸障害（高濃度酸素投与例，長期人工換気例，PPHN，ECMOなど）
重症黄疸（交換輸血例）
神経疾患
重症感染症（髄膜炎など）
耳毒性薬剤投与（アミノグリコシド，バンコマイシンなど）

❖ b　診　断

- NICU での聴力障害の診断には AABR でスクリーニングを行い，両側（片側）refer の場合には ABR を行う．

- 異常を早期に発見すれば，早期の聴覚療育を開始し，言語発達を獲得できることが可能である．

- 一方，未熟な児では月齢とともに聴覚検査（ABR）が正常化する例や，逆に遅れて発症または進行する例〔先天性サイトメガロウイルス（CMV）感染，先天性風疹症候群，遷延性肺高血圧症，遺伝性難聴など〕があり，定期的なフォローアップが必要である．

- 胎内感染についての検査は必須で，先天性 CMV 感染が確認される場合には治療の適応となりうる．

- AABR と ABR 検査の詳細については，AABR ☞ p.23「自動聴性脳幹反応（AABR）」，ABR ☞ p.292「聴性脳幹反応（ABR）」の項を参照．

（土田晋也）

U 分娩外傷

❶ 骨 折

❖ a 頭蓋骨骨折
- 機械分娩などが原因となる.
- 帽状腱膜下・硬膜下・くも膜下出血などを合併し, その際に出血性ショックや DIC となっている場合がある.
- 骨折そのものは自然に治癒する.

❖ b 鎖骨骨折
- 肩甲難産, 骨盤位分娩などでよりおきやすい. 早期に完全治癒する.
- 触診で独特の感触がある.
- X 線写真.
- 1 か月健診でしこりとして触れる.
- 稀に上腕神経叢麻痺を合併する場合がある.

❖ c 上腕骨骨折
- 稀に橈骨神経麻痺を合併することがある.
- 6〜8 週間で自然回復する.

❖ d 大腿骨骨折
- 牽引を要することもある.
- 骨形成不全症では誘因なく大腿骨・上腕骨などの骨折がおきる場合がある.

❖ e 肋骨骨折
- 分娩外傷ではないが, 未熟児骨減少症の重症な児で誘因なくきたす場合がある.
- 隣接する数本が骨折し, 呼吸障害をみることがある.
- 通常自然に化骨し治癒する.

(垣内五月)

2 出 血

❖ a 頭血腫

- 骨膜下の血腫.
- 骨縫合を越えない.
- 2週間〜3か月で吸収される. 吸収過程で硬い辺縁をもつ瘤となる.
- 感染症の危険性があり, 穿刺は行わない.
- 強い黄疸の原因となることがある.
- 吸引分娩に合併する場合がある.

❖ b 帽状腱膜下血腫

- 帽状腱膜と骨膜の間に生じる血腫.
- 骨縫合を越え, 大出血となりうる.
- ショック, 腎不全, DIC となる可能性がある.
- 機械分娩などが誘因となる場合がある.
- 頭蓋骨骨折・頭蓋内出血の合併に注意.

❖ c 頭蓋内出血

- 硬膜外出血, 硬膜下出血, くも膜下出血.
- 無呼吸, けいれんが出現することがある.
- 脳外科手術を要する場合がある.

❖ d 腹腔内出血

- 肝被膜下出血・肝破裂・脾破裂など.
- 骨盤位で多い.
- 多量の出血により出血性ショック・DIC をきたす場合がある.
- 小児外科にコンサルトする.

(垣内五月)

③ 麻 痺

❖ a 顔面神経麻痺

- 患側の口角が動かず，健側にひきつれ，下垂不全となり，鼻唇溝が消失する．
- 患側の閉眼が不完全．角膜乾燥防止のための眼軟膏を要する場合がある．
- 哺乳障害をきたすこともある．
- 2〜3週間で自然治癒する．

❖ b 腕神経叢麻痺

- 肩甲難産・鎖骨骨折・骨盤位経腟分娩に合併する場合がある．
- 横隔神経麻痺を伴うことがあるので注意．

(1) Erb 麻痺（C5-C6 の神経根の障害）

- 上腕は伸展・内転し，上肢の挙上ができない．
- 手指の動きはみられる．
- 3〜4か月で回復することが多い．

(2) Klumpke 麻痺（C7-C8，Th1 の神経根の障害）

- 手関節や手指の運動がみられず，把握反射が消失する．
- 腕神経叢全体の麻痺としてみられることが多い．

❖ c 横隔神経麻痺

- 検査（横隔膜エコー・X線透視）横隔膜の奇異性運動をみる．
- 横隔膜固定術を必要とする場合がある．

（垣内五月）

第 3 章

治療法と手技

242　第3章　治療法と手技

◼ 心肺蘇生

❖a　状態の把握・蘇生の準備

- 呼吸の有無，心拍数・脈拍数（大腿動脈）を視診・触診・聴診により確認．
- 呼吸心拍モニターおよび SpO_2 モニターの装着．
- 医療者の手を集める．必要なら蘇生場所への移動（コットの患者の場合など）．
- 吸引・酸素（ジャクソンリース）・薬剤投与経路の準備を指示（末梢静脈，CV，骨髄針）．
- 救急カート・除細動器・蘇生薬作成を指示（後述のd参照）．面会者がいる場合はスクリーンなど配慮，場合によってはいったん退出いただくなど看護サイドに指示．

❖b　気道確保・呼吸補助

- ①口鼻腔吸引のうえ，下顎挙上にて気道確保．
- ②100% 酸素で mask and bag.
- ③胃管を挿入し胃内減圧．
- ④気管挿管，気管内吸引．

❖c　循環確保

- HR<60/min ならば，両母指法あるいは二指法により，胸骨圧迫 120 回/min.
- 胸骨圧迫と人工換気は，3:1 の比（90/min:30/min）で行う．
- 緊急除細動：初回 2 J/kg，2，3 回目 4 J/kg に増量．連続は 3 回まで．

❖d　蘇生薬

- ボスミン®：生食で 10 倍に希釈し，気管内投与 0.5〜1 mL/kg，静脈内投与 0.1〜0.3 mL/kg，適宜同量を追加する．

Rp. 体重 2 kg の場合
ボスミン® 1 mL ＋生食 9 mL のうち，気管内投与 1〜2 mL．静

注 0.2〜0.6 mL. 必要に応じくり返す

● メイロン®：蒸留水で 2 倍に希釈し 1〜2 mL/kg iv, 適宜同量を追加する.

Rp. 体重 2 kg の場合
メイロン® 10 mL ＋蒸留水 10 mL のうち, 2〜4 mL をゆっくり iv

● 生食：10〜20 mL/kg, 容量負荷として.

Rp. 体重 2 kg の場合
生食 20〜40 mL/回 iv

（垣内五月）

❷　人工呼吸器管理

❖a　適　応

● 高 CO_2 血症およびアシデミア（例：pCO_2＞60 mmHg で pH＜7.25）や低酸素血症（例：FiO_2＞0.4 で SpO_2＜90%）などの呼吸不全. 特定の検査値・モニター数値にこだわらず, 背景疾患・患者状態により常に適応を考慮.
● 重症無呼吸発作.

❖b　初期設定（例）

● SIMV（SLE5000, VN500, Humming X, Bennett840）：rate 30〜40/min, PIP/PEEP 15〜20/4〜6 cmH_2O, FiO_2適宜, Ti＝0.4〜0.5, I/E 比 1 以下, トリガー設定適宜（患者自発呼吸状態とグラフィックモニターでの感知程度を参考に）. いずれの機器も自発呼吸のトリガー感度がよく, プレッシャーサポートの併用も容易. Bennett840 の場合は, 吸気圧設定を above PEEP で設定するため注意が必要（たとえば, PIP/PEEP 16/5 と設定したい場合, PEEP 5/吸気圧 above PEEP 11 cmH_2O；つまり 11＋5＝16, などと設定する. Humming X の場合, プレッシャーサポートのみ above PEEP で設定する）.

- HFO（SLE5000，VN500）：PEEP 8〜11 cmH$_2$O，⊿P 15〜25 mL，Freq 15 Hz，FiO$_2$適宜．無呼吸を伴う場合，CMVを併用した呼吸モード（HFO＋CMV）が可能．VN500では VG（volume guarantee：設定一回換気量以上の振動を節約する機能）が可能．
- HFO（Humming V/X）：MAP 8〜12 cmH$_2$O，SV 3〜6 mL/kg，Freq 15 Hz，FiO$_2$適宜．原則として Auto-Sigh の機能は使用しない．他の呼吸器と比較してパワーが強く CDH，成熟児 MAS，成熟児 PPHN などが適応．

❖ c 挿管チューブ（ETT）深さ目安

- 目安は以下のとおり．
  - ➢ 〜500 g：2.0 mm，口角 6 cm 固定（深いことがある）
  - ➢ 〜1,250 g：2.5 mm，口角 7 cm 固定
  - ➢ 〜2,500 g：3.0 mm，口角 8 cm 固定
  - ➢ 2,500 g〜：3.5 mm，口角 9 cm 固定
- 挿管時には，チューブ先端の黒ラインが声門に到達したところで止めると通常口元が上記くらいの深さとなっている．
- X 線所見では ETT の先端が Th2 あたりになるのを目標（浅すぎず，気管分岐部までも余裕があるとされる）として適宜調節．頸部前屈により深くなり，後屈により浅くなるとされるので撮影時の体位にも注意．

❖ d 呼吸器回路の加湿

- Fisher & Paykel 社製加湿器で 0.0 設定（40℃，−3℃）．
- 詳細は取扱説明書参照．

❖ e 抜管基準目安

- SIMV の場合：FiO$_2$≦0.3，IMV rate≦20/min，PIP/PEEP ≦12/5．
- HFO の場合：FiO$_2$≦0.3，MAP の十分な低下（8 未満にはしない），⊿P≦12 or SV≦5．
- その他，無呼吸の程度・週数による成熟程度・栄養の進み具合などを総合的に判断して決定する．

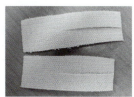
図1●テープ固定（手順①）

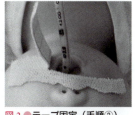
図2●テープ固定（手順②）

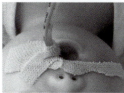
図3●テープ固定（手順③）

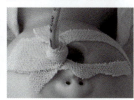
図4●テープ固定（手順④）

❖ f　テープ固定

- 基本固定位置：左口角，チューブの青ラインは0〜3時（先当たりしにくいとされる位置．長期挿管の場合，右口角/ネオバー正中固定などに適宜変更）．
- 唾液付着によりはがれやすくなるので，口唇や粘膜にかからないよう注意して止める．口角深さのずれを防ぐため，巻き上げ・巻き下げをしない．テープ固定の例を下記に示す．
  - ➢ 手順①：エラテックステープを適当なサイズにカットし，縦に切れ込みを入れる（2枚）．挿管開始前から準備しておく（図1）．
  - ➢ 手順②：切れ込みに左口角を合わせ，テープの切れ込み上側部分を口と鼻の間に貼りつける（図2）．
  - ➢ 手順③：テープの切れ込み下側部分を，2回程度深さを変えずにETTに巻きつけ，あまった部分は口角皮膚に貼りつける（図3）．
  - ➢ 手順④：2枚目のテープを口角に合わせ，切れ込みの下側部分を口の下に貼りつける（手順②と同様，上下対称）．続いて（手順③と同様）切れ込みの下側を1枚目のテープの上から口元深さが変わらないようETTに1〜2回巻きつけ，あまった部分は口角皮

膚に貼りつける（できあがり．左口角固定，青ラインは0時方向となっている）(図4).

（垣内五月）

3 高流量経鼻カニューレ療法（HFNC）

❖ a 概　念

- 加温加湿した混合気を鼻カニューレから鼻咽頭腔に高流量で投与する呼吸管理法を，高流量経鼻カニューレ（high flow nasal cannula：HFNC）とよぶ．
- 近年，RCT で他の非侵襲的換気法と同等の効果，安全性が示され，本邦でも急速に普及が進んでいる．

❖ b 機　器

(1) Optiflow™ junior（Fisher & Paykel 社）
- 空気-酸素ブレンダー，加温加湿器，回路，鼻カニューレよりなる（図5）.
- 加温加湿器は人工呼吸器用のものと共通である（MR850など）.

(2) Precision Flow®（Vapotherm 社）
- 専用機器本体とディスポーザブル患者回路からなる．
- 中空糸の周囲で温水を循環させる方式で加温加湿してい

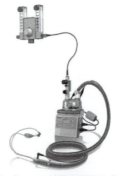

図5 ● HFNC 療法の回路図（例）

る.
- 鼻カニューレは片鼻用の単孔式がある.

❖ c 効 果
- 安定した吸入酸素濃度, 解剖学的死腔の洗い出し促進, 軽度の PEEP 付加.

❖ d 適 応
- nasal CPAP からの離脱期（weaning device として）.
- 体格の大きくなった慢性肺疾患などで, nasal CPAP の受容が悪い場合.
- 口唇口蓋裂や鼻中隔損傷など nasal CPAP の使用が不能な場合.

❖ e 利点・欠点
- nasal CPAP と比較した場合の利点と欠点は以下のとおり.
(1) 利 点
- 着脱が容易.
- 鼻中隔損傷, 顔面変形が少ない.
- 経口哺乳, 沐浴, 抱っこが容易となるため QOL が改善する.
(2) 欠 点
- 陽圧効果が nasal CPAP に比して安定しない.
- 低圧アラームがないため, 外れても気がつきにくい.
- 保育器内で使用すると器内が高湿度となる場合がある.
- 単孔式がない場合, 経鼻での胃管留置ができない.

❖ f 使用のポイント
- リークを前提としており, 鼻孔の大きさに合ったカニューレを選択する.
- 開始流量は 2 L/min/kg で必要に応じて増量する（表 1）.
- weaning は 1 L/min ずつ減量し, 2 L/min まで減量が進んだ段階で間欠的着脱や鼻カニューレへの移行を試みる.

❖ g 在宅医療への移行
- 人工呼吸器 VIVO50® （CHEST 社）を用いることで, 在

248　第3章　治療法と手技

表1 ● Optiflow の対象体重と最大流量

	対象体重	最大流量
Premature Size 赤色	〜3 kg	8 L/min
Neonatal Size 黄色	2〜8 kg	8 L/min
Infant Size 紫色	3〜15 kg	20 L/min

宅医療でも HFNC を行うことは可能であるが，現時点では保険医療における制約などが大きい．

（田中広輔）

4　気管洗浄

❖ a　気管吸引
- 通常は閉鎖式気管内吸引カテーテル（トラックケアー®など）を使用して行う．
- 吸引の前後に必ず聴診．
- カテーテル挿入長は気管チューブ先端をわずかに超える程度とし，気管分岐部の損傷や迷走神経反射による徐脈を避ける．
- 閉鎖式吸引を施行する場合は，人工呼吸器の陽圧により吸痰が不十分とならないよう，吸引開始時に1〜2秒程度かけてから，気管チューブ内を引き戻す．
- 閉鎖式で吸痰不十分な場合，開放式吸引を行う．無菌操作を心がける．

❖ b　体位ドレナージ
- 超低出生体重児の急性期には過剰な体位変換は避ける．
- 全身状態の安定を確認したのち，適宜体位変換を行う．
- 無気肺を形成したときは，患側を挙上し，排痰を促すよう心がける．

❖ c　squeezing, tapping
- 超低出生体重児の急性期には行わない．
- 超低出生体重児や栄養不良児では肋骨骨折をきたす場合もあるので，注意して行う．

❖ d　生食気管洗浄

- 粘稠な気管吸引物が持続する場合，無気肺が持続する場合，気管出血時などには，生理食塩水 0.1〜0.5 mL/kg/回を目安に気管内に注入し，bagging，squeezing と吸引をくり返す．
- 頻回に生食洗浄が必要な場合には，呼吸器回路内の加温加湿が不十分な可能性を考慮し，回路のチェックや必要ならば呼吸器交換を行う．

❖ e　希釈サーファクタント気管洗浄

- 界面活性効果を期待し，生食 10〜40 mL でサーファクテン® 120 mg/V（通常の 2.5〜10 倍希釈濃度）を溶解し，0.1〜0.5 mL/kg/回を目安に使用し，生食洗浄と同様に行う．
- 重症な胎便吸引症候群，横隔膜ヘルニア，生食洗浄で効果不十分な場合などで適応になる．

参考文献

・新生児呼吸療法・モニタリングフォーラム，新生児医療連絡会，NICU における呼吸理学療法ガイドライン検討委員会：NICU における呼吸理学療法ガイドライン（第 2 報）．http://plaza.umin.ac.jp/~jspn/nicuguidline.pdf

（垣内五月）

5　胸腔穿刺

❖ a　用意するもの

- 緊急時の穿刺のみの場合：針（20〜24 G 留置針），エクステンションチューブ，三方活栓，10〜20 mL シリンジ．
- 持続吸引の場合：アスピレーションキット（6 F），トロッカーカテーテル（8〜10 F），静脈切開セット，持続吸引器（ハマサーボまたはキューインワン），接続チューブ，吸引用三方活栓，タイガン・固定用バンド，滅菌シーツ 2 枚，穴あき滅菌シーツ 1 枚，清潔手袋，滅菌ガーゼ，縫合セット，4-0 ナイロン糸（固定用），ヘキザック®またはイソジン® スワブ，防水シーツ，固定用滅菌ドレッ

シング，固定テープ，局所麻酔（1% キシロカイン，シリンジ，27 G 針），ペンタジン®，帽子．

❖ b 方 法

(1) 穿 刺

- X 線で気胸腔や胸水の存在を確認する．穿刺に十分なスペースがあることを確認．気胸の場合は透光試験でも確認できるが，可能な限り穿刺前に X 線で確認する．
- 体位は仰臥位．
- 穿刺にあたってペンタジン® 0.2〜0.5 mg/kg を用いて鎮静・鎮痛を行う．トロッカー挿入の場合はキシロカイン 1% 0.1〜0.3 mL で局所麻酔も行う．クロルヘキシジンまたはイソジン® で消毒し，穴あき覆布を使用して清潔に行う．
- 部位は前腋窩線第 4 か第 5 肋骨上，あるいは鎖骨中線上第 2 第 3 肋間（肋骨下縁には血管が走行しているため，上縁を穿刺）の部分で尾側から頭側に向かって穿刺する．
- トロッカーカテーテルの場合は，メスの刃で皮膚切開後，穿刺．ペアンを使用し刺しすぎないようにすることも可．
- あらかじめカテーテル内筒にシリンジを接続し，胸壁を貫通したところでシリンジを吸引してエアや液体の逆流を確認する．確認ができたら，外筒のみを先進する．気胸の場合は上部（胸側）に，胸水の場合は下部（背側）に先進する．
- 目標の挿入長に達したら針糸により皮膚に固定するか，透明ドレッシングを用いて固定する．再度 X 線で先端位置の確認を行う．
- 回路にすぐ接続できない場合，エクステンションチューブと三方活栓を用いてカテーテルが大気圧開放とならないように保持し，吸引が必要な場合は間欠的にシリンジを用いて吸引する．

(2) 持続吸引

- 気胸の場合 5〜10 cmH$_2$O の低圧で持続吸引．
- 排気・排液が24時間みられなくなったらウォーターシールとする．

- その後も呼吸状態の悪化がなければ，回路を閉鎖して24時間観察する．
- その後もエアの貯留がなければ，カテーテルを抜去する．
- 乳び胸の場合，ウォーターシールを基本とする．

❖ c　注意点および合併症

- 肺実質の損傷，肋間動静脈の損傷による出血，感染など．
- 胸水の場合，穿刺時の多量の液体流出により血圧低下をきたす場合がある．長期にわたる場合，血清タンパクの喪失により低栄養・低γ-グロブリン・凝固異常などをきたす．いずれの場合も適宜膠質液の補充により対応する．

❖ d　アスピレーションキットやトロッカーカテーテルを使用した実際の穿刺

- 局所麻酔の後，メスにて前腋窩線第5～6肋骨上縁に5mm程度の皮切をおく（図6）．
- 曲がりペアンを用いて皮切をやや広げ深くする（図7）．
- カテーテルを皮膚に対してやや立て気味に刺入する．肺

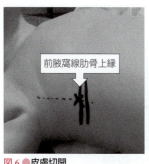
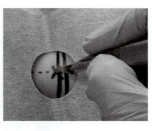

図6 ● 皮膚切開

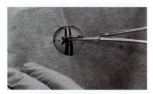

図7 ● 切開口の拡張

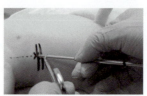

図8 ●穿刺

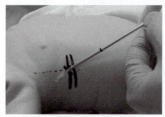

図9 ●外筒の挿入（胸水の場合）

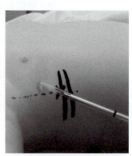

図10 ●外筒の挿入（気胸の場合）

損傷を避けるため深くなりすぎないようペアンで把持するなどする．胸腔内に入ったら抵抗がなくなるので皮膚に対して寝かせ気味に角度を変える（図8）．
- 胸水貯留の場合，先端を背側に向けて外筒のみを進める（図9）．
- 気胸の場合は，先端を胸側に向けて外筒のみを進める（図10）．

（垣内五月）

6　PICC 管理

❖a　概　要

- PICC（peripherally inserted central catheter）の管理として，ここでは PI カテーテル® について述べる．
- 種類：PI カテーテル®（20 cm のダブルルーメン，30 cm のシングルルーメン）．

● 挿入時消毒：1% ヘキザック® アルコールスワブ使用（皮膚の状態によりイソジン® 使用可）.

❖ b 使用時のルール・注意点

● 輸液には 1,000 倍濃度のヘパリンを混入する（50 mL に対しヘパリン 50 単位など）.
● 側管は流速によらずヘパリン不要.
● lipo PGE₁製剤（プリンク®）はヘパリン不可.
● カルチコール® は 50% 濃度までとする.
● 挿入時，日々の X 線撮影時に必ず先端位置を確認する（カルテに記載）.
● 下肢からの挿入の場合，腎静脈を避けるため先端は L2 以下とし，鼠径部は超えていることと，上行腰静脈内（左下肢からの挿入時，カテーテルが椎体の左縁を上行する）でないことを必ず確認. また，下大静脈の先天異常もありうるので走行には注意.
● 鎖骨下静脈，それより末梢側の場合は漏れやすいため，先端付近の皮膚観察を十分に行うことと，輸液濃度を上げ過ぎないようにし，X 線（PI カテ側の胸腔内の透過性低下など），児の状態（急な低血糖など）から常に胸腔内への漏出の可能性を考慮する.

(西村　力)

❼ 臍動静脈カテーテル

❖ a 適応

● 在胎 22〜24 週の児（皮膚が未熟）.
● 出生体重 500 g 以下.
● 出生後早急に中心静脈ルート，A ラインが必要な場合（重症仮死など）.
● PI カテ，A ラインが必須な状況で，末梢から確保が困難な場合.
● 適応のある児については臍帯を長めに残してもらうよう分娩前に産科医に依頼しておく.

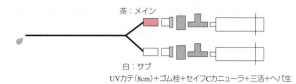

図 11 ● UV・UA カテーテルラインの組み方

❖ b 必要物品

- UV カテ：ダブルルーメン 4 Fr/8 cm・13 cm.
- UA カテ：アンビリカルベッセルカテーテル 3.5・5 Fr/38 cm.
- 閉鎖式三活 2 個，閉鎖式ゴム栓 2 個，セイフ C カニューラ 3 個，A ライン用赤三活 2 個，T コネクター，10 mL ヘパ生 3 本（そのまま使用 or 2.5 mL のシリンジへ分注）.
- 絹糸，静脈切開セット，縫合セット，眼科用無鈎鑷子 1 本（セットだけでは鑷子が足りない），バイクリル®，ガーゼ 10 枚くらい，穴あきブルーシート，（好みでメス）.
- ロック式の 2.5 ml シリンジ 1 本（A ライン逆血用）.
- 消毒（皮膚が未熟な場合はイソジン®，それ以外はヘキザック® アルコール）.
- 清潔手袋.
- 四肢固定用ペアン 4 本.
- 照明（LED 懐中電灯）.

❖ c ラインの組み方

- 図 11 参照.

❖ d 挿入の深さ

- 挿入時の目安は下記のとおり.
  - UV：UA の深さ ÷ 2 cm.
  - UA：体重（kg）× 3 + 9 cm.

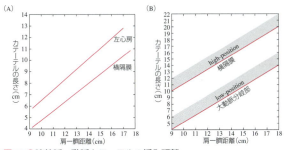

図 12 ●臍静脈・動脈カテーテルの挿入距離
（A）臍静脈，（B）臍動脈．
（Dunn PM：Arch Dis Child **41**：69-75, 1966 を元に作成）

- 上記は腹壁からの深さのため，臍帯の残存長を考慮する（図 12）[1]．
- 深さだけでなく，逆血がよく引ける位置とする．
- 最終的に挿入後 X 線で深さを確認し，位置調整する．
- UV カテ：IVC 内であること（右房，門脈，肝静脈内に入っていないこと）．
- UA：Th6-9 の間であること（届いていない場合は L3-4 の間まで引き抜く）．
- 留置期間：なるべく 1 週間以内．やむを得ない場合は 1 か月の場合もあり得る．
- 抜去方法：臍帯を生食ガーゼで30分程度ふやかしてからゆっくり抜く方法もある（好みによる）．最後の 5 cm 程度は 1 cm/5 分の速度程度で A ラインの波形をみて抜去．
- UV カテを臍静脈内に留置した場合は漏れやすいので，輸液の濃度に注意し，できるだけ早く抜去する．腹水の有無をエコー，X 線でチェックする．

❖ e　合併症

- 感染，血栓，血管の穿孔．
- UV カテ：肝壊死，門脈圧亢進，肝臓内石灰化，腎静脈血栓．
- UA カテ：壊死性腸炎，下肢梗塞（血栓，塞栓）．
- 入口部からの出血による貧血（挿入後しばらく時間が経

過してからおきるので気がつきにくい．大量出血になることがあるため，十分な観察が必要）．

文　献
1）Dunn PM：Arch Dis Child **41**：69-75，1966

（西村　力）

8　輸血（製剤の注意点）

❖ a　血液製剤の分割保存 ──────────
- 超低出生体重児などでは，1回に使用する輸血製剤の分量が少ないため，輸血部において小分け保存を行っている．血液製剤の有効活用につながるうえ，1人の児に輸血されるドナー数を減らすことで輸血に伴う感染症のリスクを軽減できる．
- 対象：赤血球濃厚液．
- 分割数：2〜3分割．保存期限内に適宜使い切れるように分割を依頼する．期限を輸血部に確認する．
- 有効期限：元の製剤の有効期限．
- 放射線照射：当院では照射済みで白血球除去フィルターを通した製剤を購入している．期限の迫っている製剤は分割済みであってもK値が高くなっていることを認識する必要がある．
- 依頼方法：輸血部に電話連絡する．

❖ b　サイトメガロ抗体陰性血
- 輸血によるサイトメガロウイルス（CMV）感染症は，とくに早産児においては重篤な疾患がおきうる．
- 平日日中の緊急性のない赤血球輸血の際には，原則としてCMV抗体陰性血を用いる．

（垣内五月）

⑨ 交換輸血

❖a 適 応
- 高ビリルビン血症，新生児溶血性疾患，重症感染症，DIC，重症貧血，代謝異常症（高アンモニア血症），薬物中毒など.

❖b 準備する物
- 輸血ライン（末梢静脈 or 臍静脈），瀉血ライン（末梢動脈 or 臍動脈），三方活栓，延長チューブ，輸血セット，加温コイル，排液ボトル，シリンジ，輸液ポンプ，記録用紙，採血用スピッツ・キャピラリー，薬剤（カルチコール®）.

❖c 方 法
- 瀉血，輸血を同時にする two-site 法で行う.
- 総交換輸血量：160〜180 mL/kg（循環血液量を極低出生体重児で 90 mL/kg，1,500 g 以上で 80 mL/kg として，循環血液量の 2 倍を目安にする）.
- 血球と血漿は 2 対 1 の割合を目安に混合する. RCC-LR 2 単位（1 単位 140 mL 程度）と FFP 1 単位（120 mL 程度）を IVH バッグに混和させる. 濃厚血小板（PC）も混合する場合は RCC-LR：FFP：PC＝4：2：1 を目安に混合する.
- IVH バッグから輸血セット→加温コイル→延長チューブ→三方活栓の順番で接続（三方活栓には 10 mL もしくは 20 mL のロック付きシリンジをつける）. 接続時にはクランプしておく. そのラインを満たして静脈ルートに接続する.
- 動脈ルートの採血用の三方活栓の側管（通常 2.5 mL ロックシリンジがついているところ）にもうひとつ三方活栓をつけて，そこに延長チューブ（瀉血用：先はペットボトルなど）とシリンジをつける.
- 交換速度は 100 mL/kg/hr を目安にする. およそ 3〜5 分を 1 クールとして 5〜10 mL/kg/回ずつ動脈ラインから瀉

血. 同時に, 同量を静脈ラインから輸血する.
- 100 mL 輸血ごとにカルチコール® 1 mL（早産児では 50 mL ごとに 0.5 mL）をゆっくり静注.
- 交換輸血施行前・後に血算, T-Bil・Na/K/Cl/Ca などの生化学, 血液ガス（Ca 含む）, 頭部エコーを検査.

❖ d 合併症

- 出血, 心機能障害, 低血糖, 血小板減少, 低カルシウム血症, 高カリウム血症, アシドーシス, 感染症など.

(古川陽介)

🔟 高カロリー輸液

❖ a 適応と目標

- 適応：経腸栄養が不可もしくは制限される児. 超低出生体重児に対する early aggressive nutrition については別項（☞p.198）参照.
- 目標：必要な体重増加と栄養補充を図り, その一方で, IFALD/PNALD を来さないように経静脈栄養の組成・投与方法の工夫を行う.

❖ b 投与方法

(1) 糖

- 血糖値をみながら, 糖濃度を 12% 程度まで数日かけて増量する. 14% 程度まで上げることもある.
- 血糖値が 150 mg/dL を超える場合は糖濃度を減らす. 長期の経静脈栄養が予想される場合は新生児では GIR 14 mg/kg/min 以下に抑える.
- 非タンパクカロリー/窒素比を一定以上に保つためには糖投与が必要となるが, 一方で過剰な糖液は持続的な高インスリン状態をひきおこし, 肝細胞の脂肪変性の原因となる.

(2) アミノ酸

- アミノ酸は 0.5〜1.0 g/kg/day 程度から開始し, 数日かけて 2.0〜3.0 g/kg/day まで増量する.

- 長期の経静脈栄養が予想される場合は 2.0 g/kg/day 程度に抑える.
- 新生児ではプレアミン P®（7.6% のアミノ酸液）を用いる.
- 重症肝障害例ではタウリン・グルタチオン・アリナミンなどの補充を検討する.

(3) 脂　肪

- 脂肪は 0.5 g/kg/day 程度で開始し, 数日かけて増量する.
- 24 時間持続投与を原則として, 0.15 g/kg/hr を超えないようにする.
- 単独ルートが望ましい（PI カテーテル® 紫側管は許容）.
- 配合禁忌のデータは乏しいが, カルチコール® との混注は避けている.
- 20% イントラリポス® を用いる.
- 長期の経静脈栄養が予想される場合は, 1.0 g/kg/day 以下とし, また Omegaven® の投与を検討する（☞p.262「ω3 系薬剤使用」）.

(4) ビタミン

- 糖＋アミノ酸液 50 mL に対して, ビタメジン® 0.5 mL 混注する.
- 週 7 日のうち 6 日投与.

(5) 微量元素

- 糖＋アミノ酸液 50 mL に対して, エレメンミック® 0.1〜0.2 mL 混注する.
- 週 7 日のうち 1 日投与. 目安は 0.3 mL/kg/回/week.

(6) その他

- 原則として PI カテーテル® を用いる. より長期の投与が予想され体重が十分あるときは外科的に中心静脈カテーテルを留置して用いる.
- 経静脈栄養の児は骨減少症のリスクがあるため, 定期的に評価を行い, リン（リン酸ナトリウム補正液）, カルシウム（カルチコール®）の添加を行う.
- 感染症は IFALD/PNALD の明確な悪化因子である. 感染症をきたさないよう十分な清潔操作を心がける.

Rp. 体重 2 kg の新生児への投与例
● PI 紫ライン（例①）　12 mL/hr
ハイカリック® 2 号液　　24 mL
プレアミン P®　　　　　9 mL
生理食塩水　　　　　　 15 mL
ビタジェクト®　　　　　0.5 mL
ヘパリン　　　　　　　 50 単位
● PI 紫ライン（例②）　12 mL/hr
50%glucose　　　　　　 12 mL
プレアミン P®　　　　　9 mL
生理食塩水　　　　　　 5 mL
リン酸 Na　　　　　　　1 mL
蒸留水　　　　　　　　 22 mL
1 M KCl　　　　　　　　1 mL
ビタジェクト®　　　　　0.5 mL
ヘパリン　　　　　　　 50 単位
● PI 緑ライン　　　　　 0.4 mL/hr
20% イントラリポス®　 20 mL
ヘパリン　　　　　　　 20 単位

計算上，以下の投与量となる
　総水分量（TWI）　149 mL/kg/day
　GIR　　　　　　　　12 g/kg/min
　アミノ酸（AA）　　1.97 g/kg/day
　脂肪（Lipo）　　　　0.96 g/kg/day

❖c 検 査

● 血糖値・血液ガスは，増量時期は毎日確認．その他の項目は週 2 回程度フォロー．状態が落ち着いた時期も 1〜2 週に 1 回は確認．
● 血液検査：肝機能・アンモニア・CBC・電解質（Na, K, Cl, Ca, P, Mg）・血液ガス・CRP・血糖・TP・Alb・T-Cho・TG，長期の場合は，Cu, Zn, Se.
● 尿検査：尿量，尿一般，沈渣，Cre, Ca, P, Na, K.

- 画像：カテーテル位置，肺野，気胸，血胸，心拡大の有無など.

❖ d　cyclic TPN

- 経静脈栄養が長期にわたり IFALD や PNALD などで肝機能障害がみられる場合，もしくはそのリスクがある場合に適応となる.
- TPN→間欠期輸液を 1 サイクルとして，新生児期は 3 サイクル，乳児期以降は 2 サイクルとする.
- 低血糖がみられる場合は，輸液交換前後の投与速度を工夫し，急激な糖の輸液の変化ないようにする.

Rp. 2 kg の新生児の場合（例）

TPN　14 mL/hr，6 時間投与

↓

維持輸液（フィジオゾール® 3 号液）7 mL/hr，2 時間投与

↓

TPN　14 mL/hr，6 時間投与

↓

維持輸液（フィジオゾール® 3 号液）7 mL/hr，2 時間投与

↓

TPN　14 mL/hr，6 時間投与

↓

維持輸液（フィジオゾール® 3 号液）7 mL/hr，2 時間投与

（武藤浩司）

🔢 胃液補正

- 補正液：ソルデム® 1 号液もしくは以下の溶液〔生食：5% glucose：KCl（1 Mol）= 10：10：0.4〕.
- 方法：通常 8 時間ごとの胃液量をさかのぼって次の 8 時間で補正する.

（武藤浩司）

12 ω3系薬剤使用

❖ a 使用背景

● 腸管不全関連肝障害（intestinal failure associated liver disease：IFALD），経静脈栄養関連肝障害（parenteral nutrition associated liver disease：PNALD）などにより胆汁うっ滞を認めた患児で，他の管理で改善がみられない場合に，国内未承認薬である魚油由来脂肪乳剤のω3系脂肪製剤（Omegaven®，Fresenius Kabi，Switzerland）の使用が検討される．

❖ b 適応基準

● 明確な基準はないが，長期に中心静脈栄養を施行している症例，消化管術後や短腸症候群の症例など，IFALD のリスクが高い症例が対象となる．

● 開始のタイミングとしては，血液検査で D-Bil が 2 mg/dL 以上もしくはトランスアミナーゼが 100 IU/L 以上で悪化傾向となっていることを基準としている施設が多い．

● リスクの高い場合には，予防的な使用やより早期の介入（D-Bil 1 mg/dL 以上）を提唱する意見もある[1]．

❖ c 使用手順

● 実際の使用開始までに時間を要することから，必要となりそうな症例は早めに検討を開始する．

● 国内未承認薬であり，家族の同意を取得する．

● 同意取得後は院内の倫理委員会に申請し，使用の承認を得る（承認が得られるまでの期間は当施設では 1〜2 週間前後）．

● 承認取得後に製品を発注する．

● 発注は，家族に情報提供のうえ，家族に行ってもらう．

● 輸入代理店（リンクヘルスケア，アイアールエックス・メディシンなど）を介して購入可能である．

● 購入代が高く，スイスフランのレートにより異なるが，100 mL/V×10 V で 7〜10 万円．その他に輸送料などが必要となる．基本的に，家族負担であり，特別児童手当の

申請を考慮する.

● 購入して2〜3週間で商品が届くことが多いが, 在庫不足で時間がかかることもある.

❖ d　薬剤管理方法（当院管理法）

● 未開封の製剤は薬剤部管理ではなく, 担当医師が常温で保管する.

● 分注は薬剤部に依頼し, 滅菌で行い冷所保管する.

● 高価であり, 新生児・乳児に対して100 mL（成分量として10 g）は1回量としては多いことから, 無駄にしないように100 mLを3〜5回分に分注して使用する.

● 感染のリスクを考慮して, 分注後5日以内で使用する.

❖ e　投与方法

● 点滴経路としては末梢静脈, 中心静脈どちらでも可能である.

● 投与量は0.5 g/kg/dayから開始し, 数日〜1週間で1.0 g/kg/dayまで漸増して連日使用する. 流速は0.05 g/kg/hrを超えないようにする.

● IFALDの重症例の場合はOmegaven®の単独使用が望ましいが, 肝障害の程度が強くない場合や予防的な使用の場合は大豆由来脂肪製剤（イントラリポス®）との併用を行う方法もある. $\omega6/\omega3$比の理想比は1〜4：1という報告[2]があり, それに従うとイントラリポス®（ほぼ100% $\omega6$）とOmegaven®（$\omega3：\omega6＝8.2：1$）の使用比（成分量）については, おおむね1：1〜3：1が適当と考えられる.

❖ f　投与中検査・副作用

● 適宜, 血液検査（AST, ALT, T-Bil, D-Bil, γ-GTP, ALP, ヒアルロン酸, Ⅳ型コラーゲン7S, P3P, 総胆汁酸など）を行う.

● 副作用として出血傾向, 高脂血症などがあげられるため, 血算, プロトロンビン時間, TGも適宜測定する. 血中脂肪酸分画, 全脂質中脂肪酸分画の測定も適宜行い, 効果判定, 必須脂肪酸欠乏の指標とする.

文 献

1) 位田　忍，他：小児外科 **48**：100-106，2016
2) Diamond IR, et al：Pediatr Surg Int **24**：773-778, 2008

（設楽佳彦）

---

13 麻酔・鎮静

❖a 意 義

- 新生児ももちろん痛みを感じており，痛み刺激が神経学的予後に影響する可能性も指摘されている．
- ホールディング，抱っこ，おしゃぶりなどのなだめケアや，哺乳（空腹を避ける），ショ糖（12〜25％）の経口などを常に考慮し，必要時は薬物による鎮静・鎮痛・筋弛緩を行う（表2）（☞p.368「NICU に入院している新生児の痛みのケアガイドライン」）．

❖b 適 応

- 鎮痛作用の有無によって使い分ける．痛みを伴う処置には必ず鎮痛作用がある薬剤を用いる．

(1) 鎮静のみ

- MRI や ABR など非侵襲的な検査：トリクロホスナトリウム（トリクロリール® シロップ），ミダゾラム（ドルミカム®）．
- 体動によりバイタルが不安定になる時（超低出生体重児の急性期など）：フェノバルビタール，ミダゾラム．
- 心疾患児など安静が必要な児の普段の安静維持：トリクロリール® シロップ（頓用），フェノバルビタール（継続投与）．

(2) 鎮痛・筋弛緩

- 気管挿管時：ペンタゾシン（ペンタジン®）＋ミダゾラム（＋硫酸アトロピン），フェンタニル（フェンタニル®）．
- 眼科レーザー治療：ペンタジン®（＋硫酸アトロピン）．
- 胸腔ドレーン穿刺時：ペンタジン®．
- 完全鎮静（手術時，横隔膜ヘルニアの術前後，状態不良で体動を完全に抑制する場合，重症 high flow のコント

表2 ● 鎮静・鎮痛・筋弛緩を行う代表的場面

	1st line	2nd line	備考
採血/ライン確保など	おしゃぶり ホールディング		ショ糖投与（未導入）
単純 CT	空腹の防止 必要時：トリクロリール® 0.6〜0.8 mL/kg		
MRI/造影 CT	空腹の防止 トリクロリール® 0.6〜0.8 mL/kg	ドルミカム® 0.1 mg/kg	
ROP レーザー治療	ペンタジン® 0.3〜0.5 mg/kg	体動↑に合わせ半量追加	
気管挿管	基本なし		
超早産児急性期	ノーベルバール®静注 5〜10 mg/kg（累積 30 mg/kg 程度まで）	ドルミカム®持続 0.05〜0.2 mg/kg/hr	
挿管児の呼吸管理中	短期の場合：ノーベルバール®静注 5〜20 mg/kg（累積 30 mg/kg 程度）	長期化する場合：ドルミカム®持続 0.05〜0.2 mg/kg/hr	
横隔膜ヘルニア急性期	フェンタニル® 2〜4 μg/kg/hr＋マスキュラックス® 0.05〜0.08 mg/kg/hr	塩酸モルヒネ 0.05 mg/kg/hr＋マスキュラックス® 0.05〜0.08 mg/kg/hr	吸引・エコー等処置時：フェンタニル® 2 μg/kg（最重症例）

ロールなど）：フェンタニル＋ベクロニウム臭化物（マスキュラックス®）（＋ドルミカム®）.

❖ c 鎮静薬 ────────────────

(1) ミダゾラム

● ミダゾラム（ドルミカム® 1 A = 2 mL = 10 mg）.

● 鎮痛作用なし.

● 静注時は呼吸抑制をおこすことがあるため，非挿管時はマスクバックの準備をしてから行う.

● 新生児はミオクローヌスをおこすことも多く，検査に支障が生じたり，けいれんとの鑑別が必要になることがある.

◆基本調整方法
- ドルミカム®静注時は生食で5倍希釈（1 mL＝1 mg）して使用.

◆投与量
- 静注：0.1 mg/kg/回. 効果不十分な時は半量〜同量1回追加.
- 持続静注：0.05〜0.2 mg/kg/hr.
- フロセミド（ラシックス®）, ヒドロコルチゾンコハク酸エステルナトリウム（ソル・コーテフ®）とは析出・混濁が生じるため, ルートを分ける必要あり.
- 抗けいれん薬としてはミダフレッサ®（1 V＝10 mL＝10 mg, 1 mg/mL, 薬効成分はミダゾラムで, 5倍希釈ドルミカム®と同じ濃度）を使用する.

Rp. 体重1 kgの児に対して
持続投与0.05 mg/kg/hr（0.5 mL/hr）で投与する場合
ドルミカム® 2 mg＋生食18 mL → 0.5 mL/hr

(2) フェノバルビタール

- フェノバルビタール（ノーベルバール®静注用1 A＝250 mg, ワコビタール®坐剤15 mg）.
- 鎮痛作用なし. 抗けいれん作用あり.

◆基本調整方法
- 1バイアル250 mg（粉末）を生食20 mLで溶解して（1 mL＝12.5 mg）使用.

◆投与量
- 初期量：10〜20 mg/kg/回（反復投与時は累計30 mg/kg程度とし, 循環への影響や血中濃度に注意）.
- 維持量：5 mg/kg/day, 分2.

◆有効血中濃度
- 新生児けいれん：15〜40 μg/mL.
- 鎮静目的もこれに準じる. 臨床的な効果と血圧などへの影響を考慮し適宜増減.

(3) トリクロホスナトリウム

- トリクロホスナトリウム（トリクロリール®シロップ 1 mL＝100 mg）.
- 鎮痛作用なし.

◆投与量

- 内服・注入：0.6〜0.8 mL/kg/回. 効果不十分な時は半量追加，または他の静注薬を検討.

❖ d 鎮痛薬

(1) フェンタニル

- フェンタニル（フェンタニル® 0.005％, 1 A＝2 mL＝0.1 mg）.
- 麻薬系薬剤.
- 尿閉になるため導尿が必要. そのため超低出生体重児に投与を検討する場合は，膀胱留置カテーテルが入れられることが条件になる.
- 投与中の経腸栄養は原則行わないが，鎮静が長期化する場合で消化管の動きがある場合は discussion のうえで許可する.
- 中止時に離脱症状（振戦，頻脈，発汗，反射の亢進，嘔吐など）が出現することがあるため，漸減後に中止する.

◆投与量

- 静注：0.5〜3 μg/kg/回，数分かけて静注. 1 日 4〜6 回.
- 持続静注：0.5〜2 μg/kg/hr.
- カテコラミンと同注可. PI ダブルルーメンでは，原則緑のサブルートから入れる.
- 指示は 1 A（2 mL）単位で組成を組み，使い切ったらシリンジ交換する（残薬処理を最低限にするため，例外的に 24 時間以上同じシリンジから投与可）.
- 麻薬金庫からの取り出しは，医師が自分の麻薬免許番号を使って行い（研修医は不可），投与に使用するシリンジに移す（小さいシリンジに吸って，希釈時に移し替えることはしない）.
- 中止時は使い残したシリンジをルートごと麻薬金庫に返却する（ラベルは貼ったまま）.

> Rp. 体重 2.5 kg の児に対して
> 持続静注：2 μg/kg/hr（1 ml/hr）で投与する場合
> フェンタニル® 0.2 mg（4 mL）＋5% glucose 36 mL＋ヘパリン 40 単位 → 1 mL/hr

（2）ペンタゾシン

- ●ペンタゾシン（ペンタジン® 1 mL＝15 mg）.
- ●鎮痛作用あり.
- ●呼吸抑制をおこすため，マスクバックの準備をしたうえで投与する.

◆基本調整方法
- ●静注では生食で 15 倍に希釈して使用（1 mL＝1 mg）.
- ●筋注も可能で，その場合は原液を使用（眼科レーザー追加時でルートがない場合など）.

◆投与量
- ●静注・筋注：0.3〜0.5 mg/kg/回.
- ●筋注時は同一箇所への反復投与は避けること.

（3）塩酸モルヒネ

- ●塩酸モルヒネ（1 A＝5 mL＝200 mg）.
- ●当院では麻薬系の鎮痛・鎮静薬はフェンタニル® を使用している. 産科において横隔膜ヘルニアの分娩時の鎮静目的に臍帯静脈から投与することあり.

❖ e　筋弛緩薬 ────────────

- ●マスキュラックス®（1 A＝4 mg，溶解用に注射用水 1 mL 付）.
- ●フェンタニル® と併用する. 使用時，低 K 血症になりやすいので注意. 難聴のリスクが報告されている.

◆投与量
- ●静注：0.1 mg/kg.
- ●持続静注：0.05〜0.1 mg/kg/hr.

> Rp. 体重 2.5 kg の児に対して
> 持続静注：フェンタニル® 2 μg/kg/hr＋マスキュラックス® 0.05 mg/kg/hr（1 mL/hr）で投与する場合
> フェンタニル® 0.2 mg（4 mL）＋マスキュラックス® 5 mg

＋注射用水 1.25 mL ＋5% glucose 35 mL ＋ヘパリン 40 単位
→1 mL/hr（小数点以下は無視）

（西村　力）

⑭　膀胱留置カテーテル

❖ a　膀胱カテーテル留置に際して準備するもの

- 小綿球（5 個入り）.
- ベゼトン® 消毒液 0.025.
- カテゼリー.
- オールシリコンフォーリーカテーテル 6 Fr（1 kg 以下で
  は 3 または 4 Fr アトム栄養カテーテル, 1〜2 kg くらいの
  児では 5 Fr のアトム栄養チューブで代用, その場合サ
  フィードコネクターが必要）.
- ウロメーターバッグ.
- 滅菌鑷子.
- 2.5 mL シリンジ.
- 蒸留水 20 mL　1 A.
- 固定用テープ.
- メジャー.

❖ b　注意点

- 挿入, 接続などは清潔操作が必要.
- バルーンカテの場合, 尿道内（浅い位置）でバルーンを
  膨らませると尿道損傷をおこすため, 絶対やってはいけ
  ない（挿入後血尿を認める場合その可能性あり）.
- 栄養チューブを使う場合, 深く入れすぎると膀胱内で結
  び目ができて抜けなくなったり, 膀胱穿孔, 尿管閉塞を
  おこす場合があるため, 気をつける. ただし抵抗がある
  ところでは絶対に膨らませない（後述）.（正期産新生児
  では, 男児が 6 cm, 女児 5 cm, 低出生体重児では体格に
  合わせてそれより浅くする. 750 g 未満の超低出生体重
  児では, 男児＜5 cm, 女児＜2.5 cm を推奨する文献あり）.

270 第3章 治療法と手技

❖c カテーテル挿入手順

①挿入およびバルーンへの水の注入は医師が行う. 研修医
は指導医の立ち会いのもとで行う.

②挿入する前にバルーンに水1 mLを入れ, 破損がないか
を確認し, ふたたび水は抜いておく.

③大腿外転位を取り, 外尿道口を確認する (ただし, 新生
児男児では包茎により確認しづらい場合がある. 陰茎を
体に対して垂直に立てるようにすると挿入しやすい. 女
児の場合, 小陰唇をしっかりと開くとよいが, 外性器が
小さく外尿道口・腟口とも確認しづらい. 外尿道口は腟
口より腹側にあるはずである).

④ベゼトン®で浸した小綿球で鑷子を用いて2回消毒.

⑤カテゼリーで先端を濡らしたバルーンカテまたは栄養カ
テーテルを外尿道口から挿入する. 男児では, 包皮内に
進めてしまう場合, 女児では腟に挿入してしまう場合が
ある. いずれも通常よりは短い長さで抵抗がきてそれ以
上挿入できず, また尿の流出もない. その場合はいった
ん抜いてやり直す. また, 男児では膀胱頸部で抵抗があ
る場合も多い.

⑥バルーンカテの場合, 女児は先端から9 cm以上 (コネク
ター側の端から24 cm以下), 男児では先端から12 cm以
上 (コネクター側端から21 cm以下) の挿入を行う. 通
常, この規定の長さを挿入し, カテーテルが膀胱内に入
ると, 尿流出が確認される.

⑦この際, どうしても抵抗があり規定の長さの挿入ができ
ないときは, 必ず小児外科医に相談する.

⑧また, 上記基準を超えても尿流出がないときも, いった
ん手技を中断する. 膀胱エコーなどで膀胱内を確認し,
膀胱内に尿貯留がない時は, 時間をおいて再度, 挿入を
試みる. 尿貯留があるのに流出しない時は, 小児外科に
相談する.

⑨⑥の手技が問題なく行えたら, 医師がバルーンに水を入
れふくらませる. 研修医は指導医の立ち会いのもとで行
う.

⑩引き抜いて止まるところで固定し, ウロメーターバッグ
に接続する.

● 上記の挿入長は導尿の際の推奨挿入長にバルーンの部分
の3cm＋安全予備長1〜3cmをプラスしたものである.

（高橋尚人）

15　手術準備

❖ a　術前検査

● 心疾患，外科疾患で入院中に手術になる症例は術前検査
が必要なため，緊急手術時を除き，前日までに提出して
おく.
  - ➤ 感染症（HBs-Ag, HCV抗体, STS定性, HIV抗体）.
  - ➤ 血液凝固系.
  - ➤ 血型（輸血オーダーのためには独立して2回検査が
    必要）.
● HIV抗体検査は同意書必要.
● 入院中に複数回手術をする場合，感染症，凝固の結果は
2か月有効.

❖ b　ルートについて

● 施設の状況によるが新生児であっても体重2kg以上の場
合は，手術室で麻酔科医がCVカテ，Aライン，挿管を
行うため，出棟前は末梢ルートがあればよい.
● NICUで確保が必要なルート（末梢ルートの本数，Aラ
インの有無など）は事前に麻酔科医に確認.

❖ c　術前の指示

● 術前のミルク止め時間を指示入力する（基本6時間前，
消化管手術は前日からNPO）.
● 心疾患の場合，術前の輸液，手術室での抗菌薬（体外循
環を用いるような手術の場合はステロイドカバーが入
る）は，心臓外科医が診療端末に入力する.
● NICU医師は病棟で実施する分はPIMS（部門情報システ
ム）に転記し，出棟時PIMSの指示書（NICUからのみ）
と，電カルの輸液指示書を印刷したものと術前抗菌薬の
バイアルを手術室に持参する（術前の輸液はデフォルト

272　第 3 章　治療法と手技

でソルデム®1が入っているが，低血糖のリスクがある児では NICU 医師が適宜変更可能).

● 小児外科，脳外科など心臓外科以外の科はそれぞれ事前に必要指示を確認.

● 輸血の準備についても外科医に確認（誰が何を何単位オーダーするか).

❖ d　出棟時

● 朝一番の予定手術は手術予定表に入室時刻が記載されるのでそれに従う.

● 2 件目や緊急枠の時には病棟に連絡がくるのでそれに従う.

● 病棟出棟時は必ず担当外科医が付き添うため，出棟時間が近くなっても来ない場合は連絡する.

● 病棟出棟時は，PI カテ，A ラインは輸液を流し（A ラインはモニタリング），CV カテ，末梢はできるだけヘパロックとする（ポンプの数を減らす).

● 術前から病棟でフェンタニル®など麻薬を用いて鎮静を行っている場合，原則出棟前に中止し，残液の返却を病棟サイドで行う（手術室での紛失防止).

（西村　力）

16　NO 吸入療法

❖ a　作用機序

● NO 吸入療法では，吸入された NO が，血管平滑筋に到達した後に局所のグアニルサイクラーゼ（GC）を活性化して cGMP を高めることで，選択的に肺血管の弛緩作用をおこす.

❖ b　適　応

● 肺高血圧に伴う低酸素性血症（新生児遷延性肺高血圧症，慢性肺疾患の急性増悪時，先天性心疾患の術後の肺高血圧).

● 34 週未満の早産児への NO 吸入療法に関しては十分なエ

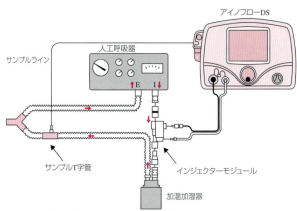

図 13 ●一般的な人工呼吸器との接続（例）

ビデンスは確立されていないが，近年，超早産児を含めた早産児への有効性，安全性に関して，多数報告され始めている．
- 保険適用：開始時刻より通算して 96 時間を限度とする．改善が得られない場合は，さらに 48 時間を限度として算定できる．

❖ c 開始の判断

- SpO_2 モニターにおいて上下肢差を認める．
- 心エコーにおいて，肺高血圧と診断される（動脈管レベルの右→左短絡，心室中隔の平坦化）．
- 100％酸素を用いた人工呼吸器管理，輸液負荷や昇圧剤による体血圧の維持，アルカリ化療法，鎮静（筋弛緩薬＋麻薬）などの治療を行っても肺高血圧が改善しない．

❖ d 開始の実際

- アイノフロー® DS アイノフロー® 吸入用 800 ppm（エアウォーター社）を用いる．
- 一般的な人工呼吸器との接続例を図 13 に示す．
- 使用前点検を含めたセットアップに時間を要するので，必要と想定される入院が予定されている場合には回路を準備しておく（機器付属の取扱説明書を参照）．

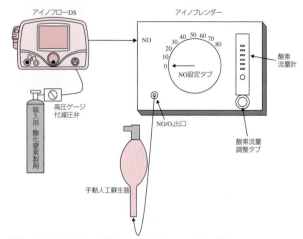

図14 ●アイノブレンダーによるバックアップNO投与システム

- NO投与中にバギングが必要な際には，アイノブレンダーによるバックアップNO投与システムを用いる（図14）．
- 高圧ゲージつき減圧弁を接続したNO製剤をアイノフロー® DSと接続，アイノフロー® DSとアイノブレンダーをクイックコネクターつき低圧ホースで接続する．
- 酸素供給源に繋げたホースをアイノブレンダー背面の酸素供給口に接続する．
- ジャクソンリースをアイノブレンダーのNO/O_2出口に接続する（詳細は機器付属の取扱説明書を参照）．
- NO濃度5〜10 ppmから開始するが，効果が不十分な場合は速やかに20 ppmへ増量する．
- 開始後は動脈ライン（可能であれば動脈管後）を留置し，常に上下肢のSpO_2をモニターする．20 ppm以上に増量する場合は副作用に注意する．

❖ e　NO減量・中止の実際

- NO吸入療法により効果が得られた場合は，まずは酸素の減量から開始する．
- 急激な減量は再増悪の契機となるため，慎重に酸素を漸

減する.

- 酸素濃度が 40% まで減量でき状態が安定していることが確認された段階で，NO 吸入濃度の減量を開始する.
- NO 濃度 10〜20 ppm のときは 2 ppm ずつ減量し，10 ppm まで減量が進むと以降は 1 ppm ずつ，5 ppm 以下になると 0.5 ppm ずつと，おおよそ全体量の 10% をめどにゆっくりと減量していく.
- Weaning を急ぐことで再増悪を招くことがあるため，減量後は最低でも 1 時間は酸素化が維持されることを確認し，必要に応じて心エコー所見を確認する.

❖ f　副作用

- NO 療法中にメトヘモグロビン血症を発症することがあるため，適宜モニタリングを行う.
- 血液ガス測定器によっては測定項目（MetHb）に含まれており，確認できる.　MetHb 濃度が 2.5% を超える場合は，NO 吸入濃度の減量または投与中止する.

（田中広輔）

⓱　N_2吸入療法

❖ a　概　念

- 心不全に陥った肺血流増加型心疾患の患者に対して，酸素濃度 21% 未満の混合気で換気させる治療方法である.
- 肺血管抵抗を上昇させることにより，肺血流量を減少・体血流量を増加させて，高肺血流による心不全，呼吸不全の改善を目指す.

❖ b　適　応

- 肺血流増加型心疾患（左心低形成症候群，両大血管右室起始症，総動脈幹症，重症心室中隔欠損症など）で，従来の内科的治療法で心不全の管理が困難な場合.
- 肺動脈絞扼術などの外科手術の施行までに時間がかかる場合.
- 肺炎や慢性肺疾患などがある場合は過度の低酸素血症を

276　第3章　治療法と手技

きたすリスクがあり，肺の状態がよいことが必要．

❖ c　方　法

- 挿管・人工呼吸器管理下で人工呼吸器回路の吸気側に窒素ボンベの回路を接続して，換気させる．
- 混合ガス酸素の濃度は 15〜20% の報告が多い．最初は 20% から開始して，循環動態や酸素化をみながら 1% ずつ減量し経過観察する．単心室型心疾患では SpO_2 80% を，左右短絡疾患では 90% を上限目標とし，下記のモニターを行いながら，循環動態が安定する N_2 濃度を探す．
- ヘッドボックス内や nasal cannula で窒素を混合した低酸素混合ガスで換気させる方法もあるが，酸素濃度変化をおこしやすく循環動態が変動しやすいリスクがある．基本的には人工呼吸器管理下で行う．

❖ d　モニター項目

- 体血圧（動脈ラインでのモニタリング），時間尿量，SpO_2，血液ガス．

❖ e　合併症・問題点

- 低酸素血症による臓器障害のリスクが高い治療であるため，安全性には注意を払い，長期の管理は行わない．

参考文献
・小林富男：小児外科 **38**：156-161，2006
・豊島勝昭：周産期医学 **34**（増）：585-587，2004

（武藤浩司）

🔟 ECMO

❖ a　ECMO の対象疾患例

- 新生児肺高血圧症を呈する疾患：新生児呼吸窮迫症候群，重症仮死，胎便吸引症候群，重症肺炎，横隔膜ヘルニア．
- 循環補助が必要な疾患：心筋炎が原因の重症心不全症，

表 3 ● ECMO の適応基準（例）

緊急の適応
1) OI≧40 が 2 時間以上
2) PaO_2≦40 mmHg が 2 時間以上
3) $PaCO_2$≧100 mmHg が 2 時間以上
4) 心停止の発生
準緊急の適応
1) $AaDO_2$≧610 mmHg が 8 時間以上
2) MAP≧15 cmH$_2$O が 12 時間以上
3) 心不全（血圧≦40 mmHg，脈拍≧180/分，心駆出率≦35％）
上記の状態が前提で下記の除外項目にあたらない症例
1) 体重が 2 kg 未満，在胎週数 34 週未満
2) 重篤な凝固異常があり，コントロール不能の出血がみられる
3) 重篤な中枢神経異常の合併（出血含む）
4) 治療が困難な心奇形の合併
5) 重度の先天性疾患の合併

敗血症性ショック．

● 肺の安静化が必要な疾患：エアリーク症（気胸，縦隔気腫）など．

● 心臓手術後の循環補助．

❖b ECMO の適応（例）

● 表 3 を参考に検討する．

（高橋尚人）

19 EXIT

❖a 概 念

● EXIT（ex utero intrapartum treatment）とは，子宮胎盤血流を保持しながら臍帯を切断せずに胎児に対して何らかの治療を行う手技．

● 引き続いて病変の切除を行ったり（EXIT-to-Resection），ECMO を施行したり（EXIT-to-ECMO），結合双胎の分離手術を行ったり（EXIT-to-Separation）することもあるが，最も多い手技は気管挿管（喉頭鏡下，ファイバー下），気管切開といった気道確保である．

❖ b 適　応

- ●出生後に呼吸障害が予想され，かつ気道確保が困難であると予想される場合.
  - ➢ 例：胎児巨大頸部腫瘍，口腔内腫瘍，CHAOS（先天性上気道閉鎖）など.
- ●母体への負担が大きいため，画像所見，羊水染色体検査などから予想される児の予後を考慮したうえで適応を判断する.

❖ c　EXIT で気道確保を行う場合の手順

(1) 準　備

- ●分娩前後に多くの人員が必要になるため，あらかじめ各科（産科，麻酔科，小児科，小児外科など）相談のうえ，帝王切開の日程を決定し，児を娩出することが望ましいが，前期破水などのために緊急帝王切開となることもある.
- ●EXIT を計画する症例は羊水過多を伴っていることもあり，計画外の分娩を避けるために，早産での娩出となることが多い.
- ●関係する科で事前に情報共有と方針決定のための打ち合わせを行う.
- ●可能であれば，手術室を使用して手術室看護師とも合同で事前にシミュレーションを行う.
- ●打ち合わせ，シミュレーションで確認しておくことは以下のとおり.
  - ➢ 必要な物品.
  - ➢ 人員，器械の配置.
  - ➢ 手順，方針.
    - ・気管挿管を試みて難しければ気管切開を行うのか，最初から気管切開を行うのか.
    - ・緊急帝王切開となった場合，予定通り EXIT を行うのか，娩出後に気道確保を行うのか.
    - ・どのような時に EXIT を中止し，娩出後に緊急の気道確保を行うのか（児の徐脈が遷延した場合，母体が大量出血をきたした場合など）.

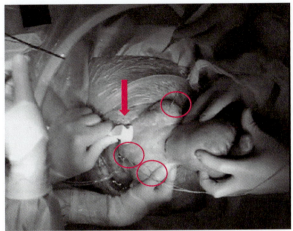

図15 ● 上顎体の胎児に対してEXIT下で気管切開を開始するところ
児の上半身のみを娩出．3つの針電極で心電図のモニタリングを行い（○印），産科医により心エコーを施行している（矢印）．

(2) 母体の麻酔

- 子宮胎盤循環を維持するために，EXIT中は高濃度の吸入麻酔薬を使用した全身麻酔とし，子宮を十分に弛緩させる．
- 結果，母体の弛緩出血や低血圧をきたすリスクが高い．

(3) 児の麻酔

- とくに気管切開を行う場合は不動化を図る必要がある．
- 母体に投与した麻酔薬のみで十分なことも多いが，不十分であれば筋肉注射や臍帯静脈経由で行うこともある．

(4) EXIT中の児のモニタリング

◆パルスオキシメーター

- SpO_2 40%以上を目標とする．
- 胎脂によりモニタリングが困難であった症例を経験している．

◆心電図

- 通常の心電図を用いた場合，胎脂によりモニタリングが困難であった症例を経験している．
- 当院では針電極を用いてモニタリングを行った経験がある（図15）[1]．

280 第 3 章 治療法と手技

◆心エコー検査
- 児の心拍を確認するのに用いる.
- 滅菌したプローベカバーを装着して持続的に行う.
- 児の心拍数だけでなく，心機能などの情報も得ることができる.
- 当院での経験としても有用であった（図 15）.

◆カプノメーター
- EXIT で気道確保をした後の換気の確認としてカプノメーターが有用であったとの報告[2]がある.

(5)その他注意すべき点
- 胎盤剥離を予防するために温生食などを子宮内に注入し，子宮の容量を十分に保つようにする.

文　献
1) 安藤雅恵，他：日本臨床麻酔学会誌 **35**：S345，2015
2) 水溜絵津子，他：日本周産期・新生児医学会雑誌 **49**：1313-1319，2013

参考文献
・Bianchi D, et al eds：Fetology：Diagnosis and Management of the Fetal Patient. 2nd ed. McGraw-Hill, 59-64, 2010

（井上毅信）

20　低体温療法

❖a 要　約
- 新生児低体温療法登録事業のマニュアルに沿った対応を行う（https://www.babycooling.jp/manual/index.html）.

❖b 適　応
- 以下の基準 A〜C のすべてを満たす場合を適応とする.
- 基準 A（全身低酸素・虚血の客観的所見）：在胎 36 週以上で出生し，少なくとも以下のうち一つを満たすもの.
  ➤ 生後 10 分のアプガースコアが 5 以下.

➢ 10分以上の持続的な新生児蘇生（気管挿管，バッグ換気など）が必要．

➢ 生後60分以内の血液ガス（臍帯血，動脈，静脈，末梢毛細管）でpHが7未満．

➢ 生後60分以内の血液ガス（臍帯血，動脈，静脈，末梢毛細管）でbase deficitが16 mmol/L以上．

● 基準B（脳症の主観的所見）：中等症から重症の脳症（Sarnat分類2度以上に相当）すなわち意識障害（傾眠，鈍麻，昏睡）および少なくとも以下のうち一つを認めるもの（新生児脳症に詳しい新生児科医もしくは小児神経科医が診察することが望ましい）．

➢ 筋緊張低下．

➢ "人形の目"反射の消失もしくは瞳孔反射異常を含む異常反射．

➢ 吸啜の低下もしくは消失．

➢ 臨床的けいれん．

※基準A・Bを満たした症例は，冷却による利益が不利益を上回るが，aEEGによる客観的評価で自然予後のとくに悪い一群を抽出することができる．

● 参考基準C（脳症の客観的所見）：少なくとも30分間のaEEGの記録で，基礎律動の中等度以上の異常*1もしくはけいれん*2を認めるもの．この際，古典的脳波計による評価は基準としては採用しない．

*1 中等度異常＝upper margin＞10 μV かつ lower margin＜5 μV，もしくは高度異常＝upper margin＜10 μV．

*2 突発的な電位の増加と振幅の狭小化，それに引き続いておこる短いバーストサプレッション．

● 除外基準

➢ 冷却開始の時点で，生後6時間を超えている場合．

➢ 在胎週数36週未満のもの．

➢ 出生体重が1,800 g 未満のもの．

➢ 冷却に対する合併症が危惧される病態や大奇形を有するもの．

➢ 現場の医師が，全身状態や合併症から，低体温療法によって利益を得られない．あるいは低体温療法によるリスクが利益を上回ると判断した場合．

282　第3章　治療法と手技

➤ 必要な体制がそろえられない場合.

❖ c　準　備

● 導入までの時間の短縮のため，適応となりそうな児の入院連絡があった段階で以下の準備をはじめる.

➤ 冷却機器（Arctic Sun など，冷却ジェルパッド，温度センサーを含む）.

➤ オープンクベース（ウォーマーはオフにする）.

➤ 人工呼吸器：原則気管挿管のうえ，人工呼吸器管理を行う.

➤ aEEG.

➤ 膀胱留置カテーテル.

❖ d　冷却方法

(1) 導入前

● 低体温療法の適応を決定するまでは，通常の体温管理を行う.

● 他院からの搬送中も含め，とくに体温には注意して高体温は避けるようにする.

● 現時点ではプレホスピタルクーリングは行っていない.

(2) 低温導入期

● 全身冷却法で，目標温を 33.5℃（33～34℃）としてオートコントロールにより行う.

● 上限を 37℃ にしておく（デフォルトは 39℃ なので要変更）.

● 温度センサーを鼻腔または口腔から食道へ挿入後，冷却を開始する.

● 挿入の目安は鼻孔から胸骨下縁の距離を測定し，その値から 2 cm を引いた深さに挿入（直線距離だと浅くなる）.

● X 線で胸郭の下部 1/3（下部食道）にあることを確認する.

● 低温導入時に高度の徐脈（HR 60 以下）や不整脈，平均血圧が昇圧剤を使用しても 40 mmHg 以上を保てないなどの循環系への影響が大きいと考えられる場合，明らかな出血傾向（気管内出血など）や全身状態の悪化を認めるなどの場合は，温度の低下をこの時点でいったん中止

して，その温度でしばらく維持する．

● 以後 2 時間以内にこの症状が改善したら，目標温まで下げる．

● 2 時間たっても中止基準に該当する所見が続くか増悪する場合は，低温療法を中止して中止後の対応を行う．

(3) 低温維持期

● 冷却機器が正常に動いているかどうかの確認を行う．

● 深部温は目標の値か，冷却温度の急激な変化はないか，パッドの流量は適正か（これが少ないときはラインの屈曲，本体に貯蔵されている水分の不足などが考えられる）．

● 脂肪壊死などの報告もあり，皮膚の状態は適宜観察する（4〜6 時間おき）．

(4) 復温期

● 72 時間後から復温を開始する．

● 復温は 0.4〜0.5℃/hr のペースで 36.5℃ まで行う．

● 36.5℃ まで達した後は，通常の体温管理に移行する（今は自動）．

● 復温中は循環動態の変化やけいれんなどに注意する．

❖ e 低体温中の内科管理 ──────────

(1) 呼吸管理

● 原則は気管挿管し，人工呼吸管理を復温完了までは行う．

● 正常酸素・炭酸ガスレベルを目標として管理を行う．

● 血液ガス検査は体温補正が必要．

(2) 循環管理

● 導入から冷却にかけては，循環動態はきわめて不安定な時期であるので，この時期は観血的動脈圧測定を行う．

● 収縮期血圧 ≧60 mmHg もしくは平均血圧 ≧40 mmHg を目標とし，これ以下の場合は容量負荷や循環作動薬を適宜併用する．

● 低体温下では心拍数 80〜100/min 程度で正常であり，逆に心拍数 120/min 以上が続く場合は頻脈と考える．

● 輸液：十分な循環血液量，脳循環の維持が必要であり，初期は 50〜60 mL/kg/day をベースとして必要によりボリューム負荷を行う．

- 電解質も正常範囲を維持するように努める.
- 低体温下では K が低値となることが多く, 早めの補充が必要になることが多い.

(3) 神　経

- 導入時より aEEG を装着する.
- 鎮静はフェンタニルを第一選択とし, 児の状態をみながら調節する.
- 復温終了にむけ鎮静静薬は減量, 中止する. 筋弛緩薬は原則使用しない.

❖ f　中止基準

- 心機能が著しく障害され, 各種薬剤を使用しても平均血圧が 40 mmHg 以上維持できない症例, または重篤な不整脈をきたした症例.
- 進行する出血傾向を認める症例.
- 敗血症その他全身状態の変化に伴い継続が困難と主治医が判断したとき.
- 中止の時は, 設定温度を 36.5℃, 勾配温度を 0.5℃/hr としてただちに復温を開始する.

（青木良則）

第4章

検　査

1 頭部エコー

❖a 方法

- 大泉門をwindowとして冠状断，矢状断，傍矢状断を目安に記録する．脳幹や後頭蓋窩を観察する場合は蝶形骨泉門・鱗状縫合や乳突泉門をwindowとする．
- 冠状断（図1）[1]：側脳室前角・Monro孔・透明中隔腔・脳梁・尾状核・側脳室三角部などを目安とする．
- 矢状断・傍矢状断（図1）[1]：側脳室・尾状核・上衣下胚層・脈絡叢を目安とし，脳室周囲白質の観察も行う．

❖b 異常所見

(1) 脳室周囲白質軟化症（periventricular leukomalacia：PVL）

- 脳室周囲高エコー域（periventricular echo densities：PVE）：脳室周囲白質の輝度が上昇する現象．エコー輝度によって分類する（表1）．
- 病理学的には巣状壊死とびまん性白質障害に分けられ，

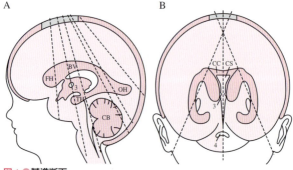

図1 ● 基準断面
A：冠状断，B：矢状断・傍矢状断
BV：body of ventricle 側脳室体部，CB：cerebellum 小脳，CC：corpus callosum 脳梁，CS：cavum septum pellucidum 透明中隔腔，FH：frontal horn 側脳室前角，OH：occipital horn 側脳室後角，TH：temporal horn 側脳室側角，3：第3脳室，4：第4脳室
（Siegel MJ：Pediatric Sonography. 4th ed. Lippincott Williams & Wilkins, p.44, 2010を元に作成）

表1 ● エコー輝度による PVL の分類

Ⅰ度	高エコー域の輝度が脈絡叢よりも低い
Ⅱ度	高エコー域の輝度が脈絡叢と同程度 2週間以上続く時には，prolonged PVE
Ⅲ度	脈絡叢よりも高輝度か，同程度の輝度でも三角部よりも広い範囲で広がっているもの．多くは cystic PVL に移行する

※ Prolonged PVE や PVE Ⅲ度は PVL に移行する可能性がある．

表2 ● Papile の分類

Grade Ⅰ	脳室上衣下の楕円形の高輝度エコー．小さなものは数週間で自然消退
Grade Ⅱ	脳室拡大を伴わない脳室内出血．脈絡叢に凝血塊を作りやすいので，脈絡叢の辺縁が不整となる
Grade Ⅲ	脳室拡大を伴う脳室内出血
Grade Ⅳ	脳実質内出血を伴う脳室内出血

前者は嚢胞形成，後者は白質容量の減少に至る

- 直径 3 mm 以上の嚢胞を cystic PVL と診断する．
- 好発部位は側脳室前角周囲，半卵円中心，三角部周囲の深部白質．

(2) 脳室内出血（intraventricular hemorrhage：IVH）

- Papile の分類（表2）が用いられる．

(3) 低酸素性虚血性脳症（HIE）

- 重度の HIE では，急性期は脳浮腫のため構造が不明瞭となり，視床，レンズ核，内方後脚の輝度上昇がみられる．

(4) 先天感染

- サイトメガロウイルス，トキソプラズマ，単純ヘルペスウイルス，風疹などの先天感染では，脳内石灰化が合併し，高輝度域と acoustic shadow を認める．レンズ核線条体動脈の壁の石灰化がみられる（図2）が，必ずしも特異的ではない．

(5) その他の注意点

- subependymal cyst（上衣下嚢胞）：上衣下に無エコー域としてみられる．germinal matrix における出血後の変化としてみられる場合や，虚血や TORCH 感染により出現する場合があるが，背景疾患に関係なく単独でみられることもある．
- 頭蓋内出血に関して，脳表に近い部分の出血やもともと

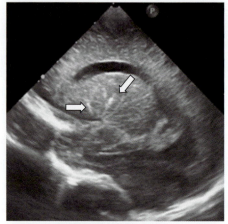

図2● レンズ核線条体動脈の壁の石灰化
先天サイトメガロウイルス感染の児の頭部エコー：レンズ核線条体動脈に沿って石灰化を認める．

輝度が高い小脳内の出血などは評価しにくいが，否定はできない．

❖ c 脳血流測定

- RI（resistance index）を用いて前大脳動脈もしくは中大脳動脈の血流を評価する（図3，図4[2]）．
- RI＝（PSV－EDV）/PSV．PSV（peak systolic velocity）：収縮期血流速度，EDV（endo diastolic velocity）：拡張期血流速度．
- 動脈管開存症では，動脈管を介した左右短絡により，拡張期血流が減少してRIは高値となる．
- 新生児仮死では，軽症であればRIの上昇（0.9～1.0）がみられ[3]，重症であれば自動調節能が破綻しAUVC（area under the velocity curve）が上昇し，RIが低下する．RI 0.55～0.6未満は神経学的予後不良とされる[4]．
- AUVC：血流速度と血流量の指標．
- 脳室内出血の発症リスクの評価として内大脳静脈の波形をみる．通常は定常流として観察されるが，波形のゆらぎがみられる場合には脳血流の還流障害が示唆される．

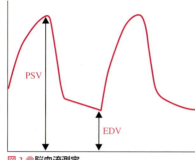

図3 ●脳血流測定
RI＝(PSV－EDV)/PSV.

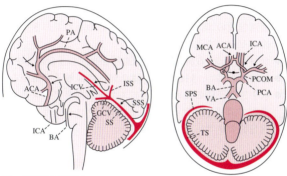

図4 ●頭蓋内動静脈
ACA：前大脳A, BA：脳底A, GCV：大大脳V, ICA：内頸A, ICV：内大脳V, ISS：下矢状静脈洞, MCA：中大脳A, PA：脳梁辺縁A, PCA：後大脳A, PCOM：後交通枝, SPS：上椎体静脈洞, SS：直静脈洞, SSS：上矢状静脈洞, TS：横静脈洞, VA：椎骨A
(田角　勝：小児科 **33**：136, 1992)

文献

1) Siegel MJ：Pediatric Sonography. 4th ed. Lippincott Willams & Wilkins. p.44, 2010
2) 田角　勝：小児科 **33**：136, 1992
3) 相澤まどか：周産期医学 **43**（増）：342-344, 2013
4) Archer LN, et al：Lancet **15**：1116-1118, 1986

（古川陽介）

❷ 心エコー

❖a 目　的
- 心臓の形態・構造診断による心奇形のスクリーニング.
- 心機能・循環動態の評価.
- NICU 入院時には, 全例, 先天性心疾患のスクリーニングを行うことが望ましい.

❖b 注意点
- 低体温にならないように, 保育器内温度を調整する.
- コットの児では, 胸部以外の部分をタオルで覆うなどする.
- 個別包装のエコーゼリーをあらかじめ温めておき, 使用後のゼリーをよく拭き取る.
- プローベによる胸部圧迫で低血圧をきたしうるので注意.
- 分解能の高い, 5 Hz あるいは 7.5 Hz の探触子を用いる.
- 水平感染予防のため, 前後にエコー機器をアルコール消毒布で清拭し, ディスポーザブルのプローベカバーや個別包装のエコーゼリーを用いる.

❖c 正常心構造のスクリーニング超音波検査の手順例
(1) situs
- 剣状突起下腹部で矢状方向にプローベをあて, 正中から左右に探査する.
- 左寄りに腹部大動脈（約 45° の角度で腹腔動脈, 約 30° の角度で上腸間膜動脈が分枝する）, 右寄りに下大静脈を同定し, 径を記録する.
- 右に IVC が存在し右心房へのつながりがあれば situs solitus.
(2) 心房・心室関係
- プローベを胸骨下で頭側に倒し, 下大静脈が肝静脈と合流したのち流入する心房腔が右心房である.
- 右心房を同定したら 90° プローベを時計方向に回転し, 四腔を同定する.
- 剣状突起下から左胸壁にプローベをスライドし, より明

確な四腔像を描出する.

● 右心房に三尖弁（僧帽弁より心尖側に存在する）を介して接続するのが右心室で，新生児早期には肉柱が発達している.

● 三尖弁の軽度の逆流はしばしばみられる.

● 右心房でない心房が左心房と考えられるので，できればこの時に肺静脈と思われる血管が4本，この腔に流入していることを確認する.

● 左心房から僧帽弁（三尖弁より心基部よりに存在する）を介して接続するのが左心室である.

● 心房間交通をカラードプラーで確認し，心室間にシャント血流や欠損孔がないか確認する.

(3) 心室大血管関係

● プローベを胸壁に対して立て気味として心基部にスライドし，それぞれの心室から出ている大血管を確認する.

● 右心室からは心臓の前側を横切って肺動脈が流出し，心臓を乗り越えたのち2本に分枝する. 左室からは冠動脈を分枝する三尖の大動脈弁を介して大動脈弓が接続するはずである.

● 大動脈を見失わないままプローベを反時計回りに90°回転させつつ胸骨上窩にスライドさせて移動し，腕頭動脈・左総頸動脈・左鎖骨下動脈の順に分枝したのち，縮窄部なく（大動脈峡部で最低1 mm/kg の径が必要）下半身に血流が到達することを確認する.

● これまでのスクリーニングで，下大静脈→右房→右室→肺動脈……肺静脈→左心房→左心室→大動脈→下半身という，正常な血行動態が確認できたはずである.

(4) 動脈管

● 胸骨右上端からの長軸アプローチまたは胸壁からの短軸アプローチで動脈管を観察し，血流のシャント方向・径など確認する.

(5) 心機能

● 二腔像 M モードで左心室の収縮を評価する.

（垣内五月）

❸ 聴性脳幹反応（ABR）

❖ a 聴性脳幹反応とは

● 気導レシーバーから音刺激を与え，頭皮上から導出した電位反応で，音刺激から 10 msec の間に発生した電位である．

● 音刺激により聴神経や脳幹に発生した微弱な電位変化を1,000〜2,000 回の音刺激を与えて加算平均することにより，頭皮記録でも明瞭な波として検出できる．

● 新生児聴力スクリーニング（自動 ABR，耳音響反射）で異常があった児に対する精査として実施する．

❖ b 方 法

● 睡眠導入：トリクロホスナトリウム（トリクロリール®）0.6〜0.7 mL/kg 内服．

● 生理検査室への搬送について：ABR の予約時刻の約 30分前にトリクロリール® を内服させる．検査に適切な睡眠が得られた段階で生理検査室に搬送する．

● 検査中は SpO_2 モニターを装着し，必ず医師が付き添うようにする．

❖ c 検査結果

● 波形のピークが潜時の短い順にⅠ〜Ⅴ波である．各波の発生起源は解剖学的部位と単純に一致するとは限らない．臨床応用上の目安として，Ⅰ波が聴神経，Ⅱ波が蝸牛神経核，Ⅲ波が上オリーブ核，Ⅴ波が下丘とされる．

● Ⅰ〜Ⅴ波の各成分の出現性，潜時，Ⅰ波〜Ⅴ波の頂点間潜時，Ⅴ波の出現する音圧の閾値などを評価する（表3）．安定して記録できるのはⅠ波，Ⅲ波，Ⅴ波であり，Ⅱ波，Ⅳ波の出現性は劣る．

● 音刺激の音圧を下げていくと，各波の潜時が延長し，振幅が小さくなる．Ⅴ波が消失する音圧をもって閾値とする．

表3 ●新生児の頂点潜時と頂点間潜時〔msec〕（正期産児）

Ⅰ波	1.58±0.15
Ⅲ波	4.35±0.19
Ⅴ波	6.76±0.25
Ⅰ～Ⅴ頂点間潜時	5.18±0.26

❖d 異常の判定

- 波の消失，分離不良，頂点潜時の延長，Ⅴ波の閾値上昇，左右差などで判定する．Ⅰ波潜時の延長と，Ⅴ波閾値の中等度までの上昇は，伝音性難聴パターンの特徴である．
- 高音圧刺激での無反応や，Ⅴ波閾値の音圧刺激での突然の波形出現は，感音性難聴パターンの特徴である．
- Ⅰ～Ⅴ波の頂点間潜時の延長やⅡ波以降の無反応は，脳幹障害パターンの特徴である．
- ABR異常を認めたとき，背景疾患の評価も重要である．とくに早産児の核黄疸，先天感染，耳毒性薬剤投与などでは，ABR異常以外の所見が乏しい場合が多く，注意を要する．

（上田晋也）

4 MRI

❖a 適 応

- 超低出生体重児，重症新生児仮死，脳出血，脳室周囲白質軟化症（PVL）の児は，退院前に頭部MRI検査を施行．
- 頭部以外に，頸部，縦隔，腹部，後腹膜，骨盤，四肢MRIは，それぞれの腫瘤性病変の評価に有用．
- CTでは見逃されやすく，MRIで検出可能な疾患は表4[1]を参照．

❖b 注意点

- MRIコイル内の患児は直接観察できないので，検査中の適切なモニタリングを行う．
- MRI室内で使用できる機器は限られており，注意が必要

表4 ● MRIで検出可能な疾患

神経細胞の遊走障害	細い裂溝のある裂脳症 脳回肥厚症 多小脳回 異所性灰白質：上衣下，皮質下 局所性皮膚異形成
脳梁部分欠損	
髄鞘化の異常	
局所の虚血性病変（梗塞）	急性期：CTよりも早期の異常 慢性期：病変の範囲の描出
静脈塞栓症	
傍矢状脳損傷	
脳室周囲白質軟化症	
出血性病変	出血性梗塞と実質性出血との鑑別 出血時期の決定
後頭蓋窩病変およびほとんどの脊髄病変	

（Volpe JJ：Neurology of the Newborn, 5th ed. Saunders Elsevier, p.177, 2008 を元に作成）

である．

❖ c 正常像

(1) 脳回・脳溝

- 在胎24週前では，Sylvius裂溝のみがみられ，24〜28週で中心溝が形成される．40週の脳溝は年長児と同様のパターンを示す．

(2) 脳　室

- 在胎26週未満では，側脳室後角を中心に一過性に拡大を示す．多くの場合，左側脳室が大きい．

(3) germinal matrix

- 側脳室の外側壁に沿った，T1強調画像で高信号，T2強調画像で低信号としてみられ，26週で最大となり，30〜32週まで認められる．40週で消失する．

(4) 髄鞘化（表5）[2]

- 髄鞘化は胎生5か月から始まる．尾側から頭側，背側から腹側へ進行する．

- 水分含量の減少と，ミエリンの増加のために，T1強調画像で高信号，T2強調画像で低信号への変化として，2歳ごろまでみられる．

- また，側脳室三角部背側にterminal zoneとよばれるT2強

表5 ●髄鞘化の出現時期

部　位	T1 強調画像	T2 強調画像
中小脳脚	生下時	0〜2 か月
小脳白質	0〜4 か月	3〜5 か月
内包後脚		
前部	生下時	4〜7 か月
後部	生下時	0〜2 か月
内包前脚	2〜3 か月	7〜11 か月
脳梁膝部	4〜6 か月	5〜8 か月
脳梁膨大	3〜4 か月	4〜6 か月
後頭葉白質		
中心部	3〜5 か月	9〜14 か月
辺縁部	4〜7 か月	11〜15 か月
前頭葉白質		
中心部	3〜6 か月	11〜16 か月
辺縁部	7〜11 か月	14〜18 か月
半卵円中心	2〜4 か月	7〜11 か月

（Barkovich AJ：Pediatric Neuroimaging, 4th ed. Lippincott Williams & Wilkins, pp.17–75, 2005 を元に作成）

調像で高信号域がみられることがある．ここは髄鞘化が最後におこる部位とされ，PVL との鑑別が問題になる．PVL の場合は，側脳室三角部外側でより下方の，視放線に近い領域にみられる．正常では髄鞘化した白質が側脳室三角部と terminal zone との間にみられることで，PVL と鑑別できる[2]．

文　献

1) Volpe JJ：Neurology of the Newborn, 5th ed. Saunders Elsevier, 2008
2) Barkovich AJ：Pediatric Neuroimaging, 4th ed. Lippincott Williams & Wilkins, 2005

（古川陽介）

5　造影 CT

● 先天性心疾患患児の術前検査のため，造影 CT 検査は比較的多く施行される．
● 手押し造影は，注入する者が被曝することと，注入速度が一定せず得られる画像に影響するため，インジェク

ターを使用する.

● インジェクターに圧の安全機構はついているが，新生児ではあまり当てにならない（組織が軟らかく，圧が上がりにくいことがあることと，異常圧の閾値が高い）.

● 以上から，造影剤の皮下漏出のリスクを抑えるため，以下の点を順守する.

➤ 新しく確保した末梢ルートを使用する（漏れていなくても維持輸液を数日流したルートは基本的に使用しない）.

➤ 担当医は検査前病棟で生食を急速静注して漏れがないことを確認する.

➤ 検査時に放射線科でも生食の急速静注でルート漏れを確認する.

（西村　力）

6　心電図

❖ a　QRS 軸

● QRS 軸（図 5）[1]：通常は ＋90 〜 ＋180°．−30° 以下の左軸偏位は異常.

❖ b　P 波

● P 波：通常は Ⅰ，Ⅱ，aVF，V5，V6 で陽性.
● 幅 0.08 sec 未満，電位 0.25 mV 未満が正常.
● 右房負荷では電位が高く，左房負荷では幅広い 2 峰性となる.

❖ c　PR 間隔

● PR 間隔：0.07〜0.12 sec が正常.
● WPW 症候群では短縮，1 度房室ブロック，心房中隔欠損，房室中隔欠損では延長する.

❖ d　QRS 波

● QRS 波：新生児は右室優位で V1 で高い R 波，V6 で深い S 波となるのが特徴.

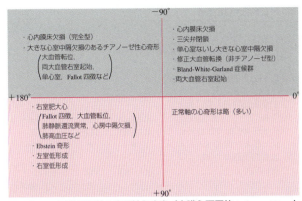

図5 ● QRS平均電気軸と先天性心疾患(内臓心房正位:situs solitusとして)
(中澤 誠:診断のポイントと病勢診断. 新 目でみる循環器病シリーズ13 先天性心疾患, メジカルビュー社, 2005:p34-51)

- 幅0.10 sec未満で正常.増大している場合はWPW症候群,脚ブロック,心室肥大を考える.
- Q波がV1, V2, V3R, V4Rでみられる場合は右室肥大や修正大血管転位を疑う.
- R波はV1で2.0 mV未満,V5-6で2.5 mV未満が正常値の目安.
- S波はV1で2.0 mV未満,V5-6で3.0 mV未満が正常値の目安.
- 参考:点数による心室肥大判定基準を**表6〜8**[2)]に示す.

❖ e ST-T

- ST-T:0.1〜0.2 mV以上の上昇もしくは0.05〜0.1 mV以上の下降は異常.
- 原因としては高/低カリウム血症,Brugada症候群などが考えられる.

❖ f QT時間

- QTc 0.44 sec以下は正常.
- 延長の原因としては,先天性,薬剤性,電解質異常,脚ブロック,心筋炎,頭蓋内病変などが考えられる.

298　第4章　検査

表6 ● 右室肥大判定基準

		0〜7日	8〜30日	1か月〜2歳
(1) 右側胸部誘導パターン				
	① V_4R, V_3R, V_1のいずれかで qRs, qR, または R 型	+	+	+
	② V_1のT波が陽性でかつ R>|S|	*	+	+
(2) 右側胸部誘導の高い R				
	① Rv_1	≧2.5 mV	同左	≧2.0 mV
	② v_1が R<R'でかつ R'v_1	≧1.5 mV	同左	同左
	③ v_1が R>|S| で Rv_1	*	*	*
(3) 左側胸部誘導の深い S				
	① |Sv_6|	≧1.0 mV	同左	同左
	② v_6が R≦|S|でかつ|Sv_6|	*	*	≧0.5 mV
(4) 右側胸部誘導の VAT 延長: VATv_1		≧0.035 sec	同左	同左
(5) 右軸偏位:QRS 電気軸		*	*	≧135°
点数 第 (1) 項:5点 第 (2) 項:3点 第 (3)(4) 項:2点 第 (5) 項:1点 各項の亜項は重複しても加算しない				
判定 5点以上:右室肥大，3〜4点:右室肥大疑，1〜2点:心電図上 は右室肥大とは判定しない．				

註　1) WPW 症候群や完全右脚ブロックがあれば，右室肥大の判定は困
　　　難である．
　　2) ＊印はその年齢群ではとりあげない項目．
　　3) 第 (4) 項は不完全右脚ブロックパターンがあるときはとりあげ
　　　ない．

VAT（ventricular activation time）:QRS 波の開始から R 波の頂点までの時間．

（大国真彦:小児心電図心室肥大判定基準の改訂．日小循誌 **2**:248-249，1986 を
元に作成）

文　献

1) 中澤　誠:新 目でみる循環器病シリーズ 13．先天性心疾患．
　メジカルビュー社，34-51，2005
2) 大国真彦:日小循誌 **2**:248-249，1986

参考文献

・高尾篤良，他（編）:臨床発達心臓病学．中外医学社，172-177，
　2001

表 7 ● 左室肥大判定基準

		0〜7 日	8〜30 日	1 か月〜2 歳
(1) 左側胸部誘導の ST-T の肥大性変化		+	+	+
(2) 左側胸部誘導の高い R	① Rv$_6$	≧1.5 mV	≧2.0 mV	≧2.5 mV
	② Rv$_5$	≧2.5 mV	≧2.5 mV	≧3.5 mV
(3) 右側胸部誘導の深い S	① Rv$_6$＋|Sv$_1$|	＊	＊	≧4.0 mV
	② Rv$_5$＋|SV$_1$|	＊	＊	≧5.0 mV
	③ |Sv$_1$|	≧2.5 mV	≧2.0 mV	＊
(4) Ⅱ，Ⅲ，aVF 誘導の高い R	① RⅡ および RⅢ	＊	＊	≧2.5 mV
	② RaVF	＊	＊	≧2.5 mV
(5) 左側胸部誘導の深い Q	|Qv$_5$|＜|Qv$_6$| でかつ |Qv$_6$|	＊	＊	＊
(6) 左側胸部誘導の VAT 延長	V$_5$ または V$_6$	＊	＊	≧0.04 sec
(7) 左軸偏位	QRS 電気軸	＊	＊	＊

点数
　第（1）項：5 点
　第（2）（3）（5）項：3 点
　第（4）（6）項：2 点
　第（7）項：1 点
　各項の亜項は重複しても加算しない

判定　5 点以上：左室肥大，3〜4 点：左室肥大疑，1〜2 点：心電図上は左室肥大と判定しない．

註　1）ST-T の肥大性変化：V$_5$ または V$_6$ で，高い R 波を認め，T 波が陰性または 2 相性（－〜＋型）のもの．ST 区間は下り坂ないし水平のことが多い．
　　2）WPW 症候群や左脚ブロックがあれば，左室肥大の判定は困難である．
　　3）＊印はその年齢ではとりあげない項目．

（大国真彦：小児心電図心室肥大判定基準の改訂．日小循誌 **2**：248-249，1986 を元に作成）

表 8 ● 両室肥大判定基準

両室肥大	1）左室・右室ともに各々の肥大基準が 5 点以上のもの
	2）一方の心室の肥大判定基準が 5 点以上で，他の心室の同基準が 3〜4 点のもの
両室肥大疑い	左室・右室ともに各々の肥大判定基準が 3〜4 点のもの

（大国真彦：小児心電図心室肥大判定基準の改訂．日小循誌 **2**：248-249，1986 を元に作成）

・三浦　大：小児科診療 **76**：1627-1823，2013

（古川陽介）

7 脳 波

❖a 適 応
- 新生児仮死，新生児発作，頭蓋内出血，脳奇形の疑いがある児，脳室周囲白質軟化症，超早産児など．

❖b 注意点
- 睡眠薬はなるべく使用しない．
- 動睡眠，静睡眠，動睡眠の1サイクルを記録することが望ましい．
- 電極位置のモンタージュを図6に示す．

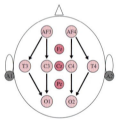

モンタージュ
AF3（FpとF3の中間），AF4（Fp2とF4の中間），C3，C4，O1，O2，T3，T4
成熟児ではFz，Cz，Pz，もつける

心電図，呼吸運動もつける
成熟児で可能であれば眼球運動，オトガイ筋電図もつける

図6●電極位置のモンタージュ

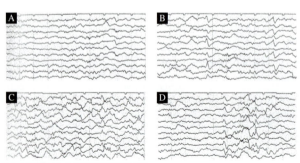

図7●受胎後40週の正常脳波所見
A：低振幅不規則パターン，B：混合パターン，C：高振幅徐波パターン，D：交代性パターン．
(奥村彰久，新島新一（編）：誰でも読める新生児脳波．診断と治療社，p.21，2008)

❖ c 脳波のパターンの分類（図 7）[1]

- LVI（Low Voltage Irregular）：20～50 μV の低振幅不規則パターン.
- M（Mixed pattern）：LVI と高振幅波の混合パターン.
- HVS（High Voltage Slow）：50～200 μV の高振幅徐波（基線が追えない高振幅活動）.
- TA（Tracé Alternant）：交代性脳波（高振幅の群発 + 低振幅活動）.
- TD（Tracé Discontinue）：非連続パターン（平坦部分と高振幅部分が繰り返し出現）.
- P（Poor activity）：5～20 μV のきわめて低振幅な脳波.
- F（Flat pattern）：0～5 μV のほとんど平坦な脳波.
- 背景脳波パターン：成熟に伴い低振幅となり，連続性が増す，群発間隔が短縮する，などの変化がみられる（表 9）[1].
- 睡眠段階と脳波パターン
  - ➢ 正期産児は動睡眠（低振幅不規則パターン→混合性パターン）→静睡眠（高振幅徐波パターン→交代性脳波）.
  - ➢ 早産児は動睡眠（連続性パターン）→静睡眠（非連続性パターン）.

❖ d 異常脳波

- 急性期異常と慢性期異常が，どの時期の脳波にみられるかで，脳障害が出生前，出生時，出生後のどの時期に発症したかが推定できる（図 8）.

(1) 成熟児の急性期異常
- 表 10，図 9 参照.

(2) 早産児の急性期異常
- 表 11，図 9 参照.

(3) 慢性期異常
- disorganized pattern：デルタ波や brush の出現.深部白質病変を表す.脳室周囲白質軟化症の診断，脳性麻痺の予測に対応.
- dysmature pattern：脳波パターンが修正週数より未熟.脳成熟遅延を表す.精神発達遅滞と対応.

表9 ● 脳波成分の修正週数による変化

修正週数	徐波の周波数と振幅	非連続性脳波/交代性脳波の群発間間隔	Brush[※1]	特徴的Transients[※2]
26週以下	1 Hz未満, 300〜400 μV	20〜80秒	認めない	前頭部律動的α群発
27〜28週	1 Hz前後, 300 μV前後	20〜60秒	乏しい	側頭部律動的θ群発
29〜30週	1〜1.5 Hz, 200〜300 μV	10〜30秒	少ない	側頭部高振幅律動的θ群発
31〜32週	1.5 Hz前後, 200 μV前後	10〜20秒	多い	Transientsは少ない
33〜34週	1.5〜2 Hz, 150〜200 μV	10〜15秒	頻発	側頭部紡錘状速波
35〜36週	少ない(2 Hz前後, 150 μV前後)	5〜15秒	多い	紡錘状速波群発
37〜38週	少ない(2 Hz以上, 100 μV前後)	5〜10秒	少ない	両側前頭瘤波
39〜40週	同上	3〜8秒	乏しい	両側前頭瘤波
41〜42週	同上	2〜3秒	認めない	Transientsは少ない

※1 紡錘状の速波の群発.
※2 突発的に出現する,修正週数に特徴的な波形.
(奥村彰久,新島新一(編):誰でも読める新生児脳波.診断と治療社,p.26,2008,一部改変)

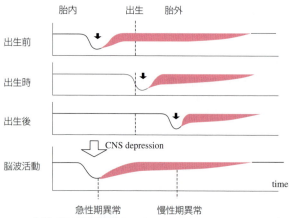

図8 ● 急性侵襲に伴う脳波所見の変化
(Watanabe K, et al : Brain Dev **21**: 361-372, 1999 を元に作成)

表10 ● 成熟児の急性期異常

正常	LVI, M, HVS, TA の睡眠パターンが正常にみられる
最軽度活動低下	LVI, M, HVS の睡眠パターンは正常だが, TA が TD となる
軽度活動低下	HVS が消失し, LVI, M, TD の睡眠パターン
中等度活動低下	LVI, TD のみがみられる
高度活動低下	F, TD のみからなる, burst suppression pattern
最高度活動低下	F のみ

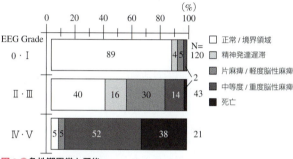

図9 ● 急性期異常と予後
EEG Grade：0（正常），Ⅰ（最軽度活動低下），Ⅱ（軽度活動低下），Ⅲ（中等度活動低下），Ⅳ（高度活動低下），Ⅴ（最高度活動低下）．
（Watanabe K, et al：Brain Dev **21**：361-372, 1999 を元に作成）

表11 ● 早産児の急性期異常

最軽度活動低下	群発間間隔の延長・速波の減少
軽度活動低下	徐波の低振幅
中等度活動低下	連続性パターンの減少
高度活動低下	徐波の中等度低振幅（＜50μV）・速波の消失
最高度活動低下	徐波の高度低振幅（＜20μV），平坦脳波

- 上記2つ（p.301）に当てはまらない慢性期異常のパターンは，脳形成異常を反映している可能性がある．

❖ e 新生児発作
- 脳波の発作性変化：起始と終止が明瞭であり，①律動性（徐波・鋭波・棘波），②反復性，③一定の形態という特徴があり，10秒以上持続し，経時的に変化する．
- 脳波で発作性変化を認めるが，臨床症状を伴わないもの

を潜在発作（subclinical seizure）という.

文献

1) 奥村彰久，新島新一（編）：誰でも読める新生児脳波．診断と
治療社，p.19-42，2008
2) Watanabe K, et al：Brain Dev **21**：361-372, 1999

（古川陽介）

---

8 aEEG 管理

❖a 適応
- ①脳機能，活動性（背景活動）の評価，②新生児発作の診断を行うことができる.
- 以下のような疾患，状況で使用される.
  - ➤ 新生児仮死，低酸素性虚血性脳症.
  - ➤ 新生児発作（けいれん）が疑われるとき.
  - ➤ 意識障害，筋緊張低下など神経学的異常所見を認めるとき.
- 循環動態の評価や鎮静の評価などでの使用例も報告されている.
- 長時間記録が可能であり，治療効果の判定にも有用である.

❖b 方法
(1) 装着方法
- 2チャンネルを基本とする．電極を貼る部位は，国際10-20法に準じてP3, P4（両側頭頂部）とC3, C4（中心部）である．慣れていない場合は，付属のテープが装着部位の目安になる.
(2) 電極の貼り方
- 電極は針電極，皿電極などいくつかあるが，当院ではaEEG用のディスポ電極を使用している．貼付にあたってはインピーダンス（接触抵抗）を下げることが重要であり，これが高いと交流障害やアーチファクトが入りやすい.

(3) 貼り方のコツ

● アルコール綿などで胎脂や血液などを可能な限り拭き取り，頭皮をよく擦る．スクラブを用いてさらによく擦る（早産児など皮膚が未熟な場合は注意が必要であり，早産児ではアルコールではなく生食で湿らせたガーゼや綿球などを使用）．

● 頭髪を掻き分けて頭皮を露出させ，電極にもペーストを擦り込み頭皮に装着する．ペーストは電極部分を中心に塗り，あまり全体にはつけないようにする．

● アトム社CFM-オービーエムであればインピーダンス10Ω（できれば5Ω）以下が目標である．

● 貼ったあとも，時間の経過とともにはがれてくるので，装着状況，インピーダンスは定期的にチェックする．

❖c 判読の実際と代表的な波形 ─────────

● ポイントは最小振幅値（帯の下のライン），最大振幅値（帯の上のライン），周期性である．

● 正常新生児では最小振幅値＞5μV かつ最大振幅値＞10μV で，規則的な睡眠周期がみられる．また，記録時の修正週数も考慮する必要がある．

● 新生児発作時はベースラインの急激な上昇を認める．

● 判読にあたっては，アーチファクトを除外するため元波形を確認する．

参考文献

・Tao JD, et al：J Perinatol Suppl：S73-81, 2010

（青木良則）

---

⑨ 眼底検査および ROP レーザー治療

❖a 適 応 ─────────

● 34週未満出生または出生体重1,500g未満.

● 上記以外でも高濃度酸素管理（FiO_2＞0.6）を24時間以上行った児など（正期産も除外しない）.

● Pediatrics誌ではそれ以上の在胎週数で（正期産でも）検

査をしてはいけないとはしていない.
- 日本小児眼科学会の推奨は,「1,300〜1,800 g は高濃度酸素,1,300 g 以下は全例」.

❖ b　初回検査時期

- 在胎 27 週未満は修正 29 週時に,27 週以上は生後 3 週.
- Pediatrics 誌では,「在胎 27 週以下は修正 31 週時,それ以降の在胎週数は生後 4 週時」.
- 日本小児眼科学会の推奨は,「超低出生体重児では生後 3 週以内もしくは出生 30 週未満.1,000 g 以上は生後 7〜9 週」.

❖ c　眼科診療

- 点眼薬処方:Caputo drop ミドリン® P(1 か月有効),クラビット® 点眼液(1 週間有効).
- 散瞳方法:30 分前,20 分前,10 分前にミドリン® P(本人処方分),ベノキシール®(病棟在庫)を点眼.診察終了後,クラビット® 点眼液点眼.
- 注入栄養のタイミングを前後に適宜ずらす(必要あれば適宜看護サイドと相談).

❖ d　レーザー治療時の鎮静および対応

- ペンタジン® 0.3〜0.5 mg/kg/回,15 倍希釈により 1 mL＝1 mg となり便利.必要に応じて数回反復可.
- 硫酸アトロピン 0.01 mg/kg/回,徐脈が著明な場合に限って使用.
- 経管栄養の中止および補液を行い,状態の安定を確認したのち経管栄養は半量から再開.
- 長時間にわたるレーザー治療(とくに初回)や,未熟性が強い児では,挿管人工換気が必要な場合がある.

(西村　力)

⑩ 剖　検

❖a　剖検を行う症例 ——————————————
- 経過中に亡くなられた児において，遺族の承諾が得られた症例では，その病態・病因の解明や治療の評価を目的として剖検（病理解剖）を行う場合がある．

❖b　剖検を行う際の留意点 ——————————————
- 亡くなられた児に対して敬意をもち，遺族に対しては十分に配慮を行う．その際には，経過および剖検を行う目的に関して説明をつくすよう心がける．
- 剖検を行うことに関して承諾が得られた場合は，速やかに病理医と連携をとり剖検が行えるよう手配をする．この際に，事前に剖検の要点（臨床経過，臨床医として剖検において確認したい点）をきちんと病理医に伝え，打ち合わせを行う．
- 剖検に立ち会い，終了後は家族に謝意を伝える．
- 剖検によって得られた結果に関して，病理検査の結果まで得られた段階で，きちんと総括した報告を家族に対して行う．

❖c　当院における病理解剖の実際 ——————————————
- 病理部の HP を参照する．
- **(1) 準　備**
- 遺族より病理解剖の承諾が得られた場合は，病理部に連絡する．
- 平日は 8：30〜17：00 の間に病理解剖担当技師（内線 21424）または霊安室（内線 31034）に連絡する．土日祭日は 08：30〜16：30 の間に霊安室（内線 31034）に連絡する．夜間帯の場合も，とりあえずは霊安室に一報を入れ，翌日に日勤帯に病理部に連絡する．
- 家族に剖検説明書および死後画像説明書を用いて説明を行い，承諾書を得る．
- 解剖時は下記の書類を準備する．フォーマットは上記 HP 内にある．

308 第4章 検査

> 剖検申込書（1部）.
> 病理解剖承諾書・剖検承諾書送付書（各々2部）. 剖検承諾書には教授の署名・捺印が必要.

● 夜間に亡くなられた場合は，翌朝まで遺体を霊安室で預かるか，両親と一緒にすごすかを決めてもらう．両親と一緒にすごす場合は，しっかりクーリングしておく.
● 死後画像撮影を行う場合は，地下2階のCT室でCT撮影をする.

(2) 剖検時
● 病理部より連絡があったら，葬儀社職員と医師で，遺体を搬送する.
● その後，剖検室にて剖検を行う．剖検は2時間ほどかかる.
● 剖検時には必ず主治医が立会い，その際には剖検申込書1部，病理解剖承諾書2部，剖検承諾書送付書2部を持参する．所見の書記係が必要であるので，可能であれば2人立ち会うとよい.

(3) 終了後
● 終了後に，病理部から両親への謝礼金と感謝状を受け取るので，死亡診断書を両親に渡すときに同時にお渡しする.
● 剖検終了後は，遺体は葬儀社職員によって霊安室へと搬送され，献花を行う流れとなる.
● 剖検終了後は，1週間以内に臨床経過詳細記入用紙を病理部へ提出する.
● 最終的な報告は半年以上経過して届くので，届いた場合は家族への説明や結果のカルテへの保管を含め，きちんと対応する.

（田中広輔）

第 5 章

退院管理

A 退院管理

B 外来フォローアップ

310　第5章　退院管理

A　退院管理

❶　退院基準

❖ a　退院基準

● 以下の基準を参考にNICU・GCUからの退院を考慮する.
➢ 体重2,000 g以上.
➢ （修正）37週0日以上.
➢ 原則，無呼吸が消失していること.
➢ 低血糖がないこと.
➢ 経口哺乳で体重増加良好であること.
➢ 注入栄養が必要な場合は，家族が手技を獲得しており，注入時間調整などがすんでいること.

● 無呼吸が遷延した場合，徐脈，SpO_2 88%未満の落ち込みがないことを24時間以上確認する.

● 無呼吸が長期化する場合，重要な疾患が除外されていれば，ふらつきの程度，家族の不安の程度によって，BLS指導＋アプネアモニターで退院を考慮（☞p.330「アプネアモニター」）.

● 基本，児が退院できる状態になったら速やかに退院とする（家族の都合は致し方ない場合に限り考慮）.

❖ b　退院前検査

● 採血：血算（血液像，網状赤血球を含む），生化学一式（超・極低出生体重児ではIgG，Fe，フェリチン，iPTHなども考慮），輸血を行った場合は施行後期間により輸血後感染症検査.

● AABR：全例.

● 各種エコー：心・頭部・腎，肝（超・極低出生体重児）.

● X線：胸部単純X線（慢性肺疾患，横隔膜ヘルニア術後など），手関節単純X線（超・極低出生体重児のくる病評価）.

● EEG，MRI：超・極低出生体重児，重症仮死児，中枢神経系の奇形などのハイリスク児.

● 眼底検査：在胎34週以上では高濃度酸素を使用した児，人工呼吸を行った児，21トリソミーなど眼科合併症があ

り得る児．34週未満の児は未熟児網膜症チェックのための眼底検査が必要（☞p.234「未熟児網膜症（ROP）」）．

❖c 種々の退院手順 ─────────────

（1）NICU・GCU 産科への転科・転出
● 次項「産科への転出」参照．

（2）一般床への転出
● 18トリソミーや気管切開後，在宅人工呼吸管理が必要な児，特殊な神経疾患など，在宅支援が必要で，退院後も頻回の入院が予想される児は神経班，小児外科など今後の主科と相談し，退院前に一般床への転棟を検討する．
● 関連する科が複数ある場合は関係者会議を事前に開き，各科必要なことを確認しておく（☞p.316「在宅医療準備」）．

（3）退院時
● 母子手帳の記載（退院時計測値など．1か月以上入院の児は1か月検診の記載も確認）．
● 1か月以上入院の児は，マススクリーニングの採血の有無・結果の確認（提出したかはっきりしない場合は，管理ノートに発送の記録があるか確認）．
● ケイツー®シロップの準備（☞p.23「ビタミンK内服法」）．
● 外来予約日時の確認（計測が必要になるため，外来受診時には外来看護師に声をかけてもらうよう家族に伝える）．
● 紹介状を渡す（基本的に全例．紹介先の医療機関名の入力が必須のため，事前にかかりつけ候補の医院名を確認しておく）．
● 退院処方の確認．
● 児搬送での入院の場合は，搬送元病院への「ご報告」．

（西村　力）

❷ 産科への転出

● 当院出生でNICU，GCU入院となっても，早期に回復し

312　第5章　退院管理

た場合，母児同室のため産科新生児室への転棟が可能.
- 転棟基準（原則以下の項目をすべて満たしていること）
  - ➤ 転棟時に母が産科入院中であること.
  - ➤ nasal DPAP など，呼吸補助から完全に離脱できており，無呼吸発作がないこと（O_2投与についても，原則中止してから転出）.
  - ➤ 輸液が中止できていること.
  - ➤ 経口哺乳が確立しており，胃チューブが抜けていること.
  - ➤ 光線療法についても，原則中止できていること.
  - ➤ 2 kg 程度を目安にし，コットで体温が保たれていること.

（西村　力）

❸　他科の児の退院

- 小児科としては退院可能だが，他科で外来フォローが必要な場合，以下の点について他科に確認する.
- 確認事項
  - ➤ 各科的にいつ，どのような状態となったら退院が可能か.
  - ➤ 家族への IC の仕方（直接退院前に行うか，こちらから伝言で可など）.
  - ➤ 外来の予約（外来担当が誰か，外来予約枠名，直接予約を入れてもらうか，家族に電話で予約を取ってもらうか，複数科に渡っていて全体の調整が必要か，など）.
  - ➤ 新生児フォローアップ外来の必要性（1 か月健診を兼ねる場合，早産・低出生体重児でもある場合は絶対に必要）.
- 可能なら，曜日を合わせて受診の回数を減らせるように調整する.
- 複数の合併症がある複雑症例では，退院前に関連各科を集めて関係者会議を開く. それぞれの科がかかわる病態の状態や，今後の方針を出し合って全体を把握し，担当

A　退院管理　313

個所を確認し合うことで，外来移行後も円滑な診療が行えるようにする．

(西村　力)

4　退院サマリーの書き方

❖a　病　名

- #で箇条書き．
- 早産児の場合は在胎週数・出生体重．
- AGA，SGA，light for gestational age，HFD も記載（SGA 児では GH 適応の有無）．
- 外科疾患・心疾患は手術をした場合は病名＋○○術後．
- シナジス® 適応児．
- MRSA 他耐性菌の保菌．

❖b　周産期歴（転院の場合は現病歴）

- 母の妊娠分娩経過について簡潔にまとめる．
- 母体年齢，経妊経産，前児異常の有無，自然 or 不妊治療（ICSI，IVF-ET など），母体基礎疾患，感染症，妊娠合併症，使用薬剤（とくに早産に対するステロイド投与の有無・時期，GBS 保菌母体では抗菌薬投与の回数，ないなら「なし」と），妊娠経過中の特記事項，胎児異常の指摘や社会的リスク因子の有無．産科カルテそのままのコピーはせず，児に関係があることのみ書く．
- 児搬送の場合は搬送元，三角搬送の場合は分娩施設も記載．
- 入院時初診のコピーで構わない．
- 主な日付には（妊娠○週○日）と併記．
- 必ず，出生日，在胎週数，分娩様式，早産時では予定日が記載されていることを確認．

❖c　出生時計測

- 身長・体重・頭囲・胸囲　SD，%tile を併記．
- SD，%tile は「premie/premie」のファイル内 "各種成長曲線" フォルダ内 "SD計算" で計算．

❖ d　出生後の経過（転院の場合は現病歴に含む）

- 児の蘇生～入室の経過について簡潔に記載.
- 最低限, 行った蘇生処置（酸素投与, mask CPAP, mask-bag, 気管挿管, ボスミン・心マなど）, Apgar score（仮死の場合は10分値も）, UApH は記載する.
- 入院の適応も記載（早産児, 低出生体重児, 呼吸障害, 新生児仮死, 先天性心疾患の胎児診断など）.
- 産科医療保障制度との兼ね合いがあり, 在胎28週以降の児でとくに NRFS があった場合, 出生前のモニター異常（LOV, 持続する徐脈, 高度の変動・遅発一過性徐脈, sinusoidal パターンなど）の有無.

❖ e　入院後経過

- 原則として日齢表記で統一する.

(1) 早産児の場合

- システムごとに記載.
  - ➤ 呼吸：STA 投与, 挿管期間, nasal DPAP 期間, 酸素投与期間, 無呼吸発作の有無, レスピア® 投与の有無・期間などを記載.
  - ➤ 循環：カテコラミン使用歴, 動脈管治療歴などを記載.
  - ➤ 栄養：中心静脈栄養の使用期間, 強化母乳の使用の有無などを記載.
  - ➤ 黄疸：治療があれば.
  - ➤ 感染：感染イベントなどあれば（入院直後の予防投与の記載は不要）. 感染のスポット, γ-グロブリン投与, 使用した抗菌薬の種類, 使用期間.
  - ➤ 貧血：輸血歴, EPO, インクレミン® 投与があれば.
  - ➤ 未熟児骨減少症（極低出生体重児・短腸症候群などでは要記載）：X 線所見, アルファロール®, ホスリボン®, 乳酸 Ca などの投与あれば.
  - ➤ 未熟児網膜症：眼科診察の有無と結果（レーザーの有無, 終診 or 外来フォロー）.

(2) その他, 外科疾患などの場合

- プロブレムごと, プロブレムとシステムごとと併用で記載でも可.

A 退院管理 315

- プロブレムに関しては退院後の方針も記載（○○外来にて経過観察など）.

※　※　※

- 以上の経過で○月○日（日齢○，修正○週○日）退院した.

❖f　検査所見

- 主要なもののみ.
- 具体的には，MRI，脳波，超音波検査，AABR（ABR），先天代謝異常検査（初回・再検）など.
- 所見があれば，母の胎盤病理結果.
- 染色体検査（G バンド，FISH）.
- 研究室レベルの検査（遺伝子検査アレイや酵素診断，血中マーカーなど）検査中 or 結果. 外来で情報が途切れて確認手段もなく，重複して検査をするリスクもあるため，わかるようにしておく.
- 輸血した場合は，輸血後感染症検査が終わっているか.

❖g　退院時計測

- 必ず記載.

❖h　退院処方

- 商品名，用量，用法，日数を忘れずに記載.

❖i　退院後の予定

- ○月○日　○○外来.

❖j　シナジス®・予防接種

- ○月○日　Lot：○○　右大腿○ mL.

（西村　力）

5　外来予約

❖a　NICU・GCU 入院の児

- 原則全例，新生児フォローアップ外来の予約を取る（退

院後2週間くらいで）．

● 合併症により，他の専門外来や他科（眼科，小児外科，耳鼻科など）の外来フォローが必要な場合は，それぞれの担当医に予約を入れてもらう（複数受診の必要がある場合は，できるだけ曜日を合わせる）．

● 住所が遠方で，家族の希望がある場合は，自宅近くの病院を紹介する．

● 一過性の疾患で1か月健診以降フォロー不要な児は，「新生児1か月健診」枠にNICU医師が予約を入れる（母の1か月健診と同じ日に受診できるよう設定した枠．伝言に簡単な申し送りを書く．検査や特別なフォローが必要な児は母の1か月健診と別の日になってもフォローアップ外来へ回す）．

❖ b 新生児室入院取扱いの児

● 黄疸，軽度の新生児仮死など一過性のもので，以降は自治体の健診で可の場合は母の1か月健診に合わせて通常の1か月健診枠で予約を取ってもらう（ご家族に）．

● 1か月健診でフォローオフになる見込みだが，退院後経過の確認が必要な場合は，母の1か月健診の日に合わせて「新生児1か月健診」枠に医師が予約を入れる（退院の説明時に）．

● 軽症のVSDやPDA，軽度の不整脈などは小児循環器の外来の予約をし，フォローしてもらう．

（西村　力）

6 在宅医療準備

❖ a 在宅移行決定

● 在宅医療の必要性の決定．
  ➤ 医療アセスメント（在宅医療の可否の検討）．
  ➤ 家族アセスメント（家族機能の確認）．

● 適応症例：経鼻を含む人工呼吸管理症例，染色体異常（18トリソミー），奇形症候群，HIEなど，在宅人工呼吸器や注入栄養，吸引などを自宅で必要とする児．

A 退院管理 317

- 在宅支援が必要と判断される場合，以下に進む．
  - ➤ 外来で主治医となるグループとの話し合い．
  - ➤ 地域連携部との話し合い→退院支援依頼票を提出→担当者の決定・顔合わせ．
  - ➤ 両親への病状・在宅支援の必要性についての話（急性期，慢性期）．

❖ b 在宅移行の準備

(1) 呼　吸

- 気管切開・人工呼吸器が必要な状態．
  - ➤ カニューレ交換手技指導（基本小児外科）．
  - ➤ 人工鼻使用の有無．
  - ➤ 在宅用人工呼吸器の手配（レジェンドエア：IMI，トリロジー：PHILIPS など）．
  - ➤ 転棟前には在宅用へ完全移行できていること．
  - ➤ 業者から使用方法・管理についての説明．
  - ➤ アンビューバッグの使用方法・購入の確認（地域連携に購入を依頼）．
- nasal CPAP が必要な状態：在宅用 nasal CPAP の手配（PHILIPS）→転棟前には在宅用へ完全移行できていること．
- 在宅酸素が必要な状態：業者（帝人）に連絡，業者から家族へ使用方法・管理について説明，自宅への取りつけ日時の確認．
- SpO_2 モニターが必要な場合：レンタルまたは購入．在宅酸素も導入するとモニターは無料で借りられる．
- 在宅用吸引器：必要かどうかの確認→必要時は地域連携部に連絡．

(2) 栄　養

- 注入指導の依頼(医師から看護師に伝えて進めてもらう)．
- 在宅に向けて内服薬の調整．
- 胃カテの必要性または ED チューブの必要性．
- 注入時間の調整（120 分→90 分→60 分→30 分）．
- 注入回数の調整（8 回→7 回→6 回）．
- 退院後の家族の負担を減らすため，注入はより少ない回数，短い時間に調整することが好ましいが，患児の月

齢・体格・GER の有無などを考慮.

(3) 蘇生法

● 蘇生法に関して説明,実技指導.(例) トリソミー,呼吸器使用の児,VP シャント後の児など.

● アンビューバッグの購入.

(4) 地域連携部

● 担当者の決定・顔合わせ.

● 各サービス・物品の利用が可能か必要かを確認する.(例) 訪問看護,在宅医,吸引器,アンビューバッグ.

● GCU では,必要時呼吸器を乗せるためのベビーカーの調整・購入の調整.

● 在宅医への紹介状作成は早めに行う(病状がある程度安定し,必要なデバイスが決まりそうであれば,一般病棟に転棟するかなり前に紹介する).

● 各種指導管理料を在宅医に算定させるか,申し合わせておく必要あり.

(5) 関係各科への連絡

● 主科となる専門班→転棟が必要な患児の紹介・連絡.

● 一般病棟担当医の決定.

● 各部門との転棟前カンファランス(可能なら転棟 1 か月前くらいには行う).

● 可能なら転棟前に多職種カンファランス(転棟後,退院前に行うことも多い).

❖ c 書類申請

● 家族ならびに地域連携部から書類作成の依頼・問い合わせがあったら確認して作成する.

(1) 小児慢性特定疾患

● 対象疾患群:悪性新生物,慢性腎疾患,慢性呼吸器疾患,慢性心疾患,内分泌疾患,膠原病,糖尿病,先天性代謝異常,血友病等血液・免疫疾患,神経・筋疾患,慢性消化器疾患.

● 小児慢性特定疾患児の家庭の課税状況に応じて,一定の自己負担が決められており,上限(月額)がある.ただし,扶養義務者の市町村税が非課税の場合や重症患児に認定された場合は自己負担が免除されている.

A 退院管理 319

- 小児慢性疾患児養育経験者などによる相談事業（都道府県事業）.
- 患者に対する日常生活用具の給付（市町村事業）.
- 申請例：吸引器が必要な場合. 身体障害者手帳が無理な場合で，日用生活用具の給付目的（日用生活品給付物品で身障者手帳との重複がある）.

(2) 身体障害者手帳

- 都道府県単位. 援助内容は補装具・義肢の交付など有形のものから，ヘルパーサービスなど無形のものまで多岐にわたる.
- 福祉サービス：医療費，所得税・住民税，相続税，贈与税，JR，民間バス，タクシー，公共施設，自動車関連.
- 種類：視覚障害，聴覚障害，音声・言語機能障害，そしゃく機能障害，肢体不自由，内部障害である心臓機能障害，呼吸器機能障害，じん臓機能障害，ぼうこう又は直腸機能障害，小腸機能障害，免疫機能障害，肝臓機能障害，計12種類.
- 署名は認定医にしてもらう.

(3) 特別児童扶養手当

- 市区町村単位. 精神または身体に障害を有する児童について手当を支給. 1級，2級別現金支給. 扶養者への支給.
- 所得制限あり.

(4) 障害児福祉手当

- 市区町村単位. 重症障害児に対して，その障害のため必要となる精神的，物理的な特別の負担の軽減の一助として手当を支給.
- 所得制限あり.

❖ d 転棟直前時の医師の確認事項

- 入院中の経過，検査結果（AABR・マススクリーニングも含めて）を家族に説明.
- シナジス®の適応有無に関して.
- 中間要約の作成.
- 転棟後の主治医と家族の顔合わせ.
- 緊急時の受け入れ医療機関の確保.

● 他科にまたがるときはその科に連絡（退院時には外来予約を確認）.

（西村　力）

B 外来フォローアップ

❶ 新生児外来（フォローアップ外来）の仕方

❖a 対象，期間と間隔（表1）━━━━━━━

- 極低出生体重児：原則小学校3年生まで．
- 上記以外の早産・低出生体重児：成長・発達の経過により，およそ1歳〜1歳半まで*．
- 正期産合併症のある児：成長発達リスク高い：およそ1歳〜1歳半まで*．
- 成長発達リスク低い場合（初期嘔吐，軽いTTNなど）：初回診察以降は地域の健診へ．
- その他の児：初診後，修正2か月，4か月，その後は1回/3か月，およそ1歳〜1歳半まで*．

＊1歳〜1歳半で独歩，有意語，社会性（アイコンタクト，指さし，振り向く，まねるなど）に問題なければフォローアップ終了．地域の1歳半健診を受診してもらうこと．

- 初回受診は退院後2週間が目安．診察日は双胎，シナジス®などで適宜調整が必要．
- 内服薬のある児，在宅酸素療法の児では1回/月の受診が原則，それ以外は1回/2〜3か月．

❖b フォローアップ外来の実際━━━━━━━

(1) NICU サマリーの確認

- 在胎期間，出生体重，仮死の有無，母体合併症と分娩理由，退院前検査の異常の有無．
  - ➤ 1か月健診を兼ねている場合，マススクリーニング検査の結果説明．
  - ➤ ビタミンKについては，3回投与法の場合，ケイツー®シロップの内服．

(2) 身体発育値

- 成長曲線にプロットする．曲線に沿っているかどうか．
- 早産児では修正月年齢で（2歳を超えたら歴年齢で），正期産児では歴月年齢で評価．
- SGA性低身長の基準：出生時の体重，身長（＜－2.0 SD），

表1●フォローアップ外来の間隔と期間

対象	退院後〜1歳	1歳	1歳6か月〜2歳	3歳	4〜5歳	6歳（就学前）	就学後	小学校3年生
ELBW VLBW	●薬内服中、HOT中は1回/月、その後は1回/2〜3血液検査	●津守・稲毛式	●新版K式検査 1回/半年	●新版K式検査	●MR、PDD、ADHDなどが疑われる場合	●WISCⅢなど、肺機能	●WISCⅢなど、肺機能	●WISCⅢなど、肺機能
LBW late preterm	●1回/2〜3月、またはkey month 必要に応じて血液検査	○（津守・稲毛式）	●	以後は児に応じて				
Term 合併症	●1回/2〜3月、またはkey month	○（津守・稲毛式）	●	以後は児に応じて				
SGA	●key month	○	●キャッチアップの確認	○低身長のチェック 以後は児に応じて				
双胎	●key month	○	●	以後は児に応じて				

key month：4, 7, 10か月. ●：行うことが望ましい、○：必要に応じて行う.

3歳の身長＜－2.5 SD を確認.

(3) 栄養法
● ミルク量は適切か, 離乳食のすすみ方など. 完全母乳では P, Fe の欠乏に注意.
● ミルク不足, 過栄養など育児過誤がないか確認.

(4) 現在の疾病の状況
● 他科の合併症の経過, 治療, 内服薬などの確認.
● 在宅酸素の児では, 家庭での呼吸状態や SpO_2 など.

(5) 発達のマイルストーン
● 現在可能な運動, 言語発達, 社会性の発達について. 早産児では修正月年齢で評価する.

(6) 診 察
● いきなり聴診器をあてて子どもが泣き出さないように工夫する.
● 3歳以上では血圧も測定.

(7) 神経学的評価
● 原始反射の出現と消失, 姿勢反射の出現と消失, 筋緊張など.

(8) 発達・知能検査と行動面の評価
● 修正1歳：津守・稲毛式（あらかじめ用紙を渡して受診直前に記載して, 持参してもらう）.
● 修正1歳6か月：新版K式, KIDS.
● 3歳：新版K式, KIDS.
● 4歳：多動, 視覚―運動の協応の問題, 運動の問題がある場合は JMAP, PDD が疑われる場合は新版K式＋TABS, 言語発達のみに遅れが認められる場合は ITPA.
● 6歳：就学前に, 手紙で呼び出し, WISCⅢ または WPPSI.
● 小学3年生：手紙で呼び出し, WISCⅢ.
　➤ 検査の結果はできるだけその日に説明する.
　➤ 簡単な発達の評価（積み木つみ, 指さし, お絵かき, ひらがな読みなどは診察室内でも行う）.
　➤ 血液検査と評価（処方）.
● 32週以下の早産児, VLBW 児, 退院時より内服のある児では, 初回受診から1か月以内の受診時に血液検査を行う.

324　第 5 章　退院管理

(9) 貧　血

● Hb＜10 g/dL，MCV＜70，フェリチン＜15 で鉄欠乏性貧血を診断．

● 鉄剤（インクレミン® シロップ）2〜4 mg/kg/day，分 2. Hb＞12 程度で中止．

● 完全母乳栄養児では 6 か月頃に鉄不足がでてくることあり（☞p.187「鉄欠乏性貧血」）．

(10) くる病

● ALP＞1,200〜1,500，P の低下．

● アルファロール® 散 0.05 μg/kg/day から開始し，最大 0.1 μg/kg/day．

● P＜5.0 を伴う時は L-P 液（院内製剤）0.5 mL/kg/day（P として 31 mg/mL）を 2 週間併用．

● ALP＜1,000〜1,200 IU，P＞5.5 であればアルファロール® 中止（☞p.195「未熟児代謝性骨疾患」）．

(11) 輸血後検査

● HIV，HCV，HBs 抗原の検査を，最終輸血日から 2〜3 か月の間に行う．

(12) その他の検査

● MRI：退院時 MRI で異常ありの場合，6 か月〜1 年後に再検査，PVL の場合は修正 1 歳〜1 歳半にて．水頭症などのおそれがある場合は適宜撮影．

● ABR：AABR で refer または ABR で閾値の低下あり，片側軽〜中等症なら 6 か月で再検査，他は耳鼻科（難聴外来）に紹介．両側難聴では先天性 CMV 感染の検査が必要．

● EEG：神経班と相談して決める．退院時から EEG 異常のある場合は神経外来へ．

● 胸部単純 X 線：CLD のため HOT，ステロイド吸入療法中の児では適宜撮影．

● 手根骨：アルファロール® 内服中で ALP＞2,000 の場合には必ず撮影．

● 肺機能検査：6 歳あるいは小学校 3 年生で．

(13) 予防接種

● 予防接種が確実に実施されているか確認する（☞p.325「予防接種」）．

●シナジス®シーズンでは対象児に接種.

(14) 保護者への説明

● 診察結果，現在の発育・発達の状況，検査結果，内服薬などを説明する.

● 必要に応じて専門外来（神経，外科，耳鼻科，眼科など）へ紹介する.

● 神経学的所見や発達・知能検査の結果で療育が必要と判断された場合は，保護者と相談のうえ，適切な療育施設を紹介する.

● 養育上の問題，育児不安などがある場合，心理士の面接や，地域連携部を通して地域保健師への連絡を行う.

(15) 次回受診日の予約

● 転居の予定がある場合などには連絡先を確認する.

参考文献

・自治医科大学総合周産期母子医療センター新生児集中治療室（編）：新生児ポケットマニュアル. 診断と治療社，p.209, pp.266-271, 2010

（高橋尚人）

２ 予防接種

❖ a 予防接種の原則

● 退院して安定していれば，健常児と同じように予防接種を受けることが勧められる.

● NICU・GCU などに入院中であっても全身状態が安定していれば，退院した児と同じように不活化ワクチンの予防接種が勧められる.

● ワクチンの接種開始は，修正月年齢ではなく暦月年齢を適用する.

● 体格が小さくても接種量を減らさず，規定量を用いる.

● 公費負担で行われる予防接種は，原則的に各自治体の実施機関・医療機関で行う.

326　第5章　退院管理

❖b　ハイリスク児における予防接種計画の立て方

- 百日咳は母体から児への移行抗体が少なく乳児期早期の感染リスクがあるため，四種混合は生後3か月になったらできるだけ早く接種する．
- 外科予定手術がある場合には，手術前後の1か月間は原則として予防接種を避ける．
- 過去の輸血またはγ-グロブリンの投与などは，ポリオとBCGを除く生ワクチンの効果を減弱させる可能性があるため注意を要する．
- 麻疹は罹患すると重篤な疾患であり，1歳になったらできるだけ早く接種する（1歳前でも接種は可能だが，任意自費接種扱いとなる）．
- 麻疹・風疹・水痘・ムンプスは，小児病棟・小児科外来での院内感染の可能性を考慮し，1歳になったらできるだけ早く接種する．

❖c　定期接種ワクチンの接種時期の目安（カッコ内は接種回数）

- Hib（インフルエンザ菌b型）：生後2か月〜（4回：初回3回，追加1回）．
- 小児用肺炎球菌：生後2か月〜（4回：初回3回，追加1回）．
- B型肝炎：生後2か月〜（3回：初回2回，追加1回）．
- DPT-IPV（四種混合）：生後3か月〜（4回：初回3回，追加1回）．
- BCG：生後5〜8か月未満（1回）．

❖d　任意接種ワクチンの接種時期の目安（カッコ内は接種回数）

- ロタリックス®（1価）：生後2か月〜（2回），またはロタテック®（5価）：生後2か月〜（3回）．腸重積症の副作用がおこりにくいとされる生後15週よりも前に初回接種を行う．
- インフルエンザ：生後6か月〜（2回）．早産，低出生体重児がインフルエンザに罹患した場合，合併症のリスクが高いといわれる．低年齢であるほどワクチン効果は不

十分とされているが，生後6か月以降，とくにインフルエンザに罹患する可能性が高い場合は相談のうえ，接種を決める．

（土田晋也）

3 パリビズマブ（抗RSウイルスモノクローナル抗体，シナジス®）

❖ a シナジス®の効果

- 早産児では，母親からのRSウイルスに対する抗体の移行が少なく，RSウイルス感染症が重篤化しやすい．
- シナジス®の注射を月1回，RSウイルスの流行中に行うことにより，RS感染重症化の抑制効果が得られる．

❖ b シナジス®の適応

- RSウイルス流行初期（9月ごろ）において，以下のリスクファクターを考慮し，投与を決定する（図1）．
  ➤ 呼吸器疾患のある児．
  ➤ RSウイルス流行時期（例：9月〜翌年3月）に退院する児．
  ➤ 人工換気療法または長期酸素療法を受けた児．

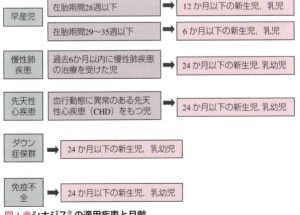

図1 ● シナジス®の適用疾患と月齢

328　第5章　退院管理

> ➤ 退院後に託児所，保育所を利用する児．
> ➤ 受動喫煙に曝露される児．

- シナジス® 投与開始時点ですでに退院している場合，外来フォロー中にシナジス® 接種を忘れないように注意する．

❖ c　投与の実際

- 投与量：シナジス® 1回投与量（mg）= 15 mg × 体重（kg）.
- 投与方法：大腿前外側部に筋肉内注射．
- 100 mg までは左右交互に，100 mg（1 mL）を超える場合は左右両側に分割して行う．
- 投与間隔
  > ➤ RSV 流行期（およそ9月〜3月の秋冬季）を通して月1回投与を継続する．
  > ➤ 流行期間中に退院する児では，入院中に初回投与を行う．
- 他の予防接種との関係：不活化ワクチン，生ワクチンの接種間隔には影響しない．

（土田晋也）

◢ 在宅酸素療法（HOT）

❖ a　対象と適応基準（心疾患を除く）

- 慢性肺疾患，先天性心疾患，肺高血圧症などによる慢性低酸素血症が対象．
- room air で負荷（啼泣，哺乳など）時の $SpO_2 \geqq 90\%$ が維持できない．
- 心エコー，心電図や臨床所見で肺高血圧がある．

❖ b　HOT 導入症例の退院基準

- 表2 参照．

❖ c　方法の実際

- 酸素供給機器：患児の状態に応じて，下記の機器から選択し業者に連絡する．

B　外来フォローアップ　329

表 2 ● HOT 導入症例の退院基準の目安

1 ）呼吸障害以外の一般的な退院基準を満たしている
2 ）低流量（1 L/分以下）の酸素投与で自分な酸素化が得られる（例：30% 以下の吸入酸素濃度で SpO_2 の平均値が 95% 以上）
3 ）哺乳力，栄養状態がよい
4 ）家族の協力が得られる
5 ）緊急時の受け入れ体制が整えられている

> 吸着型：約 90% の酸素を供給．当院ではハイサンソ®，グリーン小春 3SP® など．

> 膜型：約 40% の酸素を供給．当院ではマイルドサンソ®．

- 携帯用ボンベも忘れずに依頼．
- 酸素投与量：SpO_2 を 95～98% におくように流量を調整する．
- パルスオキシメータの使用：使用が望ましい．安静時，睡眠時の値を目安とする．在宅酸素療法施行中は業者からレンタルが可能である．
- 経鼻カニューレ：適切にフィットするように，テープかぶれを減らすように固定を工夫する．
- 公費申請：小児慢性特定疾患の申請（病名：慢性呼吸器疾患）により，吸器の購入補助，公費による訪問看護などが受けられる．
- 月 1 回の外来受診と算定が必要．
- 外来管理・HOT 終了：SpO_2 100% で持続する場合は，徐々に酸素流量を減量したり，使用時間を減らしてみる（たとえば沐浴時・外出時は使用しない，日中は使用しないなど）．最終的に外来で児の呼吸状態，SpO_2 を観察したうえで，安静時の SpO_2 が 95% 以上を確認できれば HOT 終了とする．

❖ d　日常生活の注意点

- 家庭内では禁煙．
- 冬場は乾燥に注意，湿度は 60% 以上のほうがよい．
- 外出時，人混みには連れて行かない．
- 四種混合，Hib，肺炎球菌などの予防接種を確実に行う．
- 病院受診の目安は，ゼーゼー，ヒューヒューなどの呼吸

音が強い，陥没呼吸が普段より強い，哺乳不良，SpO₂で90%未満が続くなど．

（土田晋也）

5　ステロイド吸入療法

❖a　対象と目的 ─────────

- NICU 入院中，慢性肺疾患児にステロイド吸入療法が行われている場合，フォローアップ外来でも継続することがある．

❖b　方　法 ─────────

- 吸入方法には，ネブライザーを用いた方法とスペーサーなどの吸入補助器具を用いた方法がある．
- ネブライザー吸入は，規定の薬液量（パルミコート® 0.25 mg，1日2回）を自然呼吸で吸入することができ，簡便であるが機器の購入が必要．なるべく安静な呼吸状態で吸入を行う．
- 定量噴霧式吸入薬（フルタイド® 50 μg，1日2回）ではスペーサー内に吸入薬を噴霧し，鼻口部のマスクなどを利用して密着させ呼吸をさせて吸入効率を上げるため，家族の協力と指導が必須．スペーサーはネブライザーに比べ安価．
- 吸入後は口をすすぐ，顔を拭くなどして薬の付着をなるべく避けるように指導する．

（土田晋也）

6　アプネアモニター

❖a　適　応 ─────────

- 無呼吸発作の心配がある場合．
- ALTE（apparent life threatening event：乳幼児突発性危急事態）の既往がある．
- 無呼吸は中枢性か閉塞性か，desaturation を伴うのかなど

の判定のうえで考慮.

- 原因検索のためには，耳鼻科による診察も含めた上気道の検索，脳波，頭部 CT，頭部 MRI，心電図（Holter 含む：QT 延長，不整脈），超音波検査（心奇形，肺高血圧），胃食道逆流の検索，先天性代謝異常（脂肪酸代謝やアミノ酸代謝異常）を検索する.

❖b 方 法

- 上記原疾患を否定したうえで，無呼吸が存在する場合，モニター管理を行うか否か，行うなら何でモニターするか検討する.
- 退院時にアプネアモニターを購入する方法とレンタルする方法があるが，退院後に半年ほど使用するとしてレンタルよりも購入したほうが安価な場合もある.
- アプネアモニターとして，ベビーセンス®，ネオガード®，ベビーブレス N® などがある.
- アプネアモニターは身体や胸郭の動きを感知する仕組みであり，閉塞性無呼吸は検出できない.
- SpO_2 モニターは児の低酸素状態を検出できるが，体動などによりアラームが鳴りやすい.
- 退院前に緊急時の新生児・乳児の救急蘇生法（basic life support：BLS）を家族に指導する必要がある.

（土田晋也）

第6章

その他

■ 1 NICU・GCU 内予防接種

❖ a 概 要

- GCU 入院中の患者を対象として，保護者の希望に応じて実月齢に基づいた予防接種を開始することとした．

❖ b 接種対象および対象ワクチン

- 接種対象は，①GCU の児，②接種時体重＞1,500 g，③全身状態が安定している，④自治体から予診表を受け取り済みである，⑤保護者が接種を希望していることをすべて満たす場合とする．
- 当面は後述するよう不活化ワクチンのみであるので，γ-グロブリン投与歴は問わない．輸血歴も問わない．
- 同時接種は通常通りに可能である．
- 病棟運営の観点から，当面接種ワクチンは，①定期接種，かつ，②不活化ワクチンとする（B 型肝炎ウイルス母子感染予防はこの限りではない）．
- 手術症例は，前後 1 か月は施行しない．施行する場合は，外科，麻酔科に確認する．

❖ c 実際の接種法

- 住所が東京 23 区内であるか，それ以外であるかで対応が異なる．

(1) 23 区内の場合

- 自宅に送付された予診表を記入・持参してもらい，接種する．
- ワクチン製剤は事前に看護師長に依頼し，病棟にあげておいてもらう．
- 接種時，電子カルテに予防接種記録を新しいページとして記入する．
- 予診表および予防接種会計表の必要欄を記入し，病棟クラークに提出する（予防接種に関しては，オーダリングシステムは 2016 年 1 月現在利用されていない．費用助成・健康被害救済対応のための特別な手続きは必要ない）．

(2) 23 区外の場合

● 各自治体によって対応が異なるので個別に対応する.
● 申請により助成される場合と自費になる場合がある.
● 自費になる場合でも健康被害救済対応の観点から, 居住自治体での手続きが通常必要である.
● 保護者に予診表冊子送付元に問い合わせおよび手続きをしてもらい, 居住自治体からの書面での依頼に基づいて当院で接種を行うという形をとる.
● 会計作業も個別に異なる場合があるので事前に医事科に確認をとる.

❖d 当面対象となりうる予防接種 (生後半年までの不活化ワクチン)

● 児が月齢に到達するあたりで, 主治医から個別に保護者にコンタクトして接種希望を伺う.
● 実際の接種時期は児の状態に応じて調整する.
  ➤ 2か月:ヒブ①, 肺炎球菌①.
  ➤ 3か月:ヒブ②, 肺炎球菌②, 4混①.
  ➤ 4か月:ヒブ③, 肺炎球菌③, 4混②.
  ➤ 5か月:4混③.

(垣内五月)

---

❷ 医学的意思決定

❖a 目 標

● 「児の最善の利益 best interest」とする. その判断にかかわる要件は以下のとおり.
  ➤ 児の医学的重症度.
  ➤ 治療による改善・回復の見込み.
  ➤ 重篤な神経学的障害の有無.
  ➤ 児の苦痛の有無.
  ➤ 今後の治療の複雑さ.
  ➤ 生命予後の予測.
  ➤ 治療による益と苦役のバランス.
  ➤ 家族の経済的, 信条的状況については, すべて取り

込むことも，無視することもしない．

❖b 手　順

- discussion すべき症例がいるとスタッフの誰かが考えた際，誰でも話し合いの発案をすることができる．
- 主治医ないし当直医が発議し，集合できるスタッフ全員で discussion の場を設ける．
- 医学的情報を共有する．
- 家族の状況を共有する．
- 検討すべき倫理的問題点について discussion する．
- その問題点に対する方向性を議論し，選択肢をあげる．
- 選択肢のなかから，NICU 側としての対応法を決定する．
- その後，家族と話し合いで対応法を提案し，決定する．
- 決定したら，その対応法を全員に周知する．

❖c　意思決定過程で考慮すべき要因

（1）予後予測の方法
- 予後予測は必ずしも正確にはできない．
- 個々の症例についてできるだけ情報を集めて決定する individualized prognosis の方法を用いる．

（2）治療開始制限
- 治療制限が考慮されるのは，3 つの要件（inevitability of death，ineffective treatment，poor quality of life）の一つをもつ場合とする．

（3）医療者と家族のコミュニケーション
- 医療者と家族の情報共有については，neutral information model と assent model の中間的な方法を用いる．
- 透明性，情報の共有化，話し合いのタイミングの理解，両方向性の信頼と尊敬などが必要かつ重要である．

（4）時間的制約
- 周産期の意思決定において重要な因子の一つであり，discussion の機会を逸しないように心がける．

参考文献
・高橋尚人：予後不良時の倫理的考察（超重症心身障害児・重症新生児仮死）．シリーズ生命倫理学「周産期・新生児・小児医

療」，丸善出版，p.16-32，2012
・高橋尚人：周産期医学 **45**：631-635，2015

（高橋尚人）

3 ディベロップメンタルケア（DC）

❖a 概念

● ディベロップメンタルケア（developmental care：DC）は，Brezelton の弟子の Als が Brezelton 新生児行動評価法（newborn behavior assessment scale：NBAS）から学んだ知識を早産児に応用して創り上げた．

● Als の発達共作用理論（synactive theory）は，早産児では神経細胞が migration の途中であり，myelination も不十分で，こうした発達段階で不適切なストレスが加わると，脳の正常なシステム化形成が阻害されるとする．

● 過剰な光・音といった不適切なストレス，診察・採血・気管内吸引・清拭といった処置などのストレスによる影響を抑える．

● 新生児の反応を読みとり，児の発達を促す適切な刺激を与えて，児の神経学的発達をサポートする．

❖b 方法

● NIDCAP®（neonatal individualized developmental care program）：NIDCAP® は，まず児の状態およびストレスに対する反応を観察するところから始まる．

● 処置やケアの前 20 分間，その最中の 20 分間，それが終わった後の 20 分間観察して，1 分ごとに記録を取る．

● その記録をもとに症例レポートを作成し，今後の処置・ケアへの提言がなされる．

● NIDCAP® は，NIDCAP® インストラクターによる専門的なトレーニングのコースを受けた者が行う個別的なプログラムであり，一人ひとりの児の応じた（individualized）処置・ケアのプランニングと実践である．

● よって一律に NICU 全体のルーチンとすべきものではない．

（土田晋也）

❹ 災害時の新生児医療体制復旧手順

❖ a 発生地域と程度のパターン ─────────

● 以下の A〜D の 4 パターンが考えられる.

> A：都市直下型の地震などにより，都市機能が麻痺
> し，さらに多数の新生児医療施設が診療機能を失っ
> た時.

> B：地方で発生した地震などにより，周辺都市での
> 機能は保たれているが，現地へのアクセスが途絶
> し，さらに複数の新生児医療施設が診療機能を失っ
> た時.

> C：地方で発生した地震や津波などにより，新生児
> 医療施設機能は保たれているが，地域全体の機能が
> 障害した時.

> D：都市および地方が同時に被災し，交通機能の麻
> 痺と複数の新生児医療施設が診療機能を失った時.

❖ b 時間経過による分類 ─────────

● 以下の Ⅰ期から Ⅴ期に分類される.

> Ⅰ期（超急性期）：トリアージが必要な時期，災害発
> 生 48 時間以内.

> Ⅱ期（急性期）：医療機能およびアクセスが確保でき
> ない時期，災害発生からおおむね 48 時間〜1 週間以
> 内.

> Ⅲ期（移行期）：アクセスが回復する時期，災害発生
> からおおむね 1 週間〜1 か月.

> Ⅳ期（慢性期）：新生児医療機能が回復する時期，災
> 害発生からおおむね 1〜3 か月.

> Ⅴ期（長期）：専門的な新生児医療以外にも長期の支
> 援が必要な時期，災害発生からおおむね 3 か月以上.

❖ c 個別対策の基本 ─────────────

(1) 患者搬送

◆ I 期
- DMAT あるいは自衛隊の患者搬送能力に依存する.

◆ II 期（パターンの分類は a を参照）
- パターン A
  - ➤ 新生児医療機能を失った施設から，周辺の非被災地に速やかにハイリスク児を搬送する.
  - ➤ 新たに発生するハイリスク児に対しては，産科責任者に母体搬送を周辺地域に依頼する. 母体搬送が不可な場合には，周辺地域へ新生児搬送する. 同時にローリスクの妊婦に関しても，すべて周辺地域に搬送する.
  - ➤ さらに，周辺地域での病床確保が困難となった場合には，非被災地の受け入れ施設の対象地域を拡大する. 搬送は陸路あるいは空路とする.
- パターン B
  - ➤ 新生児医療機能を失った施設から，非被災地に速やかにハイリスク児を搬送する. ハイリスク妊婦に対しても，産科責任者に母体搬送を依頼する. これらの搬送受け入れは空路を原則選択する. そのため，受け入れ施設は周辺地域よりむしろ空路で受け入れが可能な施設とする.
  - ➤ 母体搬送が不可な場合には，分娩後周辺地域へ同様に空路で新生児搬送する. ローリスクの妊婦に関しては，可能な限り早い段階で周辺地域への移動を依頼する.
- パターン C
  - ➤ 被災地域の新生児医療施設で初期対応を行う.
  - ➤ 被災地域内で発生したハイリスク児も被災地域の新生児医療施設に収容する. そして，状態の安定している患者から順次空路で非被災地へ搬送する.
  - ➤ ハイリスクおよびローリスク妊婦に関しては，交通アクセスが回復するまで現地で対応する. アクセス回復後は，可能な限り周辺地域への移動を促す.

● パターンD

- ➤ 被災地域の新生児医療施設内で原則対応する.
- ➤ 被災地域内で発生したハイリスク児も被災地域の新生児医療施設に収容する. ハイリスクおよびローリスク妊婦に関しても, 被災地内の新生児医療施設で原則対応する.
- ➤ 被災地内での負担を平坦化するために, 被災地域内での搬送も可能ならば考慮する.

(2) 物　資

◆ I 期
- 医療施設内の備蓄物資に依存.

◆ II 期
- 新生児医療の継続に必要な物資の要望があれば, 搬送を国あるいは自治体を通じて依頼する.

(3) 人的資源

◆ I 期
- 新生児医療の専門家の派遣は不要.

◆ II 期
- 小児科医として派遣を考慮するが, アクセスは自治体, 日本赤十字社, 国立病院機構, 大学病院, 防衛医大などに依存する.

❖ d　NICU でのトリアージの具体的方法 ─────

- 黒：NICU から避難しない.
  - ➤ 低体温療法, 高い設定の人工呼吸管理*, 一酸化窒素吸入療法, 体外式膜型人工肺, 血液透析などの高度な集中治療を要する児, 終末期ケアの児.
- 赤：NICU から状況に応じて避難させる.
  - ➤ 人工呼吸管理中の児で, あらかじめ避難可能と判断された児, 閉鎖型保育器管理**, 循環作動薬などの点滴管理を行っている児.
  - ➤ 閉鎖型保育器外で酸素投与中の児は以下のように扱う.
    - ・酸素を一時的に外しても耐えられる児は酸素を中止して避難.
    - ・酸素が必須な児は黄タグまでの避難完了時点で

NICU フロアと避難経路に火事がなければ避難も考慮.

● 黄：医療行為が必要だが可能な限り NICU から避難させる.

　➢ 通常の点滴（中心静脈栄養も含む），経管栄養を行っている児.

● 緑：保温に注意しながら可能な限り NICU から避難させる.

　➢ コットで経口哺乳を行っている児.

＊人工呼吸管理中の児のなかには，NICU から十分避難可能な児もいる．避難可能と判断される児は，事前の申し送りで「赤」としておく.

＊＊閉鎖型保育器管理の児でも，移送時にカンガルーケアなどで体温保持が可能になる可能性がある．避難可能と判断される児は，事前の申し送りで「黄」としておく.

❖ e 被災状況の収集内容と収集方法 ─────────

(1) 収集情報
● ①今後の連絡窓口および方法
● ②スタッフの安否確認
● ③病院全体のライフラインの状況
● ④病院全体の患者受け入れ機能または避難状況
● ⑤病床規模（NICU，GCU），平時の受け入れ態勢（人工呼吸管理，極低出生体重児など）
● ⑥年間分娩数，年間ハイリスク児入院数
● ⑦周産期病棟の破損の有無
● ⑧現在の入院患者数（人工換気患児数，保育器収容児数，出生体重別）
● ⑨新生児医療を担当する医師数
● ⑩院内でのハイリスク児の発生状況
● ⑪院外からのハイリスク新生児の受け入れ機能状況
● ⑫院外へのハイリスク児の搬送の必要性（あれば具体的に症例数と疾患名）
● ⑬院外からの人的サポートの必要性（あれば具体的に）
● ⑭院外からの物的サポートの必要性（あれば具体的に）
● ⑮周辺施設の情報把握状況とその内容

342　第6章　その他

- ⑯周辺施設からの依頼状況

(2) 収集方法

- ⑤と⑥の情報は平時から収集しておくことが可能である．各自治体内の周産期救急システム内で⑤と⑥に関する情報を半年単位程度で更新していることが予想される．
- 学会が各自治体周産期救急システムと協力して，全国の周産期医療施設の平時の情報をまとめることは可能と考える．また日本周産期・新生児学会の専門医研修施設の年次報告と重なる部分もあり，そこからも平時の情報収集は可能である．
- 電子メールで情報を収集する場合に，記載可能な専用フォーマットがあると便利である．

❖f　ライフライン

(1) ライフラインの分類

- レベル1：非常用電源稼動が可能で外部から燃料・貯蔵物資補給の目処が立っている状況．
- レベル2：非常用電源稼動は可能だが，外部から燃料・貯蔵物資補給の目処が立たない状況．
- レベル3：非常用電源の稼動が困難な完全停電．
- レベル4：施設内各ライフライン設備そのものの被災による使用不能事態．

(2) 施設内ライフラインチェックリストの例

- 表1参照．

❖g　災害時の広域新生児搬送の実際

(1) 広域新生児搬送の目的

- 治療が必要な新生児を医療資源の整った施設に移動することで，搬送対象となる患児の治療の継続とより高度な治療が可能となる．
- 広域新生児搬送の結果，被災した医療機関の人的・物理的負担を軽減できる．
- 広域搬送で余裕ができた医療資源を，残された患児に投資することができる．

(2) 搬送の基本とトリアージ

- 災害であっても搬送の基本は「安全」「円滑」である．こ

表1 ● 施設内ライフラインチェックリスト(例)

	非常用電源(自家発電装置)	水道	医療用窒素(混合空気用)	医療ガス		
				医療用窒素	医療用酸素	医療用圧縮空気
停電時反応	自動切換(40秒)		自動切換	自動切換	自動切換	自動切換
数(基)	2	2	1	1	1	0
方式	空冷・水冷(循環水)	貯水槽	貯蔵タンク	貯蔵タンク	貯蔵タンク	コンプレッサー
能力・容量	1,200 kw(合計)	115 t(合計)	6,000 kL	8,000 kL	8,000 kL	L/時
外部補充	A重油	貯水槽への給水	液体窒素タンク車	液体窒素タンク車	液体酸素タンク車	—
外部補充頻度	72時間ごと	2~3回/週	1~2回/週	1~2回/週	1~2回/週	—
非災害時使用量(施設全体)	1,300 kw	260 t/日	1,000 kL/日	1,000 kL/日	1,000 kL/日	—
災害時最低必要量(施設全体)	kw	t/日	700 kL/日	700 kL/日	700 kL/日	—
災害時最低必要量(NICU)	30 kw	—	260 kL/日	170 kL/日	170 kL/日	—
レベル4 直接被災時対応	各機器内蔵バッテリー	ペットボトル・滅菌水在庫分	ボンベ在庫分	ボンベ在庫分	ボンベ在庫分	ボンベ在庫分
直接被災時対応可能期間	0~6時間	0~1日	2~6時間	2~6時間	2~6時間	2~6時間
レベル3 停電時使用可能期間		不可	2時間	2時間	2時間	不可
レベル2 非常用電源下使用可能期間(外部補充なし)	72時間	日	8日	8日	10日	連続使用可
レベル1 外部補充不可使用可能期間	連続使用可	連続使用可	連続使用可	連続使用可	連続使用可	連続使用可

設定:小児総合病院,総合周産期母子医療センター(230床)
NICU 15床・GCU 35床
人工呼吸管理 20床
保育器 20台
輸液 20名

れらは患児のみならず，搬送者自身にとっても「安全」で「円滑」でなくてはいけない．またNICU内でのトリアージのみならず，搬送のためのトリアージも必要である．

- 搬送が本当に必要か，搬送の優先順位や受け入れ先の妥当性は災害時の搬送においてはとくに重要な検討事項である．
- 人工換気中の超低出生体重児や術後早期の患者については，搬送すること自体が危険を伴うことが予想される．
- 搬送時間が長くなるほど，児に対するリスクが大きくなることを十分検討したうえで，搬送の可否について検討すべきである．
- 児の状態および家族の受け入れ状態がゆるすならば，早期退院を検討することも必要．

(3) 搬送スタッフ

- 平時における新生児搬送は通常，周産期医療者によって自ら行うことが多いが，災害時の新生児搬送においては，DMAT隊員，応援医療者をはじめ，普段新生児搬送に従事していない医療者によって行われることもあり得る．
- 新生児の搬送，とくに人工換気などを必要とする重症新生児の搬送は，できる限り新生児医療に知識のあるものが行うべきである．

(4) 記　録

- 搬送手段を問わず，搬送前，搬送中，搬送後のバイタルや身体所見を必ず記録に残すことが重要である．
- 搬送環境が変わるときはその都度記録を残し，長距離搬送になる場合には定期的に記録を残すとよい．
- これらの記録は搬送病院への申し送りに有効であるだけでなく，搬送中に急変が生じた場合，唯一の証拠となる．

参考文献

・災害時新生児医療体制再構築手順のためのワーキンググループ編：日本未熟児新生児学会・新生児医療連絡会 災害時の新生児医療体制復旧手順．2012

（高橋尚人）

5 MRSA 保菌・アウトブレイク対策

❖a 概 念

- MRSA は医療スタッフの手を介して伝播する.
- その経路の遮断が必須である.
- アウトブレイク(通常の状態を超える新規保菌者の増加)時には,緊急で以下の対応を行う.

❖b 対 策

(1) 通常時

- 手指衛生(CDC 手指衛生のガイドラインに準拠)を履行する.
  - ➤ アルコールでの手指消毒を行う(患者に触れる前後および何かに触れた後).
  - ➤ アルコール消毒薬は個人携帯する.
- 処置時の手袋着用を行う.着脱前後で,アルコール手指消毒を行う.
- サーベイランス(毎週1回,鼻腔,耳介,便).
- ゾーニング(保菌児の区分け).
- 消毒薬使用量調査.
- 教育:新規スタッフが配属になった際,レクチャーを行う.
- 採血時・検査時.
  - ➤ トレイはディスポのものを使用.
  - ➤ エコーゲルは個別包装を使用.
- 環境対策.
  - ➤ キーボードの消毒薬による拭き取り(毎朝).
  - ➤ キーボードにカバーをかける.

(2) アウトブレイク時

- ガウン着用.
- ICT と連携(すべての状況の報告とカンファランス)
- 環境対策:環境培養(重要!).
- 手指衛生相互チェック(代表的場面での遵守率をお互いカウント)とフィードバック.
- 個人の消毒薬使用量調査.

346　第6章　その他

- 入院制限.
- 教育.
- スタッフ保菌調査は必須としていない

（高橋尚人）

6　覚醒剤・違法薬物使用母体への対応

- 妊娠中の覚醒剤・違法薬物の使用が疑われた場合には，産婦人科が対応する.
- 分娩前に母体が覚醒剤・違法薬物を使用していた場合には，新生児に頻脈・異常な発汗・無呼吸発作・けいれん・振戦といった離脱症状が出現することがある.
- 過去に使用歴があるからといって，母親に妊娠中の覚醒剤・違法薬物の使用歴について医療サイドから聴取することは難しい.
- 児に上記のような症状が認められた段階で，小児科（新生児科）は児の尿を採取してトライエージDOA® を用いて検査する.
- トライエージDOA® はフェンシクリジン類，ベンゾジアゼピン類，コカイン系麻薬，覚醒剤，大麻，モルヒネ系麻薬，バルビツール酸類および三環系抗うつ薬の検出が可能.
- 新生児尿から検出されるはずのない覚醒剤・違法薬物が陽性と出た場合には，ただちに警察に通報する.
- また覚醒剤・違法薬物の使用歴のある妊婦の分娩に際しては，あらかじめ分娩前に産婦人科，小児科とで情報を共有し，病院の倫理委員会・虐待対策委員会にも届出ておくことが望ましい.

（土田晋也）

７　産科医療補償制度

❖ a　補償対象基準 ————————————————————

(1) 補償対象基準を満たす

● 一般審査
  ➢ 2014 年 12 月 31 日までの出生：出生体重 2,000 g 以上かつ在胎 33 週以上.
  ➢ 2015 年 1 月 1 日以降の出生：出生体重 1,400 g 以上かつ在胎 32 週以上.
● 個別審査
  ➢ 在胎 28 週以上かつ児の低酸素所見（UApH7.1 未満または所定の所見*）.
    ＊補償約款参照.

(2) 除外基準に該当しない

● 児の先天的な要因や新生児期の要因によるもの.
● 先天的要因：両側性広範な脳奇形，染色体異常，遺伝子異常，先天代謝異常，先天異常が重度の運動障害の主な原因であることが明らかな場合.
● 新生児期の要因：分娩とは無関係に発症した疾患など（感染症，髄膜炎，脳炎，その他の神経疾患，虐待，その他の外傷など）が重度の運動障害の主な原因であることが明らかな場合.

(3) 重症度の基準を満たす

● 下肢・体幹運動：将来，実用的な歩行が不可能と考えられる場合. 月齢・年齢ごとにおおむね基準が決まっている.
● 上肢運動：一上肢のみの場合は障害側の基本的な機能が全廃. 両上肢の場合は，食事摂取動作が一人では困難で，かなりの介助を要する状態.
● 下肢・体幹運動および上肢運動：下肢と上肢の両方に著しい障害（片麻痺等）がある場合など.
● 上記の判断は必ずしも厳密でないので，明らかに該当しない場合以外は，問い合わせするのがよい.

348　第6章　その他

❖b　申請方法（最初のステップ）

- 児が脳性麻痺と診断された場合，患者家族が，児の主治医に補償対象となる可能性があるか相談する．その可能性があると判断されたら，家族は分娩機関に連絡し，補償申請書類一式を運営組織より取り寄せるように依頼する．

（高橋尚人）

8　同胞面会

❖a　目　的

- family centered care（FCC）の概念のもと，家族全体をとらえた看護介入が必要であり，きょうだいの成長発達段階に合わせた関係性が築けるように面会を行っていく．

❖b　基準（当院）

- 全患者のきょうだい対象．
- 2歳以上で，予防接種が全て終了している．
- 3週間以内に麻疹，風疹，水痘，流行性耳下腺炎，流行性角結膜炎にかかった人と接触していない．
- 幼稚園や保育園，学校，近所で流行していない．
- 咳，鼻水，発熱などの感冒症状がない．

❖c　方法（当院）

- 面会は，完全予約制．
- 1日1組とし，1回の面会は30分．
- 時間帯は，どの時間帯でもよい．
- 候補日時を上げてもらう（できれば平日が望ましい）．
- 面会前にきょうだいの医師による診察を行う．
- 問診表を毎回記載してもらう．
- 初回面会時にきょうだいの母子手帳を持参してもらい，予防接種の確認をする．1部保管用にコピーをとる．
- 面会は，必ず両親または両親のどちらかと一緒にする．
- 面会は，ベッドサイドで行う．
- 面会可能となったら，手洗い・手指衛生・ガウンの着用

をきょうだいにもしてもらう．

● インフルエンザ流行時期は，きょうだいの周囲で流行していないことを確認し，面会時は両親同様マスク着用とする．

(高橋尚人)

付　録

❶ 正常値一覧

表1 ● 胎児期の血球算定値

在胎週数	白血球数 (10³/mm³)	血小板数 (10⁴/mm³)	赤血球数 (10⁴/mm³)	Hb (g/dL)	Ht (%)	MCV (fL)
22~25週	4.72±2.82	24.7±5.9	309±34	12.2±1.6	38.59±3.94	125.1±7.84
26~29週	5.16±2.96	24.2±6.9	346±41	12.91±1.38	40.88±4.4	118.5±7.96
＞30週	7.71±4.99	23.2±8.7	382±64	13.64±2.21	43.55±7.2	114.38±9.34

(Forestier F, et al : Blood **77** : 2360-2363, 1991 を元に作成)

表2 ● 白血球数と分画

	生後時間	総白血球数 (10³/mm³)	好中球 (10³/mm³)	リンパ球 (10³/mm³)	単球 (10³/mm³)	好酸球 (10³/mm³)
正期産児	0	10.0~26.0	5.0~13.0	3.5~8.5	0.7~1.5	0.2~2.0
	12	13.5~31.0	9.0~18.0	3.0~7.0	1.0~2.0	0.2~2.0
	72	5.0~14.5	2.0~7.0	2.0~5.0	0.5~1.0	0.2~1.0
	144	6.0~14.5	2.0~6.0	3.0~6.0	0.7~1.2	0.2~0.8
早産児	0	5.0~19.0	2.0~9.0	2.5~6.0	0.3~1.0	0.1~0.7
	12	5.0~21.0	3.0~11.0	1.5~5.0	0.3~1.3	0.1~1.1
	72	5.0~14.0	3.0~7.0	1.5~4.0	0.3~1.2	0.2~1.1
	144	5.5~17.5	2.0~7.0	2.5~7.5	0.5~1.5	0.3~1.2

(Xanthou M : Arch Dis Child **45** : 242, 1970 を元に作成)

表 3 ● 正期産児の血球算定

	0日	1~2日	3~4日	5~7日
赤血球数 (10⁴/mm³)	535±58	506±46	505±47	497±45
網状赤血球 (%)	3.55	3.63	3.29	0.76
Hb (g/dL)	19.0±2.1	17.9±1.8	17.6±1.8	17.0±1.7
Ht (%)	57.9±4.4	54.4±5.6	52.7±5.5	50.8±5.3
血小板数 (10⁴/mm³)	24.7±6.8	27.2±8.4	28.1±6.8	29.1±3.9

〔白幡 聡、他:周産期医学 14 (増):196, 1984 より引用.一部改変〕

表 4 ● 出生体重 1,500~1,750 g の血液生化学検査正常値

検査項目	生後 1 週			生後 3 週			生後 5 週		
	平均	SD	範囲	平均	SD	範囲	平均	SD	範囲
Na (mEq/L)	139.6	±3.2	133~146	136.3	±2.9	129~142	136.8	±2.5	133~148
K (mEq/L)	5.6	±0.5	4.6~6.7	5.8	±0.6	4.5~7.1	5.5	±0.6	4.5~5.6
Cl (mEq/L)	108.2	±3.7	100~117	108.3	±3.9	102~116	107.0	±3.5	100~115
Ca (mg/dL)	9.2	±1.1	6.1~11.6	9.6	±0.5	8.1~11.0	9.4	±0.5	8.6~10.8
P (mg/dL)	7.6	±1.1	5.4~10.9	7.5	±0.7	6.2~8.7	7.0	±0.6	5.6~7.9
BUN (mg/dL)	9.3	±5.2	3.1~25.5	13.3	±7.8	2.1~31.4	13.3	±7.1	2.0~26.5
TP (g/dL)	5.49	±0.42	4.40~6.26	5.38	±0.48	4.28~6.70	4.98	±0.50	4.14~6.90
Alb (g/dL)	3.85	±0.3	3.28~4.50	3.92	±0.42	3.16~5.26	3.73	±0.34	3.20~4.34
Hb (g/dL)	17.8	±2.7	11.4~24.8	14.7	±2.1	9.0~19.4	11.5	±2.0	7.2~18.6

(Thomas JL, et al:Clin Chem 14:272, 1968 を元に作成)

354　付録

表5 ● 生化学検査の参考範囲（正期産児）

検査項目	0〜14日	15日〜2か月
Na（mEq/L）	135〜145	134〜144
K（mEq/L）	4.2〜6.2	4.1〜6.4
Cl（mEq/L）	101〜112	100〜109
P（mg/dL）	4.5〜8.8	4.8〜7.5
Ca（mg/dL）	7.6〜11.2	9.0〜11.7
BUN（mg/dL）	4〜20	5〜12
Cr（mg/dL）	0.3〜0.9	0.2〜0.9
UA（mg/dL）	1.8〜4.2	1.8〜5.4
AMY（U/L）	14〜43	8〜58
TP（g/dL）	4.9〜7.0	4.8〜6.9
T-Bil（mg/dL）	3.8〜17.7	0.1〜10.5
D-Bil（mg/dL）	0.8〜2.2	0.9〜2.2
T-Chol（mg/dL）	72〜203	85〜189
AST（U/L）	11〜59	16〜45
ALT（U/L）	4〜21	7〜30
ALP（U/L）	195〜648	413〜1,000
LDH（U/L）	364〜1,120	383〜812
CK（U/L）	30〜140	27〜124

（権藤　泉：小児科 **30**：1456，1989 を元に作成）

表6 ● AST，ALT，γ-GTP，LAP（IU/L）

（1）出生体重 ≧2,500 g

生後日齢	1日	7日	14日	1か月
AST（IU/L）	88.8±53.0	39.0±16.4	38.7±19.6	43.2±21.5
ALT（IU/L）	24.6±16.8	20.8±10.8	17.0±10.4	39.8±19.1
γ-GTP（IU/L）	86.2±47.3	82.3±45.9	90.0±24.0	69.8±33.3
LAP（IU/L）	44.7±13.8	39.5±14.7	43.9±10.0	39.5±7.4

（2）出生体重 1,500 g〜2,499 g

生後日齢	1日	7日	14日	1か月
AST（IU/L）	65.5±34.0	34.4±13.0	27.8±4.9	27.8±4.9
ALT（IU/L）	11.8±8.8	11.7±8.0	12.0±6.3	15.0±7.9
γ-GTP（IU/L）	138.6±64.2	121.4±57.0	122.3±53.9	64.2±31.6
LAP（IU/L）	44.6±14.2	40.3±11.0	40.8±9.4	31.9±7.3

（3）出生体重 〜1,499 g

生後日齢	1日	7日	14日	1か月
AST（IU/L）	72.2±36.6	41.6±10.2	31.1±6.4	27.1±12.8
ALT（IU/L）	8.0±5.0	5.9±4.4	9.7±5.5	11.5±8.4
γ-GTP（IU/L）	93.3±32.5	102.1±57.7	103.3±59.2	66.0±39.4
LAP（IU/L）	39.3±6.6	39.3±9.0	40.2±12.2	38.3±10.2

（門野　勉，他：周産期医学 **17**：255-258，1987 より引用，一部改変）

表 7 ● BUN（mg/dL）

在胎週数	日齢 0〜1	3〜4	7〜8	14〜15
27〜32 週	18.3±6.1	12.9±6.4	6.2±2.9	5.7±1.7
33〜37 週	13.8±4.8	6.2±2.1	4.0±1.8	4.3±1.3
38〜42 週	9.9±3.2	6.1±2.4	5.2±2.5	6.0±2.5

（富田宏子，他：日新生児誌 **24**：894，1988）

表 8 ● 血清 Cr（mg/dL）

在胎週数	日齢 0〜1	3〜4	7〜8	14〜15
27〜32 週	1.06±0.12	0.95±0.14	0.82±0.16	0.68±0.13
33〜37 週	1.06±0.19	0.61±0.17	0.55±0.15	0.44±0.10
38〜42 週	0.84±0.21	0.55±0.15	0.47±0.12	0.40±0.10

（富田宏子，他：日新生児誌 **24**：893，1988）

表 9 ● 電解質（成熟児）

	臍帯血	1〜12 時間	12〜24 時間	24〜48 時間	48〜72 時間
Na (mEq/L)	147 (126〜166)	143 (124〜158)	145 (132〜159)	148 (134〜160)	149 (139〜162)
K (mEq/L)	7.8 (5.6〜12.0)	6.4 (5.3〜7.3)	6.3 (5.3〜8.9)	6.0 (5.2〜7.3)	5.9 (5.0〜7.7)
Cl (mEq/L)	103 (98〜110)	100.7 (90〜111)	103 (87〜114)	102 (92〜114)	103 (93〜112)

（Acharya PT, et al：Arch Dis Child **40**：430-435，1965 を元に作成）

表 10 ● 血糖（mg/dL）

	0〜2 時間	2〜4 時間	4〜6 時間	6〜12 時間	12〜24 時間
正期産児	55±10.5	51±8.4	60±16.6	54±5.4	55±13.0
早産児	41±11.4		47±12.6	48±15.8	45±15.4
	1 日	2 日	3 日	4 日	5 日
正期産児	57±10.4	57±10.4	70±11.4	69±7.2	68±14.8
早産児	44±12.0	39±12.8	40±12.6	42±11.9	43±12.6

（Cornblath M, et al：Pediatr Clin North Am **13**：905，1966 を元に作成）

表 11 ● 甲状腺（在胎週数別の生後 1 週間の FT4 と TSH）

在胎週数	FT4（ng/dL）	TSH（mU/L）
25〜27 週	0.6〜2.2	0.2〜30.3
28〜30 週	0.6〜3.4	0.2〜20.6
31〜33 週	1.0〜3.8	0.7〜27.9
34〜36 週	1.2〜4.4	1.2〜21.6
37〜42 週	2.0〜5.3	1.0〜39.0

（Adams LM, et al：J Pediatric **126**：122-127，1995 を元に作成）

356 付録

表12 ● 正期産児における FT4 と TSH

	FT4 （ng/dL）	TSH （mU/L）
1～4日	2.2～5.3	1.0～39.0
2～20週	0.9～2.3	1.7～9.1

（Nelson JC, et al：J Pediatric **123**：899-905，1993 を元に作成）

表13 ● 平均血清鉄 （μ/dL）

出生体重	臍帯血	1日	1週	1か月	2か月	3か月	6か月
～1,500 g	140	47	102	102	46	70	43
1,501～2,000 g	136	63	104	104	59	82	49
2,001～2,500 g	129	70	96	98	75	76	59
成熟児	142	70	112	110	91	86	74

（宮崎澄雄：小児医学 8：**17**，1975 を元に作成）

表14 ● 極低出生体重児の血清鉄とフェリチン

	日齢	パーセンタイル								
		3	5	10	25	中央値	75	90	95	97
フェリチン （ng/mL）	3	27	35	48	80	140	204	279	360	504
	12～14	43	65	89	128	168	243	329	410	421
	24～26	27	44	57	93	153	234	300	355	383
	40～42	17	20	35	62	110	191	290	420	457
血清鉄 （μmol/L）	3	0.8	1.0	1.6	3.5	7.5	13.8	18.6	22.4	26.7

日齢3では出生前のステロイド投与，輸血の有無は関係なく含めている．それ以降は，抗菌薬とステロイドの使用の有無にかかわらず，またエリスロポエチンを投与されていない児を対象としている．

（Obladen M, et al：Pediatrics **106**：707-711，2000 を元に作成）

表15 ● 極低出生体重児の血漿アンモニア値

日齢	アンモニア値	
	μmol/L	μg/dL
0	71±26	121±45
1	69±22	117±37
3	60±19	103±33
7	42±14	72±24
14	42±18	72±30
21	43±16	73±28
28	42±15	72±25
正期産児	45±9	77±16

（Usmani SS, et al：J Pediatrics **123**：797-800，1993 を元に作成）

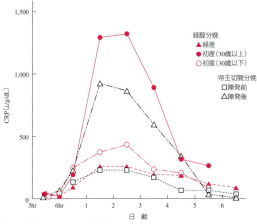

図1 ● 新生児のCRP値の日齢変動

(Kawamura M, et al：Acta Pediatr **84**：10-13，1995；新生児医療連絡会編：NICUマニュアル第5版．金原出版，753，2014を元に作成)

表16 ● 免疫血清学的検査（IgG，IgM，IgA）

		IgG (mg/dL)	IgM (mg/dL)	IgA (mg/dL)
成熟児	新生児	1,031±200	11±5	2±3
	1〜3か月	430±119	30±11	21±13
	4〜6か月	427±186	43±17	28±18
	7〜12か月	661±219	54±23	37±18
在胎25〜28週	1週	254 (114〜552)	7.6 (1.3〜43.3)	1.2 (0.07〜20.8)
	2週	202 (91〜446)	14.1 (3.5〜56.1)	3.1 (0.09〜10.7)
	1か月	158 (57〜437)	12.7 (3.0〜53.3)	4.5 (0.65〜30.9)
	2か月	89 (58〜136)	16 (5.3〜48.9)	4.1 (1.5〜11.1)
	3か月	60 (2.3〜156)	13.8 (5.3〜36.1)	3 (0.6〜15.6)
	4か月	82 (32〜210)	22.2 (11.2〜43.9)	6.8 (1〜47.8)
	6か月	159 (56〜455)	41.3 (8.3〜205)	9.7 (3〜31.2)
在胎29〜32週	1週	368 (186〜728)	9.1 (2.1〜39.4)	0.6 (0.04〜1)
	2週	275 (11.9〜637)	13.9 (4.7〜41)	0.9 (0.01〜7.5)
	1か月	209 (97〜452)	14.4 (6.3〜33)	1.9 (0.3〜12)
	2か月	123 (64〜237)	15.2 (4.9〜46.7)	3 (1.1〜8.3)
	3か月	104 (41〜268)	16.3 (7.1〜37.2)	3.6 (0.8〜15.4)
	4か月	128 (39〜425)	26.5 (7.7〜91.2)	9.8 (2.5〜39.3)
	6か月	179 (51〜637)	29.3 (10.5〜81.5)	12.3 (2.7〜57.1)

(Stiehm ER, et al：Pediatrics **37**：715，1966；Ballow M, et al：Pediatr Res **20**：899，1986を元に作成)

表17 ●正期産児の凝固検査値

項目（単位）	日齢1 (n)	日齢5 (n)	日齢30 (n)
PT (s)	13.0±1.43 (61)*	12.4±1.46(77)*†	11.8±1.25(62)*†
APTT (s)	42.9±5.80 (61)	42.6±8.62 (76)	40.4±7.42 (67)
TCT (s)	23.5±2.38 (58)*	23.1±3.07 (64)†	24.3±2.44 (53)*
フィブリノゲン (g/L)	2.83±0.58 (61)*	3.21±0.75 (77)*	2.70±0.54 (67)*
Ⅱ (U/mL)	0.48±0.11 (61)	0.63±0.15 (76)	0.68±0.17 (67)
Ⅴ (U/mL)	0.72±0.18 (61)	0.95±0.25 (76)	0.98±0.18 (67)
Ⅶ (U/mL)	0.66±0.19 (60)	0.89±0.27 (75)	0.90±0.24 (67)
Ⅷ (U/mL)	1.00±0.39(60)*†	0.88±0.33(75)*†	0.91±0.33(67)*†
vWF (U/mL)	1.53±0.67 (40)†	1.40±0.57 (43)†	1.28±0.59 (40)†
Ⅸ (U/mL)	0.53±0.19 (59)	0.53±0.19 (75)	0.51±0.15 (67)
Ⅹ (U/mL)	0.40±0.14 (60)	0.49±0.15 (76)	0.59±0.14 (67)
Ⅺ (U/mL)	0.38±0.14 (60)	0.55±0.16 (74)	0.53±0.13 (67)
Ⅻ (U/mL)	0.53±0.20 (60)	0.47±0.18 (75)	0.49±0.16 (67)
PK (U/mL)	0.37±0.16 (45)†	0.48±0.14 (51)	0.57±0.17 (48)
HMW-K (U/mL)	0.54±0.24 (47)	0.74±0.28 (63)	0.77±0.22 (50)*
ⅩⅢa (U/mL)	0.79±0.26 (44)	0.94±0.25 (49)*	0.93±0.27 (44)*
ⅩⅢb (U/mL)	0.76±0.23 (44)	1.06±0.37 (47)*	1.11±0.36 (45)*
プラスミノーゲン(CTA. U/mL)	1.95±0.35 (44)	2.17±0.38 (60)	1.98±0.36 (52)
インヒビター (U/mL)	日齢1 (n)	日齢5 (n)	日齢30 (n)
AT-Ⅲ	0.63±0.12 (58)	0.67±0.13 (74)	0.78±0.15 (66)
α_2-M	1.39±0.22 (54)	1.48±0.25 (73)	1.50±0.22 (61)
α_2-AP	0.85±0.15 (55)	1.00±0.15 (75)*	1.00±0.12 (62)*
C₁E-INH	0.72±0.18 (59)	0.90±0.15 (76)*	0.89±0.21 (63)
α_1-AT	0.93±0.22 (57)*	0.89±0.20 (75)*	0.62±0.13 (61)
HCⅡ	0.43±0.25 (56)	0.48±0.24 (72)	0.47±0.20 (58)
プロテインC	0.35±0.09 (41)	0.42±0.11 (44)	0.43±0.11 (43)
プロテインS	0.36±0.12 (40)	0.50±0.14 (48)	0.63±0.15 (41)

フィブリノゲンとプラスミノーゲン以外は貯蔵された血漿中に 1.0 U/mL
含んでいるとして，U/mL で表した．プラスミノーゲンの単位は Commit-
tee of Thrombolytic Agents の推奨に従った．平均±1 SD で示した．ローマ
数字は凝固因子を表す．

PT：prothrombin time, APTT：activated partial thromboplastin time, TCT：2-
unit thrombin clotting time, vWF：von Willebrand factor, PK：prekallikrein,
HMW-K：high-molecular weight kininogen, AT-Ⅲ：antithrombinⅢ, α_2-M：
α_2-macroglobulin, α_2-AP：α_2-antiplasmin, C₁E-INH：C₁ esterase inhibitor, α_1-
AT：α_1-antitrypsin, HCⅡ：heparin cofactorⅡ.
＊成人と有意差なし．†高値が不均衡な分布のため歪対称．下限値とし
て 2.5 パーセンタイル未満を除外．第Ⅶ因子の下限値は 0.50 U/mL.
（Andrew M, et al：Blood **70**：165-172，1987 を元に作成）

表 18 ● 在胎 30〜36 週出生の早産児の凝固検査値

項目 （単位）	日齢 1 M	日齢 1 B	日齢 5 M	日齢 5 B	日齢 30 M	日齢 30 B
PT（s）	13.0	(10.6-16.2)*	12.5	(10.0-15.3)*†	11.8	(10.0-13.6)*
APTT（s）	53.6	(27.5-79.4)‡	50.5	(26.9-74.1)‡	44.7	(26.9-62.5)
TCT（s）	24.8	(19.2-30.4)*	24.1	(18.8-29.4)*	24.4	(18.8-29.9)*
フィブリノゲン（g/L）	2.43	(1.50-3.73)*†‡	2.80	(1.60-4.18)*†‡	2.54	(1.50-4.14)*†
II（U/mL）	0.45	(0.20-0.77)†	0.57	(0.29-0.85)*	0.57	(0.36-0.95)†‡
V（U/mL）	0.88	(0.41-1.44)*†‡	1.00	(0.46-1.54)	1.02	(0.48-1.56)
VII（U/mL）	0.67	(0.21-1.13)	0.84	(0.30-1.38)	0.83	(0.21-1.45)
VIII（U/mL）	1.11	(0.50-2.13)*†	1.15	(0.53-2.05)*†‡	1.11	(0.50-1.99)*†‡
vWF（U/mL）	1.36	(0.78-2.10)†	1.33	(0.72-2.19)†	1.36	(0.66-2.16)†
IX（U/mL）	0.35	(0.19-0.65)†‡	0.42	(0.14-0.74)†‡	0.44	(0.13-0.80)†
X（U/mL）	0.41	(0.11-0.71)	0.51	(0.19-0.83)	0.56	(0.20-0.92)
XI（U/mL）	0.30	(0.08-0.52)†‡	0.41	(0.13-0.69)†	0.43	(0.15-0.71)‡
XII（U/mL）	0.38	(0.10-0.66)‡	0.39	(0.09-0.69)‡	0.43	(0.11-0.75)
PK（U/mL）	0.33	(0.09-0.57)	0.45	(0.26-0.75)†	0.59	(0.31-0.87)
HMW-K（U/mL）	0.49	(0.09-0.89)	0.62	(0.24-1.00)‡	0.64	(0.16-1.12)‡
XIIIa（U/mL）	0.70	(0.32-1.08)	1.01	(0.57-1.45)‡	0.99	(0.51-1.47)‡
XIIIb（U/mL）	0.81	(0.35-1.27)	1.10	(0.68-1.58)‡	1.07	(0.57-1.57)‡
プラスミノーゲン（CTA. U/mL）	1.70	(1.12-2.48)†‡	1.91	(1.21-2.61)‡	1.81	(1.09-2.53)

インヒビター （U/mL）	日齢 1 M	日齢 1 B	日齢 5 M	日齢 5 B	日齢 30 M	日齢 30 B
AT-III	0.38	(0.14-0.62)‡	0.56	(0.30-0.82)*	0.59	(0.37-0.81)*‡
α_2-M	1.10	(0.56-1.82)†‡	1.25	(0.71-1.77)*	1.38	(0.72-2.04)
α_2-AP	0.78	(0.40-1.16)	0.81	(0.49-1.13)*	0.89	(0.55-1.23)‡
C_1E-INH	0.65	(0.31-0.99)	0.83	(0.45-1.21)	0.74	(0.40-1.24)†‡
α_1-AT	0.90	(0.36-1.44)*	0.94	(0.42-1.46)*	0.76	(0.38-1.12)‡
HCII	0.32	(0.00-0.60)‡	0.34	(0.00-0.69)‡	0.43	(0.15-0.71)
プロテインC	0.28	(0.12-0.44)*†	0.31	(0.11-0.51)‡	0.37	(0.15-0.59)‡
プロテインS	0.26	(0.14-0.38)‡	0.37	(0.13-0.61)*	0.56	(0.22-0.90)

フィブリノゲンとプラスミノーゲン以外は貯蔵された血漿中に 1.0 U/mL 含んでいるとして，U/mL で表した．プラスミノーゲンの単位は Committee of Thrombolytic Agents の推奨に従った．M：平均（B：95％ の下限〜上限）で示した．新生児は各因子 40〜96 検体，インヒビターについては 40〜75 検体を検査．ローマ数字は凝固因子を表す．

PT：prothrombin time, APTT：activated partial thromboplastin time, TCT：2-unit thrombin clotting time, vWF：von Willebrand factor, PK：prekallikrein, HMW-K：high-molecular weight kininogen, AT-III：antithrombin III, α_2-M：α_2-macroglobulin, α_2-AP：α_2-antiplasmin, C_1E-INH：C_1 esterase inhibitor, α_1-AT：α_1-antitrypsin, HCII：heparin cofactor II.

＊成人と同様．†高値が不均衡な分布のため歪対称．下限値として 2.5 パーセンタイル未満を除外．‡正期産時と異なる．

（Andrew M, et al：Blood **72**：1651-1657，1988 を元に作成）

表 19 ●正常新生児などの D-Dimers 正常値

	日齢 1	日齢 3	1 か月〜1 歳	成人
D-Dimers (μg/mL)	1.47 (0.41-2.47)	1.34 (0.58-2.74)	0.22 (0.11-0.42)	0.18 (0.05-0.42)

（Monagle P, et al：Thromb Haemost **95**：362-372，2006 を元に作成）

（古川陽介）

---

❷ 重篤な疾患をもつ新生児の家族と医療スタッフの話し合いのガイドライン

表 20 ●重篤な疾患をもつ新生児の家族と医療スタッフの話し合いのガイドライン

１．すべての新生児には，適切な医療と保護を受ける権利がある．
（注）医療スタッフは，すべての新生児に対して，その命の誕生を祝福し，慈しむ姿勢をもって，こどもと家族に接するべきである．

２．父母はこどもの養育に責任を負うものとして，こどもの治療方針を決定する権利と義務を有する．
（注）父母は必要な情報の説明を受け，治療方針を決定する過程に参加する権利と義務を有する．医療スタッフはその実現に努めなければならない．

３．治療方針の決定は，「こどもの最善の利益」に基づくものでなければならない．
（注）家族や医療スタッフの利益ではなく，こどもの利益を最優先させることを家族と医療スタッフが確認する．

４．治療方針の決定過程においては，父母と医療スタッフとが十分な話し合いを持たなければならない．
（注）「こどもの最善の利益」の判断に際しては，それぞれの治療方針を選択した場合に予想される利益・不利益について慎重に考慮されなければならない．

５．医療スタッフは，父母[*1]と対等な立場[*2]での信頼関係の形成[*3]に努めなければならない．

- [*1] 父母はこどもが受ける医療について自由に意見を述べ，気持ちを表出できる機会を保障されるべきである．
- [*2] 医療スタッフは，父母の立場を理解するよう心がけ，父母の意見を尊重するよう努めるべきである．
- [*3] 信頼関係の形成のためには，こどもと家族のプライバシーに対する配慮が不可欠である．

６．医療スタッフ[*1]は，父母[*2]にこどもの医療に関する正確な情報[*3]を速やかに提供[*4]し，分かりやすく説明しなければならない[*5]．

- [*1] 医師・看護者・コメディカルスタッフは，それぞれの専門的立場から下記[*3]のような医療情報を伝える必要がある．
- [*2] 説明をする際は，父母同席が原則である．どちらか一方に先に説明しなければならない場合であっても，父母同席が可能となった時点で再度説明を行う必要がある．
- [*3] 提供すべき情報には，診断名・病態，実施されている治療内容，代替治療方法，それぞれの治療方法を選択した場合の利益・不利益と予後，ケアに関する看護情報，療育に関する情報，社会的資源および福祉制度に

表20 ●つづき

関する情報などが含まれる.
- *4　重要な情報は書面にて提供し，父母からの質問には適宜応じる.
- *5　説明に際しては，父母に対して精神的な支援を行う.

7．医療スタッフは，チームの一員として，互いに意見や情報を交換し自らの感情*1を表出できる機会*2をもつべきである.
- *1　ここでいう「感情」とは，こどもの治療にかかわる際に医療スタッフの中に引き起こされるさまざまな情緒的反応を指す.
- *2　こどもと家族に対して共感的に接し，スタッフ間の協力関係を維持するためには，怒りや悲しみ，無力感といった否定的な感情が生じる場合であっても，そのような感情を十分に自覚し，スタッフ間で率直な話し合いと情緒的支え合いを行っていくことが望ましい.

8．医師は最新の医学的情報とこどもの個別の病状に基づき，専門の異なる医師および他の職種のスタッフとも協議のうえ，予後を判定するべきである.
(注)　医師は，限られた自分の経験や知識のみに基づいて予後判定を行ってはならない.

9．生命維持治療の差し控えや中止は，こどもの生命に不可逆的な結果をもたらす可能性が高いので，とくに慎重に検討されなければならない．父母または医療スタッフが生命維持治療の差し控えや中止を提案する場合には，1から8の原則に従って，「こどもの最善の利益」について十分に話し合わなければならない.
- (1) 生命維持治療の差し控えや中止を検討する際は，こどもの治療にかかわる，できる限り多くの医療スタッフが意見を交換するべきである.
- (注)　限られた医療スタッフによる独断を回避し，決定プロセスを透明化するため，治療の差し控えや中止を検討する際は，当該施設の倫理委員会などにも諮ることが望ましい.
- (2) 生命維持治療の差し控えや中止を検討する際は，父母との十分な話し合い*1が必要であり，医師だけでなくその他の医療スタッフが同席したうえで*2父母の気持ちを聞き，意思を確認する.
  - *1　話し合いには医師と看護者がともに参加するべきである．その他の医療スタッフおよび父母の気持ちに寄り添える立場の人物（心理士，ソーシャルワーカー，宗教家，その他父母の信頼する人）の同席も望ましい.
  - *2　多数の医療スタッフが立ち会うことによる父母への心理的圧迫にも十分な配慮が必要である.
- (3) 生命維持治療の差し控えや中止を決定した場合は，それが「こどもの最善の利益」であると判断した根拠を，家族との話し合いの経過と内容とともに診療録に記載する.
- (4) ひとたび治療の差し控えや中止が決定された後も，「こどもの最善の利益」にかなう医療*1を追求し，家族への最大限の支援*2がなされるべきである.
  - *1　この場合の「こどもの最善の利益」とは，こどもの尊厳を保ち，愛情を持って接することである.
  - *2　家族とこどもの絆に配慮し，できる限りこどもに接する環境を提供すべきである.

10．治療方針は，こどもの病状や父母の気持ちの変化に応じて（基づいて）見直されるべきである．医療スタッフはいつでも決定を見直す用意があることをあらかじめ父母に伝えておく必要がある.

参考文献
・自治医科大学総合周産期母子医療センター新生児集中治療部（編）：新生児ポケットマニュアル．診断と治療社，p.293，2010

（高橋尚人）

❸ 在胎週数別出生時体格基準曲線

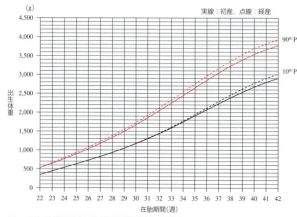

図2 ● 在胎期間別出生体重標準曲線（男児）
(板橋家頭夫，他：新しい在胎期間別出生時体格標準値の導入について．日児誌 **114**：1271-1293，2010)

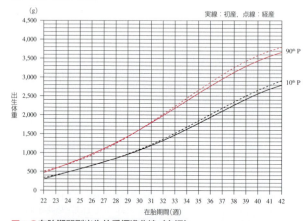

図3 ● 在胎期間別出生体重標準曲線（女児）
(板橋家頭夫，他：新しい在胎期間別出生時体格標準値の導入について．日児誌 **114**：1271-1293，2010)

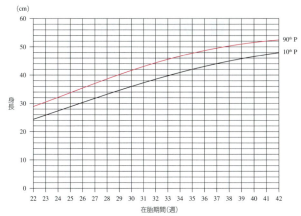

図4 ● 在胎期間別出生身長標準曲線（男女・初産経産合計）
（板橋家頭夫，他：新しい在胎期間別出生時体格標準値の導入について．日児誌 **114**：1271-1293，2010）

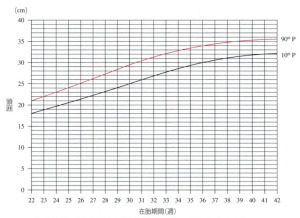

図5 ● 在胎期間別出生頭囲標準曲線（男女・初産経産合計）
（板橋家頭夫，他：新しい在胎期間別出生時体格標準値の導入について．日児誌 **114**：1271-1293，2010）

参考文献
- 板橋家頭夫，他：新しい在胎期間別出生時体格標準値の導入について．日児誌 **114**：1271-1293，2010

（古川陽介・武藤浩司）

④ 鉄剤ガイドライン

表 21 ● 新生児に対する鉄剤投与のガイドライン 2017（案）推奨一覧

		グレード
CQ1	どのような新生児に対して，経口鉄剤投与を行うべきか？	
推奨 1	早産児に対しては，栄養法にかかわらず，新生児期に経口鉄剤投与を行うことが望ましい．	C
推奨 2	正期産児に対しては，栄養法にかかわらず，新生児期に経口鉄剤投与を行う必要性は低い．	C
CQ2	新生児に対して，経口鉄剤投与はどのように投与すべきか？	
推奨 3	新生児に対しては，経腸栄養が 100 mL/kg/日を超えた時点で，ピロリン酸第二鉄（インクレミン® シロップ）を，標準的な用量（2〜3 mg/kg/日，最大 6 mg/kg/日）での経口投与が提案される．	C
補足 1	早産児に対しては，栄養法にかかわらず，離乳食が完了するまで経口鉄剤投与を行うことが提案される．	
補足 2	正期産児に対しては，栄養法にかかわらず鉄欠乏の症状があれば，離乳食が完了するまでは経口鉄剤投与を行うことが提案される．	
CQ3	輸血歴のある新生児に対して，経口鉄剤投与を行うべきか？	
推奨 4	輸血歴のある新生児に対して，経口鉄剤投与を行ってもよい．	C
CQ4	輸血歴のある新生児への経口鉄剤はどのように投与すべきか？	
推奨 5	総輸血量および貯蔵鉄量を評価しながら，経口鉄剤投与を行うことが奨められる．	C
CQ5	エリスロポエチン製剤投与中の新生児に対して，経口鉄剤投与を行うべきか？	
推奨 6	エリスロポエチン製剤投与中の未熟児貧血のリスクのある早産児に対して，経口鉄剤投与を行うことが奨められる．	B
CQ6	エリスロポエチン製剤投与中の新生児への経口鉄剤はどのように投与すべきか？	
推奨 7	エリスロポエチン製剤投与中の新生児には，鉄貯蔵を評価しながら経口鉄剤を投与する必要がある．とくに，エリスロポエチン製剤投与後期には注意する．	C
CQ7	新生児に対して，経口鉄剤投与中のモニタリングはどのようにすべきか？	
推奨 8	科学的根拠をもとに推奨できるものはなかった．	なし
CQ8	新生児に対する経口鉄剤投与の副作用は何か？	
推奨 9	経口鉄剤投与中は，消化器症状の出現に注意する．	D

〔日本新生児成育医学会 医療の標準化委員会内 鉄剤補充ガイドライン作成小委員会：新生児に対する鉄剤投与のガイドライン 2017（案）〕

（髙橋尚人）

🔢 5　MRSA のガイドライン

表 22 ●新生児集中治療室（NICU）におけるメチシリン耐性黄色ブドウ球菌（MRSA）保菌と感染症についての見解と提言 2014

1. 入院中の児の MRSA 保菌については，医療スタッフと面会者の手指衛生対策を遵守し，その伝播防止に努める．
2. NICU 入室児の MRSA 保菌率の低下により MRSA 感染症は減少してきたが，NICU では MRSA 感染症が起こる場合があることをあらかじめ家族に説明し，良好な関係が維持できるように努める．
3. MRSA 感染症については，早期診断と適切な抗菌薬使用により重篤な結果にならないように努める．
4. NICU においてアウトブレイクおよび死亡例が発生した際は，病院感染対策チーム（Infection Control Team：ICT）と共同で対応し，保健所を含めた公的な報告が遅れないようにする．
5. 感染症発生に伴う NICU の病床稼働制限については，地域の周産期医療の現状を考慮した対応を行う．

〔日本小児科学会，日本未熟児新生児学会：新生児集中治療室（NICU）におけるメチシリン耐性黄色ブドウ球菌（MRSA）保菌と感染症についての見解と提言2014．日児誌 **118**（5）：前付，2014〕

（高橋尚人）

🔢 6　小児慢性特定疾患治療研究事業

❖ a　実施主体 ━━━━━━━━━━

- 都道府県（指定都市，中核市を含む）．

❖ b　助成期間 ━━━━━━━━━━

- 原則として 1 年．1 年ごとに更新が必要（更新の月は自治体により異なる）．

❖ c　対　象 ━━━━━━━━━━

- 初回申請の場合は 18 歳未満，継続申請の場合は 20 歳未満．
- 小児慢性特定疾病指定医療機関で治療を受けていること．
- 疾病ごとに定められた基準に該当することについて小児慢性特定疾病指定医の診断を受けていること．
- 対象疾患は，全 14 疾患群 704 疾病（詳細は小児慢性特定疾病情報センターの Web サイト http://www.shouman.jp/

を参照[1]).

❖d 助成内容

- 医療費助成（所得により自己負担金額の上限が定められている）.
- 自立支援事業として，療育相談指導事業，巡回相談指導事業，ピアカウンセリング（慢性疾患児既養育者による相談支援）事業などがある.
- その他，小児慢性特定疾病児童日常生活用具給付事業として，主に便器，特殊マット，特殊便器，特殊寝台，歩行支援用具，入浴補助用具，特殊表記，体位変換器，車椅子，頭部保護帽，電気式痰吸引器，クールベスト，紫外線カットクリームなどの給付を行っている.

文 献

1) 小児慢性特定疾病情報センターホームページ：http://www.shouman.jp/

（古川陽介）

7 公費負担

表 23 ●新生児に関係する主な医療助成・手当

	医療機関	対象者
養育医療	指定養育医療機関	以下のいずれかの要件を満たす児（※1） ・出生体重 2,000 g 以下の低出生体重児 ・生活力が特に薄弱であって以下のいずれかの症状を示すもの 　一般状態が不良なもの，体温が 34℃以下のもの，呼吸・循環系の症状を有するもの，出血傾向の強いもの，消化器系の症状を有するもの，強い黄疸のあるもの
自立支援医療(育成医療)	指定自立支援医療機関	18 歳未満で身体に障害がある児童，又は必要な医療を行わないと将来障害を残すと認められる児童で手術等の治療によって確実な治療効果が期待できる場合（※2）
小児慢性特定疾病医療費助成	小慢指定医療機関	18 歳未満の小児慢性特定疾病医療支援事業の対象疾患にかかっており，かつ，別に定める認定基準に該当する方（継続申請の場合は 20 歳未満） 対象疾患は，全 14 疾患群 704 疾病（詳細は小児慢性特定疾病情報センター http://www.shouman.jp/参照）
難病医療費助成	難病指定医療機関	難病情報センター http://www.nanbyou.or.jp/参照

表 23 ●つづき

	医療機関	対象者
乳幼児医療費助成（マル乳）	一般保険医療機関	就学前の児童（※3） 助成内容は医療費，薬剤費等だが自治体により異なる
心身障害者医療費助成（マル障）	一般保険医療機関	身体障害者手帳1〜2級（内部障害については3級も含む），または療育手帳1〜2級（愛の手帳1〜2度）の所得制限基準額以下の方
ひとり親家庭等医療費助成（マル親）	一般保険医療機関	児童を監護しているひとり親家庭等の父母，または両親がいない児童などを養育している方
特別児童扶養手当		20歳未満で精神又は身体に障害を有する児童を家庭で監護，養育している方
障害児福祉手当		精神又は身体に重度の障害を有するため，日常生活において常時の介護を必要とする状態にある在宅の20歳未満の方

※1　給付期間は出生時から生後1年未満．医療保険を適用した場合の患者自己負担額が助成されるが，自治体によってはミルク代，おむつ代，通院費を独自事業で提供しているところもある．

※2　育成医療の対象となる障害と標準的な治療の例：
(1) 視覚障害：白内障，先天性緑内障．
(2) 聴覚障害：先天性耳奇形→形成術．
(3) 言語障害：口蓋裂等→形成術．
　　唇顎口蓋裂に起因した音声・言語機能障害を伴う者であって，鼻咽腔閉鎖機能不全に対する手術以外に歯科矯正が必要な者→歯科矯正．
(4) 肢体不自由：先天性股関節脱臼，脊椎側彎症，くる病（骨軟化症）等に対する関節形成術，関節置換術，および義肢装着のための切断端形成術など．
(5) 内部障害
＜心臓＞先天性心疾患→弁口，心室心房中隔に対する手術．
　　　　後天性心疾患→ペースメーカー埋込み手術．
＜腎臓＞腎臓機能障害→人工透析療法，腎臓移植術（抗免疫療法を含む）．
＜肝臓＞肝臓機能障害→肝臓移植術（抗免疫療法を含む）．
＜小腸＞小腸機能障害→中心静脈栄養法．
＜免疫＞HIVによる免疫機能障害→抗HIV療法，免疫調節療法，その他HIV感染症に対する治療．
＜その他の先天性内臓障害＞先天性食道閉鎖症，先天性腸閉鎖症，鎖肛，巨大結腸症，尿道下裂，停留精巣（睾丸）等→尿道形成，人工肛門の造設などの外科手術．

※3　東京都の場合は就学以降，義務教育就学児医療費助成（マル子）に名称が変わるが，自治体によりマル乳の対象年齢は異なる．

参考文献

・大関武彦ほか（編）：今日の小児治療指針．医学書院，p.771-782，2006
・厚生労働省ホームページ：http://www.mhlw.go.jp/
・東京都福祉保健局ホームページ：http://www.fukushihoken.metro.tokyo.jp/index.html

（古川陽介）

⑧ NICU に入院している新生児の痛みの ケアガイドライン

表 24 ●実践のための推奨

■教育/学習

CQ1：教育/学習に NICU スタッフが継続的に参加すると，参加しない場合と比較して，NICU に入院している新生児の入院中の痛みが緩和し生活の質が向上するか？

A1：痛みのケアの向上に有用であるので，新生児にかかわるすべての医療者は，施設内外の教育/学習に継続的に参加し，最新の知識と技術を身につけることを推奨する．（1B）

■痛みの測定と評価

CQ2：統一した測定ツールを用いて痛みを評価すると，統一していない場合と比較して，NICU に入院している新生児の入院中の痛みが緩和し生活の質が向上するか？

A2：施設における痛みの程度の共通認識や緩和法の実施に有用であるので，新生児にかかわるすべての医療者は，施設が定めた測定ツールを用いて新生児の痛みを適切に評価することを提案する．（2B）

CQ3：NICU に入院している新生児に対する痛み（急性痛）を伴うベッドサイド処置において，どの痛みの測定ツールを用いると，最も新生児の痛みが緩和し生活の質が向上するか？

A3-①：多元的な指標で構成され，信頼性と妥当性が検証されたツールが有用であるので，NIPS・PIPP・日本語版 PIPP・PIPP-R・FSPAPI・NIAPAS の特徴を理解し，いずれかのツールを使うことを提案する．（2B）

A3-②：ツールを用いる場合は，医療者は常に集学的なトレーニングを受けることを推奨する．（1B）

CQ4：NICU に入院している新生児にベッドサイド処置に伴う痛み（急性痛）の測定ツールを用いる場合，どの適用頻度とタイミングで用いると，最も新生児の入院中の痛みが緩和し生活の質が向上するか？

A4：痛みを伴うベッドサイド処置の前・中・後およびバイタルサイン測定時に痛みの測定ツールを用いることを提案する．（2B）

■非薬理的緩和法（ショ糖以外）

CQ5：NICU に入院している新生児に施設が定めた非薬理的緩和法を実践すると，実践しない場合と比較して，新生児の入院中の痛みが緩和し生活の質が向上するか？

A5：施設における実践内容の共有と維持に有用であるので，新生児にかかわるすべての医療者は，痛みを伴うベッドサイド処置に対して，施設が定めた痛みの予防や非薬理的介入を実践することを推奨する．（1B）

CQ6：NICU に入院している新生児に非薬理的緩和法を実践する際に，どのような配慮を補うと，最も新生児の入院中の痛みが緩和し生活の質が向上するか？

A6-①：処置の実施や計画に際して，その必要性を常に評価し，痛みを伴う処置をできるだけ減らすことを推奨する．（1C）

A6-②：痛みを伴う処置や日常的ケアの間には，回復時間をとることを提案する．（2B）

A6-③：足底穿刺には，全自動型ランセットを用いることを提案する．（2A）

表 24 ●つづき

CQ7：NICU に入院している新生児にベッドサイド処置を行う場合，どのような非薬理的緩和法を用いると，最も新生児の入院中の痛みが緩和し生活の質が向上するか？

A7-①：環境調整を推奨する．（1C）

A7-②：Swaddling（スワドリング，包み込み）や Facilitated Tucking（FT，ファシリテイティッド・タッキング）を推奨する．（1A）

A7-③：直接母乳授乳や搾母乳の投与を考慮することを提案する．実施に際しては母親の同意を得る．（2B）

A7-④：Non-nutritive-sucking（NNS，栄養に関係のない吸啜）を提案する．実施に際しては，親の同意を得る．（2A）

A7-⑤：Skin-to-skin contact（SSC）やカンガルーケアを提案する．実施に際しては，親の同意を得る．（2A）

■**非薬理的緩和法（ショ糖）**

CQ8：NICU に入院している新生児に痛みを伴うベッドサイド処置を行う場合，事前に口腔内にショ糖を投与されると，投与されない場合と比較して，新生児の痛みが緩和し生活の質が向上するか？

A8-①：ショ糖の事前口腔内投与は，足底穿刺に伴う痛みの緩和に有用であるので，早産児の足底穿刺の緩和法として提案する．他の非薬理的方法の併用の効果を考慮する．（2A）

A8-②：ショ糖の鎮痛メカニズムは解明されておらず，また繰り返しショ糖を投与することによる神経学的予後へのリスクが懸念されているので，痛みの緩和のためにショ糖を用いる場合は，親の同意を得，非薬理的緩和法と併用しながら必要最低限の範囲で使用することを提案する．（2B）

■**薬理的緩和法**

CQ9：NICU に入院している新生児に痛みを伴うベッドサイド処置を行う場合，鎮痛薬を投与されると，投与されない場合と比較して，新生児の入院中の痛みが緩和し生活の質が向上するか？

A9-①：ベッドサイド処置において強い痛みが予想される場合は，鎮痛薬の使用を検討することを提案する（例：静脈穿刺，動脈穿刺，中心静脈カテーテル挿入，腰椎穿刺，胸腔ドレーン挿入など）．（2C）

A9-②：鎮痛薬を用いる場合は，非薬理的方法と併用することを推奨する．（1C）

■**記録**

CQ10：NICU に入院している新生児のベッドサイド処置に伴う痛みを記録すると，記録しない場合と比較して，新生児の入院中の痛みが緩和し生活の質が向上するか？

A10：痛みの緩和と管理に有用であるので，新生児に関わるすべての医療者は，痛みを伴うベッドサイド処置に対する新生児の反応，実施した介入と効果を記録することを提案する．（2B）

■**監査**

CQ11：NICU に入院している新生児の痛みのケアに関する監査を行うと，行わない場合と比較して，新生児の入院中の痛みが緩和し生活の質が向上するか？

A11：個別性を尊重した痛みのケア向上に有用であるので，痛みのケアに関する記録を監査することを提案する．（2C）

〔日本周産期・新生児医学会「新生児の痛みの軽減を目指したケア」ガイドライン作成委員会：NICU に入院している新生児の痛みのケアガイドライン（実用版）．2014，http://www.jspnm.com/topics/data/kaiin20150128.pdf#search = %27 痛みのケアガイドライン %27（2017-01-27 閲覧）〕

（高橋尚人）

370　付録

❾　新生児先天性横隔膜ヘルニア（CDH）診療ガイドライン

表 25 ● CDH 診療ガイドラインサマリー

CQ1：新生児 CDH の蘇生処置において留意すべき点は何か？
推奨文：呼吸・循環に関する十分なモニタリングを行いながら，呼吸・循環状態の重症度に応じて，気管挿管，人工呼吸管理，静脈路確保，薬剤投与，胃管挿入などの治療を速やかに行うことが奨められる．

CQ2-1：新生児 CDH の予後改善を考慮した場合，Gentle ventilation（人工呼吸器の設定を高くしすぎない呼吸管理）は有効か？
推奨文：新生児 CDH に対して Gentle ventilation は考慮すべき呼吸管理方法である．

CQ2-2：新生児 CDH の予後改善を考慮した場合，HFV（High frequency ventilation）は有用か？
推奨文：新生児 CDH に対して HFV は考慮すべき呼吸管理方法である．特に，重症例に対しては HFV を使用することが奨められる．

CQ3：肺高血圧のある新生児 CDH の予後改善のために NO 吸入療法（iNO）は有効か？
推奨文：肺高血圧のある新生児 CDH に対して iNO は考慮すべき治療法である．

CQ4：新生児 CDH の予後改善を考慮した結果，肺サーファクタントは有効か？
推奨文：新生児 CDH に対して一律に肺サーファクタントを投与することは奨められない．ただし，新生児呼吸窮迫症候群などの病態を考慮したうえで投与を検討することは必要である．

CQ5：新生児 CDH の予後改善を考慮した場合，全身性ステロイド投与は有用か？
推奨文：新生児 CDH 全例に対して一律にステロイドの全身投与を行うことは奨められない．ただし，低血圧・肺線維化・浮腫・相対的副腎不全など個別の病態においては適応を検討することが奨められる．

CQ6：重症肺高血圧のある新生児 CDH の予後を考慮した場合，最適な肺血管拡張剤はなにか？
推奨文：重症肺高血圧のある新生児 CDH に対し最適な肺血管拡張剤として推奨できる薬剤はない．

CQ7：新生児 CDH の予後改善のために ECMO は有効か？
推奨文：新生児 CDH において一律に ECMO を施行することは奨められないが，可逆的な呼吸障害に対して ECMO の適応を検討することは奨められる．

CQ8：新生児 CDH の予後を考慮した場合，最適な手術時期はいつか？
推奨文：新生児 CDH では，呼吸・循環状態が不安定な状態で手術を行うことは奨められない．ただし，個々の重症度を考慮した場合，最適な手術時期の設定は困難である．

CQ9：新生児 CDH の予後を考慮した場合，内視鏡外科手術は有効か？
推奨文：新生児 CDH 全例に対して一律に内視鏡外科手術を施行することは奨められない．施行に際しては，患児の状態や各施設の技術的な側面を踏まえて，適応を慎重に検討することが奨められる．

CQ10：新生児 CDH の長期的な合併症にはどのようなものがあるか？
推奨文：新生児 CDH の長期的な合併症ならびに併存疾患にはヘルニア再発，呼吸器合併症，神経学的合併症，身体発育不全，難聴，胃食道逆流症，腸閉塞，漏斗胸，側彎，胸郭変形などがあり，長期的なフォローアップが奨められる．

〔平成 26 年度厚生労働科学研究費補助金事業「小児呼吸器形成異常・低形成疾患に関する実態調査ならびに診療ガイドライン作成に関する研究」における新生児先天性横隔膜ヘルニア研究グループ：新生児先天性横隔膜ヘルニア（CDH）診療ガイドライン【実用版】. 2016. http://www.mch.pref.osaka.jp/hospital/department/shounigeka/cdh_guideline_01.pdf#search=%27CDH ガイドライン %27（2017-01-27 閲覧）〕

（高橋尚人）

⑩　新型インフルエンザ対応ガイドライン

表 26 ●新型インフルエンザ（パンデミック（H1N1）2009）に対する出生後早期の新生児への対応

A．出生後の新生児の管理について

1．母体が妊娠～分娩 8 日以前までに新型インフルエンザを発症し治癒後に出生した場合

●通常の新生児管理を行う．

2．母体が分娩直前 7 日から分娩までの間に新型インフルエンザを発症した場合

●分娩直後（分娩後の場合は母体発症時）より母児分離し，急性期の症状を有する母親から新生児への飛沫・接触曝露を防ぐ．

●現時点で新型インフルエンザの経胎盤感染が不明であるが，感染している可能性を考慮して，出生後に新生児を個室管理とする．個室がない場合は保育器収容による隔離を行い，他児と十分な距離をとる（1.5 m 以上）．

●厳重な症状（4 に示す）の観察とバイタルサインのモニタリングを行い，発症の有無を確認する．

●新型インフルエンザの潜伏期間は 1～7 日であり，新生児が発症した場合の他新生児への感染を予防するため，母体発症後 7 日間他新生児からの隔離を行う．

●新生児に症状出現時は 4 のように対応を行う．

3．母体が分娩後～産院退院までに新型インフルエンザを発症した場合

●母児分離し，急性期の症状を有する母親から新生児への飛沫・接触曝露を防ぐ．新生児の状態ならびに母親の発症状況，母親との曝露の程度を総合的に判断して，とくに必要と認めた場合に，十分なインフォームドコンセントのうえ，新生児へのオセルタミビルの予防投与*を考慮する．

●なお 2009 年 9 月 25 日に WHO は予防内服を推奨せず，リスクの高い場合は注意深い観察をして，発症した場合に早期に治療する方針を出している．

●個室でかつ保育器収容による隔離管理とする．個室がない場合は保育器収容による隔離を行い，他児と十分な距離をとる（1.5 m 以上）．

●厳重な症状の観察とバイタルサインのモニタリングを行い，発症の有無を確認する．

●新型インフルエンザの潜伏期間は 1～7 日であり，新生児が発症した場合の他新生児への感染を予防するため，母体発症後 7 日間他新生児からの隔離を行う．

●新生児に症状出現時は 4 のように対応を行う．

4．新生児に下記の症状が出現した場合

●活気不良，哺乳不良，多呼吸・酸素飽和度の低下などの呼吸障害，無呼吸発作，発熱，咳嗽・鼻汁・鼻閉などの上気道症状，易刺激性．

●ただちにインフルエンザ検査（簡易検査と可能ならば PCR 検査）を行い，個室でかつ保育器収容による隔離を行い治療できる施設への搬送を考慮し，適切な治療を行うことが望ましい．なお，検査で陰性になってもインフルエンザを否定するものではないことを十分に認識し，周りの流行状況や症状等を総合的に判断して，インフルエンザと

表26 ●つづき

診断した場合は，速やかに未罹患患者と接触がない体制を講じ，オセルタミビルの投与*を行う．また，新生児の場合，インフルエンザ以外の疾患で上記の症状を認める場合があるので，重症感染症などの鑑別に努め適切な治療を行う必要がある．

B．母子接触および母乳の取り扱い
1．原則，母子接触は，母体のインフルエンザ発症後7日以降に行う．
2．原則，母乳栄養を行う．
● 母体がインフルエンザを発症している間は，第3者に搾母乳を与えてもらう．
● 原則，直接母乳は，母体のインフルエンザ発症後7日以降に行う．
● 哺乳瓶の洗浄は次亜塩素酸ナトリウムを用い，患児専用の容器で行う．

C．母児接触，直接母乳の許可条件
母親が，①抗インフルエンザウイルス薬を服用あるいは吸入後48時間以上経過している，②完全に解熱している，③咳・痰・鼻汁がほとんどない，④十分な飛沫・接触感染予防策を行える，の4項目をすべて満たした場合に限り，発症後7日以内でも母子ともに個室隔離のうえ，母子接触，直接母乳を行える場合もある．母子同室を考える場合は，新生児は保育器に収容する．

＊　オセルタミビルの投与
● 治療投与量：4 mg/kg 分2×5日間．
　➤ 新生児は，重症化すると致命的になる可能性があるため，オセルタミビルの投与を推奨する．一般に，オセルタミビルの副作用は主に嘔吐と下痢であるが，新生児でのデータはない．
● 予防投与量：2 mg/kg 分1×10日間．
　➤ 現時点でCDCも3か月未満の児への予防投与は，危機的な状況でない限り推奨されていない．予防投与を行うかどうかはリスクとベネフィットを十分勘案のうえ，判断する．オセルタミビルの予防投与の効果は，約60%というデータもある（1歳以上の家族内伝搬のデータ）．

〔日本小児科学会：新型インフルエンザ（パンデミック（H1N1）2009）に対する出生後早期の新生児への対応．日児誌 **113**：1492-1494，2009，一部改変〕

（高橋尚人）

⓫　先天性風疹症候群（CRS）対応ガイドライン

● 2012年の風疹流行に伴い少なくともCRS 44例の確認がなされ，対応ガイドラインが作成された．
● 日本周産期・新生児医学会が中心となって作成された．
● 風疹ワクチン母体接種により予防できるため，妊娠前の平常時のワクチン接種が求められる．
● ☞p.101「風疹」．

表 27 ●先天性風疹症候群（CRS）診療マニュアル

CQ1：CRS/CRI（congenital rubella infection）を疑い児の検査を行うのはどのような場合ですか？

以下の場合は，CRS/CRI を疑い検査を行うことを推奨する．
- 妊娠中に風疹に罹患した，または罹患が強く疑われる場合．
- 妊娠初期の風疹 HI 抗体価が 16 倍以下で，妊娠中に 2 管差（4 倍）以上上昇した場合．
- 妊娠初期の風疹 HI 抗体価が 16 倍以下で，妊娠中に風疹患者と明らかな接触があった場合．
- 妊娠初期の風疹 HI 抗体が高値であった場合（512 倍以上）．
- 胎児あるいは新生児に CRS を疑わせる所見を認めた場合．
- 乳幼児で原因不明の白内障や難聴を認めた場合．

CQ2：CRS/CRI を疑った場合に行うべきウイルス学的な検査は何ですか？

風疹ウイルスの胎内感染を証明するために以下の検査を行う．
- 血清風疹 IgM 抗体検査（生後半年は検出可能）．
- ウイルス分離同定による風疹ウイルスの検出（咽頭拭い液，唾液，尿）．
- 風疹ウイルス PCR 検査による遺伝子の検出（咽頭拭い液，唾液，尿）．
- 血清風疹 HI 抗体価の経時的フォロー．

CQ3：CRS の児の届出はどうすれば良いですか？

医療機関の最寄りの保健所に，診断から 7 日以内に発生の届を行う．
- 届出様式：「先天性風しん症候群発生届」は，厚生労働省のホームページ http://www.mhlw.go.jp/bunya/kenkou/kekkaku-kansenshou11/01.html からダウンロード可能である．
- 届出に必要な要件は，下記ア及びイの両方を満たすものとする．
- ア「白内障，先天性緑内障，先天性心疾患，難聴，色素性網膜症，紫斑，肝脾腫，小頭症，精神発達遅滞，髄膜脳炎，X 線透過性の骨病変，生後 24 時間以内に出現した黄疸」の中からいずれか 1 つ以上の症状を有する．
- イ「①分離・同定による病原体の検出，②PCR 法による病原体の遺伝子の検出，③IgM 抗体の検出，④HI 抗体価が移行抗体の推移から予想される値を高く超えて持続（出生児の HI 抗体価が，月あたり 1/2 の低下率で低下していない）」．①〜④のいずれか 1 つを満たし，出生後の風疹ウイルス感染を除外できる．

CQ4：CRS の児の入院中の管理はどうすれば良いですか？

- 出生児が CRS を疑われる場合は，標準予防策に加えて接触予防策を行う．飛沫の曝露がある場合には，飛沫予防策を追加する．
- CRS の児が退院後に再入院する場合，生後 3 か月以降の PCR 検査で，1 か月以上の間隔をあけて，連続して 2 回風疹ウイルスが検出されていないことを確認できるまでは，標準予防策に加えて接触予防策，飛沫予防策を行う．

CQ5：CRS の児を持った母親・家族へのカウンセリングはどうすれば良いですか？

- 保護者の心配や悩みをよく聞いて，受けとめる．
- 治療が多科，多分野に及ぶことが多いので，小児科主治医はコーディネーター役とカウンセリングの役を担う．
- 適切な時期に地域の療育機関（児童発達支援センターなど）につなぎ，早期療育によって保護者の不安を減らす．
- 患者会の存在を知らせる．

CQ6：CRS の児の外来管理，フォローアップはどうすれば良いですか？

- CRS 児は出生時の症候の有無に関わらず長期的な成長・発達・合併症のフォローアップが必須である．
- 感染管理を理解し，通常の疾患にも対応可能な医療施設を決めておくことが望ましい．
- 中枢神経系合併症の検索は症候に応じて頭部超音波検査，CT，MRI が望ましい．

付録

374　付録

表 27 ●つづき

- ●糖尿病や甲状腺疾患の発症リスクについて保護者に情報提供し，精査が必要な場合には小児内分泌疾患を専門とする医師へのコンサルトを行う．
- ●ウイルス排泄期間中の外来受診時の対応としては，標準予防策に加え，接触予防策を行い，病院内への滞在時間が可能な限り短くなるように配慮する．
- ●予防接種は病状が安定している場合は制限なく接種することができる．

CQ7：CRS/CRI の児の医療施設での感染対策解除の基準は？
生後 3 か月以降に咽頭拭い液の風疹 PCR 検査を行う．

- ●陰性であった場合は 1 か月以上間隔をあけて再度 PCR 検査を実施し，陰性確認後に感染対策を解除する．
- ●陽性であった場合は生後 6 か月時に再度 PCR 検査を行い，以降 1 か月以上の間隔をあけて 2 回連続して陰性を確認できた時点で感染対策を解除する．

CQ8：CRS/CRI の児の耳鼻科フォローアップはどうすれば良いですか？

- ●6 歳（就学前）まで年 1〜2 回の定期的な聴力評価（出生直後，生後 3 か月，6 か月以降 3 歳まで 6 か月ごと，3 歳以降 1 年ごと）を行う．
- ●聴力検査が可能な施設については，日本耳鼻咽喉科学会ホームページ（http://www.jibika.or.jp/citizens/nanchou.html）に掲載されている新生児聴覚スクリーニング後の精密検査機関を参照のこと．
- ●早期発見による早期介入が QOL を向上させる．

CQ9：CRS/CRI の児の眼科フォローアップはどうすれば良いですか？

- ●CRS 患児の約 40% に眼合併症を生じる．
- ●眼合併症としては，白内障，緑内障，色素性網膜症，小眼球症などがある．
- ●CRS の疑いが生じた際には，速やかに眼科医の診察を受けることが望ましい．
- ●白内障手術で摘出した水晶体から風疹ウイルスが分離できることがある．
- ●眼合併症の認められない CRS/CRI 児は生後 1〜2 か月ごとに詳細な眼科診療を行う．

CQ10：CRS/CRI が疑われる児の心血管評価あるいはフォローアップはどうすれば良いですか？

- ●妊娠中であれば，胎児心エコースクリーニング検査を受け，異常が疑われた場合は専門家による精査を受けることが奨められる．
- ●出生後は，心臓評価に精通した医師による評価が強く奨められる．
- ●心不全の症状や，心雑音，チアノーゼを認める場合は，心臓の評価を急ぐべきである．
- ●出生後の初回評価と予後予測に基づき，その後のフォローを設定することが奨められる．
- ●CRS のフォローにおいては，血圧測定を行うことが望ましい．

CQ11：保健所などの公衆衛生機関との連携はどうしますか？

- ●CRS の診断について，医療機関は保健所や地方衛生研究所との継続的な連携が不可欠である．
- ●CRS の診断を受けた児のフォローアップ（風疹ウイルス検出の陰性化の確認検査を含む）でも医療機関は保健所や地方衛生研究所との継続的な連携が不可欠である．
- ●CRS と診断された児に対しては，その後の長期的な療育支援について，保健所や保健センターなどの行政との連携が必須である．
- ●生後しばらくしてから CRS の症状が顕在化することがあるため，早期診断を行うためには，市区町村などにおける乳幼児健診事業が重要になる．そのため事業者はその可能性に留意しながら健診を行う必要がある．

〔日本周産期・新生児医学会：先天性風疹症候群（CRS）診療マニュアル．2014．http://www.jspnm.com/Teigen/docs/CRSver7.pdf#search＝%27CRS 診療マニュアル%27（2017-1-7 参照）〕

（土田晋也）

🔢 母親・家族が感染症を発症した際の対応

● 母親や家族が感染症を発症した場合，どの程度面会を制限すべきかは悩ましい問題である．
● 本対応案（表28）は当院 NICU および ICT の共同で作成したものである．
● 当院の状況に即した内容であり，各病院の状況にあわせて改変して使用されるのが望ましい．

─── <特記事項> ───────────────

表28 ●母親・家族が感染症を発症した際の対応

感染経路	潜伏期間	感染対策			家族の面会			児ベッドの配置				母乳の取り扱い		特徴
		予防策	手指衛生	環境整備	その他	発症者	家族(濃厚接触者)	隔離	期間	保育器	保育器以外	制限	注意・その他	
EKC アデノウイルス結膜炎	接触・飛沫感染	8〜14日	接触 飛沫	アルコール消毒	ショードック CPワイド	感染力が強い	治癒まで面会は控えていただく	症状観察を行い、症状出現時は早めに受診いただく	不要				なし	母が搾乳前に消毒し搾乳。その後、搾乳バッグをアルコール消毒で清拭する。搾乳パックを受け取ったら、搾乳パックを冷凍庫に保管する前にアルコール消毒する	・発症後1週間は感染力が非常に強い ・発症者との接触、または汚染されたウイルスによって物品を介して感染
インフルエンザ	飛沫感染	1〜5日	接触 飛沫	アルコール消毒	ショードック CPワイド	・発症者に接触したスタッフは7日間マスク着用 ・発症した場合は発症1日前からの接触者を確認	発症から5日目まで面会は控えていただく	症状観察を行い、症状出現時は早めに受診いただく	要隔離	対策期間はICTと協議のうえ検討する	保育器隔離	1m以上離す	なし	母が搾乳前に消毒し搾乳。その後、搾乳バッグをアルコール消毒で清拭する。搾乳パックを受け取ったら、搾乳パックを冷凍庫に保管する前にアルコール消毒する	・急激に悪化 ・38℃以上の発熱 ・悪寒や全身症状が強い ・肺炎などをおこりうる ・流行する
流行性耳下腺炎	飛沫感染	12〜25日	飛沫	アルコール消毒	ショードック CPワイド	・感染力が強い ・抗体保有のないスタッフは受け持ち不可	2次感染をおこしうる期間は面会を控えていただく(耳下腺発現9日前〜出現後9日まで)	・抗体保有者、2回のワクチン接種種の記録があれば対応要不要 ・上記以外の場合、面会制限・期間はICTに相談	要隔離		保育器隔離	1m以上離す	なし		・胎児感染することがある ・稀に新生児ムンプスが発生することがある ・新生児の感染症は比較的軽症

表28 ● つづき

	感染経路	潜伏期間	感染対策				家族の面会		児のベッドの配置				母乳の取り扱い		特徴
			予防策	手指衛生	環境整備	その他	発症者	家族（濃厚接触者）	隔離	期間	保育器	保育器以外	制限	注意・その他	
麻疹	空気・飛沫感染	5〜21日	空気・飛沫・接触	アルコール消毒	ショードック CPワイド	・感染力が強い ・抗体保有のないスタッフは受け持ち不可	（発症5日前〜出現後4日まで）	2次感染をおこしうる者．2回のワクチン接種歴は面会期間を控えていただく ・上記以外の場合、面会制限・期間はICTに相談	要隔離	当院での入院は不可[陰圧室がないため]原則転院			なし	母乳移行なし	・胎児感染することがある ・早産のリスクあり ・先天性麻疹の潜伏期は2〜10日で平均6日 ・先天性麻疹の症状は児によって異なる
水痘	空気・接触感染	10〜21日	空気・接触	アルコール消毒	ショードック CPワイド	・感染力が強い ・抗体保有のないスタッフは受け持ち不可	（発症の2日前〜すべての皮膚が痂皮化するまで）	2次感染をおこしうる者．2回のワクチン接種歴は面会期間を控えていただく ・上記以外の場合、面会制限・期間はICTに相談	要隔離	対策期間はICTと協議のうえ、検討する			搾乳	母乳中にはウイルスは検出されず、DNAのみが検出される	分娩周辺期の母体感染は新生児の重症化の危険あり
風疹	接触・飛沫・母子感染	12〜25日	飛沫	アルコール消毒	ショードック CPワイド	・感染力が強い ・抗体保有のないスタッフは受け持ち不可 ・先天性風疹の場合、必要に応じて接触予防策を追加	（発症7日前〜出現後7日まで）	2次感染をおこしうる者．2回のワクチン接種歴は面会期間を控えていただく ・上記以外の場合、面会制限・期間はICTに相談	要隔離		保育器隔離	1m以上離す	なし	母乳中にウイルス検出報告あるが、感染の報告なし	先天性風疹症候群は別に規定あり

付録

表28 ●つづき

感染経路	潜伏期間	感染対策				家族の面会			児のベッドの配置				母乳の取り扱い		特徴
		予防策	手指衛生	環境整備	その他	発症者	家族（濃厚接触者）	隔離	期間	保育器	保育器以外	制限	注意・その他	
通常：帯状疱疹、接触 / 播種性帯状疱疹：接触・空気感染	10〜21日	標準	アルコール消毒	ショードックCPワイド	播種性帯状疱疹の場合は、水痘に準ずる	皮膚症状として水疱が破れるなどの様子がなければ同時期可。水痘同様硬化後の入室が望ましい		不要	対策期間はICTと協議のうえ、検討する			なし	母乳中にはウイルスは検出されないが、DNAのみが検出される	・原則は感染力はない ・水疱内にはウイルスが存在する可能性あり ・帯状疱疹発症母体から出生した児の水痘発症の報告はほとんどない ・先天性水痘ウイルス感染後の新生児帯状疱疹はありうる
感染性胃腸炎 ・ロタウイルス ・ノロウイルス　接触・経口感染	ロタウイルス 24〜72時間 / ノロウイルス 24〜48時間	接触	流水＋石鹸の手洗い	・次亜塩素酸（ピューラックス）を使用する（300倍希釈・塩素濃度約200ppm）・ベッド、ベッドサイドは物理的にクリアフィードなどでしっかりと拭き取る		消化器症状（嘔吐、下痢）がある期間は原則として面会は控えていただく。症状消失後、しばらく流水＋手洗いをしっかりと指導をする	症状観察を行い、症状出現時は早めに受診いただく	要隔離		保育器隔離	1m以上離す	なし	搾乳前に流水と石鹸による手指衛生を徹底する	アルコールは効果が不十分

表28 ●つづき

感染経路	潜伏期間	感染対策				家族の面会		児のベッドの配置				母乳の取り扱い		特徴
		予防策	手指衛生	環境整備	その他	発症者	家族（濃厚接触者）	隔離	期間	保育器	保育器以外	制限	注意・その他	
梅毒 性行為感染、母子感染（経胎盤感染）		標準	アルコール消毒	ショードックCPワイド		制限なし	制限なし	不要				なし	母乳移行ない・乳房や乳頭に病変がある場合は治療が終了し、病変が消失するまでは直接授乳は控える・乳房病変がなければ、授乳により感染したという報告はなく、治療をしながら授乳は可	・梅毒に罹患している母体から胎盤を通じて胎児に伝播・早期先天梅毒の発症年齢は、生下時～生後3か月・出生時は無症状で身体所見は正常な児が約2/3とされる。
サイトメガロ 感染者の血液や各体液（母乳を含む）をはじめとする名体液（母乳を含む）を介して感染	20～60日	標準	アルコール消毒	ショードックCPワイド		制限なし	制限なし	不要	対策期間はICTと協議のうえ、検討する			なし	母乳使用可・母乳中のCMVの感染性を低下させる方法（-20℃、7日間）や低温殺菌がある・母乳の冷凍のみで完全に感染予防できるわけではないが、感染率は低下する・分娩後1週間はウイルス量が少なく、その後増加して分娩後4～8週にピークとなり、10～12週に減少していく	・正常新生児では問題にならないが、児はNICU入室児は重篤なCMV感染症をひきおこす可能性あり・聴力障害、精神発達遅滞といった後遺症が残ることが多い

付録

表28 ●つづき

感染経路	感染対策					家族の面会		児のベッドの配置				母乳の取り扱い		特徴
	潜伏期間	予防策	手指衛生	環境整備	その他	発症者	家族（濃厚接触者）	隔離	期間	保育器	保育器以外	制限	注意・その他	
トキソプラズマ　経胎盤感染・垂直感染	約2週間	標準	アルコール消毒	ショードックCPワイド		制限なし	制限なし	不要	対策期間はICTと協議のうえ、検討する			なし　母乳移行なし		・ヒトからヒトへの感染はない・一度感染すると持続感染する・妊娠期の感染は流産・早産のリスクあり。水頭症、絨網脈膜炎、IUGR、胎児死亡の報告あり
B群溶血性レンサ球菌　産道感染		標準	アルコール消毒	ショードックCPワイド		有効な治療開始後24時間までは面会を控えていただく	制限なし	不要				なし	母乳中に抗体が含まれており、母乳を摂取することで遅発性GBS感染症から児をある程度守ることができる	

（水野克己, 他（編著）：よくわかる母乳育児. 改訂第2版. へるす出版. 2012／一山　智. 監修：感染対策ポケットガイド. 第4版. サラヤを元に作成）

（高橋尚人）

薬剤索引

ギリシア文字・数字

γ−グロブリン
.... 86, 88, 96, 176, 178, 314
5%glucose 31, 142, 191, 207, 261
10%glucose ... 29, 32, 148, 191, 198
20%glucose 138, 192, 199

欧　文

A

ABK 85
ABPC/SBT 90
ABPC+AMK 89
AMK 130
AR ミルク 137
AT−Ⅲ 171

B・C

B 型肝炎ワクチン 98, 326
BCG 326
CEZ 91

D・E・F

DOA/DOB 191
DPT−IPV 326
DRPM 91
ELBWI 86
F−FLCZ 91

G

G−CSF 86
GM 130

H

HB グロブリン 98
HB ワクチン 11, 98
HBIG 11
Hib ワクチン 326
HMS−2 .... 34, 58, 196, 198

L

lipo PGE₁ 72, 79, 201, 253
LMWH 185
L−カルニチン 132

M

MCT oil 36
MEPM 90, 130

O・P

Omegaven 259, 262
PAPM/BP 90
PIPC/TAZ 130

T・V

TAZ/PIPC 91
TEIC 84
tPA 182
TWI 191
VCM 84, 130

和　文

あ

アイクレオ 35
アシクロビル 93, 96, 186
アセタゾラミド 121
アデノシン三リン酸 73
アデホス L 73
アドレナリン 3, 79, 86
アトロピン 208, 264, 306
アナクト C 184
アプニション 51
アプネカット 51
アミオダロン 73
アミカシン硫酸塩 191
アミサリン 73
アミノフィリン 51
アミノベンジルペニシリン 191
アムビゾーム 104

アムホテリシン B リポソーム製剤 …………… 104
アルギ U …………… 156
アルギニン …………… 156
アルファカルシドール …………… 142
アルファロール …………… 135, 143, 197, 314, 324
アルプロスタジル …………… 72
アルベカシン …………… 85, 88
アンカロン …………… 73
安息香酸ナトリウム …………… 156
アンチトロンビン …………… 171, 173

い
イーケプラ …………… 116
イオパミドール …………… 127
イソジン …………… 250, 253
イソプロテレノール …………… 75, 80
イノバン …………… 78, 191
インクレミン …………… 188, 194, 314, 324
インスリン …………… 138
インダシン …………… 66, 68, 146, 191
インデラル …………… 73, 77
インドメタシン …………… 66, 121
イントラリポス …………… 199, 259, 263
インフルエンザワクチン …………… 326

う
ウテメリン …………… 75
ウルソ …………… 135
ウロキナーゼ …………… 182

え
エコリシン …………… 27
エスポー …………… 193
エトポシド …………… 186
エフオーワイ（FOY）…………… 171
エリスロポエチン …………… 48, 193
エリスロマイシン …………… 27, 127
エルカルチン …………… 132, 157
エレメンタルフォーミュラ …………… 132
エレメンミック …………… 259
エレンタール P …………… 132

塩酸モルヒネ …………… 265, 268

お
オノアクト …………… 73
オフロキサシン …………… 27
オメプラゾール …………… 125

か
ガスター …………… 125
ガストログラフイン …………… 126, 127
ガスモチン …………… 137
活性型ビタミン D …………… 197
カテコラミン …… 43, 64, 67, 160, 201
カフェイン …………… 51
ガベキサート …………… 171
カルチコール …… 138, 142, 144, 146, 191, 253, 259
カルニチン …………… 157
カルベニン …………… 90
カルペリチド（遺伝子組換え）…………… 80
ガンシクロビル …………… 17, 97
乾燥 HB グロブリン …………… 11

き
キシロカイン …………… 74, 250
キュバール …………… 59
強化母乳 …………… 196

く
クラビット …………… 27, 306
グラン …………… 87
グリセリン …………… 126
グルカゴン …………… 150
クロルヘキシジン …………… 250

け
ケイツー N …………… 29, 191
ケイツーシロップ …………… 25, 135, 311
ケトコナゾール …………… 104
献血ヴェノグロブリン IH …………… 86, 191

こ

コリスチン ……………………………… 27

さ

サーファクタント … 52, 57, 67, 193
サーファクテン ………………… 54, 249
ザイボックス ………………………… 85
サムセット …………………………… 140

し

ジアゾキサイド ……………………… 151
シクロスポリン A ………………… 186
ジゴキシン …………………………… 80
ジゴシン ……………………………… 80
シタラビン …………………………… 228
シナジス …………………… 26, 327, 328
ジフルカン …………… 91, 105, 106
重炭酸 ………………………………… 139
小児用肺炎球菌ワクチン ………… 326
新鮮凍結血漿 ………………………… 181

す

水溶性ペニシリン G ……………… 108
スルーソフト ………………………… 137

せ

生理食塩水 （生食） ………… 43, 243
セファメジン α ……………………… 91
セレン ………………………………… 132

そ

ゾシン ………………………………… 91
ゾビラックス ………………………… 96
ソル・コーテフ … 59, 150, 160, 266
ソルデム 1 ………………… 261, 272
ソルデム 3AG ……………………… 32

た

ダイアモックス ……………………… 121
第Ⅸ因子複合体濃縮製剤 ………… 181
タリビット …………………………… 27
炭酸水素ナトリウム ………… 3, 43

ち

注射用エフオーワイ （FOY） … 171
注射用フサン ………………………… 171
チョコラ A …………………………… 135
チラーヂン ………………… 12, 164

て

テイコプラニン ……………………… 84
低分子ヘパリン ………… 182, 185
テオフィリン ………………………… 51
デキサメタゾン ……………………… 186
鉄剤 …………… 188, 194, 324, 364
デノシン ……………………………… 97

と

ドキサプラム ………………………… 51
ドパミン …………………… 78, 86, 146
ドブタミン …………………… 78, 86
ドブトレックス …………… 78, 191
ドプラム ……………………………… 51
トリクロホスナトリウム
………………………… 264, 267, 292
トリクロリールシロップ
…………………… 23, 46, 264, 267
ドルミカム ………… 71, 192, 264, 265
トロミアップ ………………………… 137
トロメリン …………………………… 137
トロンボモデュリンアルファ
（遺伝子組換え） ………………… 173

な

ナファモスタット ………………… 171

に

ニゾラール …………………………… 104
ニトログリセリン …………………… 80
ニュー MA-1 ……………………… 132
乳酸カルシウム ……… 143, 197, 314

の

ノイアート …………………………… 173
濃厚血小板液 ………………………… 176
濃厚赤血球液 ………………………… 181

ノーベルバール ……… 115, 265, 266
ノルアドレナリン ……………………… 86

は

ハーフメイロン ………………………… 139
肺炎球菌ワクチン …………………… 326
ハイカリック ……………………………… 144
バソプレシン ……………………………… 86
ハベカシン ………………………………… 85
バリキサ …………………………………… 97
パリビズマブ …………………………… 327
バルガンシクロビル …………………… 97
パルクス ………………………… 72, 79
パルミコート …………………………… 330
バンコマイシン ………………………… 84
パンテノール …………………………… 127
パントール ……………………………… 127
パンビタン ……………………………… 135
ハンプ ……………………………………… 80

ひ

ビオチン ………………………………… 132
ビオラクチス …………………………… 36
ビクシリン ……………………………… 191
ビクロックス …………………………… 93
ビタジェクト …………………………… 199
ビタミン A ……………………………… 135
ビタミン D ……………………… 135, 197
ビタミン E ……………………………… 135
ビタミン K ……………………… 135, 179
ビタミン K_2 ……………………… 29, 180
ビタメジン ……………………………… 259
人免疫グロブリン G ………………… 86
ヒドロコルチゾン
　…… 59, 71, 86, 150, 160, 192, 266
ビフィズス菌 …………………………… 36
ヒューマリン R ………………… 138, 192

ふ

ファモチジン …………………………… 125
ファンガード …………………………… 105
フィジオ 35 ……………………… 32, 144
フィジオゾール 3 号液 ……………… 261

フィニバックス ………………………… 91
フィルグラスチム
　（遺伝子組換え）…………………… 87
フェジン ………………………………… 188
フェノバルビタール
　……… 77, 115, 120, 192, 264, 266
フェンタニル
　… 71, 200, 264, 267, 268, 272, 284
フサン …………………………………… 171
普通ミルク ……………………………… 33
フラグミン ……………………… 182, 185
プリンク ………………………… 72, 79, 253
フルコナゾール ………………… 105, 191
フルタイド ……………………………… 330
プレアミン P …………………… 199, 259
プレドニゾロン ………………………… 176
プロカインアミド ……………………… 73
プロカインペニシリン G ………… 109
プロジフ ………………… 91, 105, 191
プロスタグランジン E ………… 72, 79
プロスタンディン ……………… 72, 79
フロセミド ……………………… 58, 266
プロタノール L ………………… 75, 80
プロプラノロール ……………………… 73
フロリード D …………………………… 104
フロリード F …………………………… 105
フロリードゲル ………………………… 104

へ

ヘキザック ……………………… 249, 253
ベクロニウム ………… 71, 200, 265
ベクロメタゾン ………………………… 59
ベゼトン ………………………………… 270
ペニシリン G …………………………… 108
ベノキシール …………………………… 306
ベバシズマブ …………………………… 236
ヘパリン … 142, 170, 182, 184, 191,
　　　　　　　　　198, 199, 253
ヘプタバックス ………………………… 11
ベンザシンペニシリン G ………… 109
ペンタジン ……… 250, 264, 268, 306
ペンタゾシン …………………… 264, 268

ほ

ホストイン ……………………… 116
ホスフェニトイン ……………… 116
ホスフルコナゾール …… 105, 191
ボスミン ……………… 3, 79, 242
ホスリボン ………… 143, 196, 314
補正用硫酸マグネシウム ……… 143
母乳 …………………………… 33

ま

マグネシウム …………………… 143
マスキュラックス …… 71, 265, 268

み

ミカファンギン ………………… 105
ミコナゾール …………… 104, 105
ミダゾラム
 ……… 46, 71, 115, 120, 264, 265
ミダフレッサ …………… 115, 266
ミドリンP ……………………… 306
未分画ヘパリン ……… 170, 182, 184
ミリスロール …………………… 80
ミルリーラ ……………………… 80
ミルリノン ……………………… 80

め

メイロン …… 3, 43, 71, 120, 139, 243
メシル酸ガベキサート ………… 171
メシル酸ナファモスタット …… 171
メチルプレドニゾロン ………… 186
メロペン ………………………… 90
免疫グロブリン ………………… 96

も

モサプリド ……………………… 137

ゆ

ユナシン ………………………… 90
ユベラ …………………………… 135

ら

ラシックス ………………… 58, 266
ランジオロール ………………… 73

り

リコモジュリン ………………… 174
リドカイン ……………………… 74
リネゾリド ……………………… 85
リプル ……………………… 72, 79
硫酸アトロピン ……… 208, 264, 306
硫酸マグネシウム ……………… 143
リン酸ナトリウム補正液 ……… 259

れ

レスピア …………………… 51, 314
レベチラセタム ………………… 116
レボチロキシン ………………… 164
レボフロキサシン ……………… 27

ろ

ロタテック ……………………… 326
ロタリックス …………………… 326

わ

ワーファリン ……………… 183, 185
ワコビタール …………………… 266

用語索引

ギリシア文字・数字・記号

α−フェトプロテイン	169
α−ラクトアルブミン	131
β−ラクトグロブリン	131
γ−GTP	354
⊿波	72
ω3系薬剤使用	262
1か月健診	316
13トリソミー	230
17OHP	224
18トリソミー	230
21トリソミー	19, 226
22q11.2欠失症候群	232
24時間pHモニタリング	137
%TRP	195

欧 文

A

AABR	23, 237
ABR	237, 292
acute kidney injury	145
aEEG	113
—管理	304
AF	74
AFP	169
AGML	125
air bronchogram	53
AKI	145
Alagille症候群	233
ALST	131
ALT	354
ALTE	330
angel wing sign	61
apparent life threatening event	330
asphyxia	44
AST	354
ATLA	100
AUVC	288

B

B型肝炎ウイルス感染症	98
B型肝炎母子感染予防	11
Beckwith−Wiedemann症候群	209
BLS指導	310
Bomsel分類	53
BPD	56
bronchopulmonary dysplasia	56
BUN	355

C

C型肝炎ウイルス感染症	99
Candida albicans	104
CAOS	70
capillary leak syndrome	71
CCAM	213
cGMP	272
Chiari奇形	217
chronic aruption oligohydramnios sequence	70
chronic lung disease	56
CLD	56
CMV感染症	96
coil−up sign	203
congenital cystic adenomatoid malformation	213
congenital pulmonary airway malformation	214
corkscrew sign	206
CPAM	214
CRP	357
CT	295
cyclic TPN	261
Cystatin−C	145

D

D−Bil	152
DC	337
D−Dimers	360

developmental care 337
DGS 232
DIC 170
Di−George 症候群 232
double bubble sign 206
doughnut sign 208
Down 症候群 19, 226
　―関連骨髄性白血病 228
dry lung 70
DVT 183

E

early aggressive nutrition 198, 258
ECMO 201, 276
　―の適応基準 277
EDV 288
electro−clinical dissociation 113
endo diastolic velocity 288
Erb 麻痺 240
ETT 244
EUGR 198
ex utero intrapartum treatment 277
EXIT 277
extrauterine growth restriction 198

F

Fallot 四徴症 232
family centered care 348
FCC 348
FGR 児 20
FIP 128
fluorescent treponemal antibody
　−absorption 107
focal intestinal perforation 128
free air 202
FT4 355
FTA−ABS 107

G

gastroesophageal reflux 136
gastroesophageal reflux disease ... 136
GATA1 228
GBS 陽性母体 82

GER 136
GERD 136
germinal matrix 294
GFR 145
GH 20
GIR 148
Goldenhar 症候群 233
Gross の分類（食道閉鎖）......... 203

H

hairline 65
HbF 169
HBV 感染症 98
hCG 負荷試験 224
HCV 感染症 99
HCV 陽性母体児 11
hemophagocytic lymphohistiocytosis
　......... 186
HFNC 246
HFO 244
HIE 44, 287
　―スコア 45
high flow nasal cannula 246
Hirschsprung 病 205
HLH 186
HOT 328
HSV 感染症 92
HTLV−1 感染症 100
Hutchinson 歯 107

I

IC クランプ法 5
ICT 345
IFALD 262
IgA 357
IgG 357
IgM 357
ILCOR 2
INSURE 法 55
intestinal failure associated liver
　disease 262
intraventricular hemorrhage 287
iPTH 195

ITP 母体 ·········· 15
ITPA ·········· 323
IVH ·········· 119, 287

K

KIDS ·········· 323
Kleihauer–Betke 法 ·········· 169
Klumpke 麻痺 ·········· 240

L

Ladd 手術 ·········· 206
Ladd 靱帯 ·········· 205
LAP ·········· 354
late onset circulatory collapse ·········· 158
LES ·········· 136
LH–RH 負荷試験 ·········· 224
lower esophageal sphincter ·········· 136
LT4 ·········· 164

M

MAS ·········· 62
meconium aspiration syndrome ·········· 62
meconium–related ileus ·········· 126
MetHb ·········· 275
microcolon ·········· 126
MIST 法 ·········· 55
MRI ·········· 293
MRSA 感染症 ·········· 84, 345, 365

N

N₂ 吸入療法 ·········· 275
N₂ wash–out ·········· 61
NAIT ·········· 175
nasal CPAP ·········· 247
NEC ·········· 128
neonatal AKI KDIGO Classification ·········· 145
neonatal alloimmune thrombocytopenia ·········· 175
neonatal individualized developmental care program ·········· 337
neonatal toxic shock syndrome–like exanthematous disease ·········· 87

NICU サマリー ·········· 321
NIDCAP ·········· 337
Nissen 噴門形成術 ·········· 137
NO 吸入療法 ·········· 272
NPO ·········· 271
NTED ·········· 87

O

oculo–auriculo–vertebral 症候群 ·········· 233
Optiflow junior ·········· 246
OTC 欠損症 ·········· 156

P

P 波 ·········· 296
Papile 分類（脳室内出血）·········· 120, 287
paradoxical cyanosis ·········· 78
parenteral nutrition associated liver disease ·········· 262
partial asphyxia ·········· 44
Patelle 法 ·········· 53
PDA ·········· 66
　ースコア ·········· 66
PE ·········· 183
peak systolic velocity ·········· 288
PEEP ·········· 244
peripherally inserted central catheter ·········· 252
periventricular echo densities ·········· 286
periventricular leukomalacia ·········· 286
permissive hypercapnea ·········· 58
PI カテーテル ·········· 252
PICC 管理 ·········· 252
PIE ·········· 61
PIH ·········· 166
PIMS ·········· 271
PNALD ·········· 262
PPHN ·········· 70, 200
Precision Flow ·········· 246
profound asphyxia ·········· 44
prolonged asphyxia ·········· 44
PR 間隔 ·········· 296

PROM	82
PSV	288
PSVT	72
pulmonary interstitial emphysema	61
PVE	118, 286
PVL	117, 160, 286

Q

QRS 軸	296
QRS 波	296
QT 時間	297

R

rapid plasma reagin	107
RDS	52
red man 症候群	84
resistance index	288
respiratory distress syndrome	52
retinopathy of prematurity	234
Rh（−）母体	15
RI	288
ROP	234
―レーザー治療	305
RPR	107
RS ウイルス	327
―感染症重症化予防	26

S

Sarnat 分類	48
SCr	145
ScysC	145
SEM disease	92
sepsis work−up	82, 89
serologic test for syphilis	107
silk sign	213
silo	209, 210
SIMV	243
sinusoidal パターン	169
situs	290
situs solitus	290, 297
sleep study	50
Smith−Lemli−Opitz 症候群	233

spinnaker sail sign	61
SpO$_2$ モニター	273, 292
squeezing	248
stable microbubble test	53
stiff lung	70
Stocker の分類（先天性嚢胞性腺腫様奇形）	213
STS	107
ST−T	297
Sturge−Weber 症候群	20
subclinical seizure	113, 304
subependymal cyst	287
suppressive therapy（HSV 感染症）	93
Sylvius 裂溝	294
synactive theory	337

T

TABS	323
TAM	227
tapping	248
T−Bil	151, 152
terminal zone	294
thyrotoropin receptor−blocking antibody	162
TLESR	136
TORCH	167
total asphyxia	44
TPHA	107
TRAb	162
transient abnormal myelopoiesis	227
transient LES relaxation	136
transient tachypnea of the newborn	64
Treponema pallidum	107
― hemagglutination assay	107
triangular cord sign	212
TSBAb	162
TSH	355
― stimulation blocking antibody	162
― surge	161

TSST−1 ·············· 87
TTN ·············· 64
TTTS ·············· 166
two−site 法 ·············· 257

U・V

UB ·············· 152
VA（C）TER（L）症候群 ·············· 233
vascular endothelial growth factor
·············· 234
VCFS ·············· 232
VDRL ·············· 107
VEGF ·············· 234
velocardiofacial 症候群 ·············· 232
venereal disease research laboratory
·············· 107
VIVO50 ·············· 247
VT ·············· 74
VZV 感染症 ·············· 94

W

weaning device ·············· 247
whirloop sign ·············· 206
WISC Ⅲ ·············· 323
WPPSI ·············· 323
WPW 症候群 ·············· 72

===== 和 文 =====

あ

アイスバッグ法 ·············· 73
アイノブレンダー ·············· 274
アイノフロー ·············· 273
アウトブレイク ·············· 345
アシデミア ·············· 243
アシドーシス ·············· 138, 192
アスピレーションキット ·············· 251
アプガースコア ·············· 42
アプネアモニター ·············· 310, 330
アミノ酸乳 ·············· 132
アンビューバッグ ·············· 3
アンモニア ·············· 155, 356

い

胃液補正 ·············· 261
医学的意思決定 ·············· 335
胃管 ·············· 29
維持輸液 ·············· 32
異常脳波 ·············· 301
胃食道逆流 ·············· 136
胃食道逆流症 ·············· 136
遺族 ·············· 307
痛み ·············· 368
一過性骨髄異常増殖症 ·············· 227
一酸化窒素吸入療法 ·············· 71
一般検査 ·············· 37
一般床への転出 ·············· 311
違法薬物 ·············· 346
陰核肥大 ·············· 222
インドメタシン予防投与 ·············· 67
インフルエンザ菌 b 型 ·············· 326

う

ウイルス感染症 ·············· 92
右室肥大 ·············· 298
右心房血栓 ·············· 182
ウレアプラズマ感染症 ·············· 106
ウロキナーゼ ·············· 186

え

エアリーク （症） ·············· 59, 277
栄養管理 ·············· 32
エクステンションチューブ ·············· 249
嚥下性肺炎 ·············· 204
円錐動脈幹異常顔貌症候群 ·············· 232

お

横隔神経麻痺 ·············· 240
横隔膜ヘルニア ·············· 200, 276, 370
黄疸 ·············· 17, 134

か

外性器異常 ·············· 219
外鼠径ヘルニア ·············· 212
ガイドライン
　MRSA― ·············· 365

NICU に入院している新生児の
痛みのケア— ……… 368
重篤な疾患をもつ新生児の家族
と医療スタッフの話し合い—
……… 360
新型インフルエンザ対応—
……… 371
新生児受動免疫性血小板減少症
治療— ……… 177
新生児先天性横隔膜ヘルニア
（CDH）診療— ……… 370
先天性風疹症候群（CRS）
対応— ……… 372
鉄剤— ……… 364
ビタミンK欠乏性出血症—
……… 24
外来フォローアップ ……… 321
外来予約 ……… 311, 315
核黄疸 ……… 153
覚醒剤 ……… 346
拡張期血流速度 ……… 288
鵞口瘡 ……… 104
葛西手術 ……… 212
仮死 ……… 42
加湿（呼吸器回路） ……… 244
カゼイン ……… 131
カテーテル関連静脈血栓 ……… 182
カテーテルの挿入距離 ……… 255
カテーテルラインの組み方 ……… 254
下部食道括約筋 ……… 136
肝外胆道閉塞 ……… 133
カンジダ ……… 104
間質性肺腫 ……… 61
監視培養検査 ……… 39
患者搬送 ……… 339
感染対策 ……… 30
眼底検査 ……… 305
肝内胆汁うっ滞 ……… 134
顔面神経麻痺 ……… 240
肝門部腸吻合術 ……… 212

き

期外収縮 ……… 75

気管吸引 ……… 248
気管支性肺嚢胞 ……… 213
気管支透亮像 ……… 53
気管支肺異形成症 ……… 56
—の診断基準 ……… 57
気管洗浄 ……… 248
気管挿管 ……… 6
気胸 ……… 60, 193, 252, 277
希釈サーファクタント気管洗浄
……… 249
寄生菌性紅斑 ……… 104
気道開通体位 ……… 5
急性胃粘膜病変 ……… 125
急性腎不全 ……… 146
強化母乳 ……… 34, 198
胸腔穿刺 ……… 61, 249
凝固カスケード ……… 172, 180
凝固検査 ……… 358
胸骨圧迫 ……… 6
胸水貯留 ……… 252
橋中心性髄鞘崩壊症 ……… 141

く

グアニルサイクラーゼ ……… 272
クベース ……… 190
くも膜下出血 ……… 112
クラミジア封入体結膜炎 ……… 27
グルコース・インスリン（GI）
療法 ……… 138
くる病 ……… 195, 324

け

経口哺乳開始 ……… 34
経静脈栄養関連肝障害 ……… 262
経腸栄養 ……… 32, 198
経皮的黄疸計 ……… 17, 152
血液検査 ……… 37
血液浄化 ……… 87
血液生化学検査 ……… 353
血液製剤 ……… 256
血管内皮増殖因子 ……… 234
血球算定値 ……… 352
血球貪食症候群 ……… 186

血球貪食性リンパ組織球症 …… 186
血行動態 …………………………… 291
血小板減少 ………………………… 175
血小板輸血 ………………………… 176
血清クレアチニン値 …… 145, 355
血清鉄 ……………………………… 356
血栓症 ……………………………… 181
血中アミノ酸分析 ………………… 155
血糖 ………………………………… 355
血糖値 ……………………………… 148
原発性甲状腺機能低下症 ………… 161
現病歴 ……………………………… 313

こ

抗 RS ウイルスモノクローナル
　　抗体 …………………………… 327
抗 VEGF 抗体 …………………… 235
高アンモニア血症 ………………… 155
広域新生児搬送 …………………… 342
高インスリン血症 ………………… 148
口蓋裂 ……………………………… 19
高カリウム（K）血症 …………… 138
高カロリー輸液 …………… 32, 258
交換輸血 ………………… 153, 257
抗凝固療法 ………………… 170, 184
抗菌薬 ……………………………… 89
抗けいれん薬内服母体 …………… 15
抗甲状腺薬 ………………………… 12
好酸球性消化管疾患 ……………… 133
甲状腺機能異常 …………………… 12
甲状腺機能低下症 ………………… 161
甲状腺機能評価 …………………… 165
高振幅徐波（脳波） ……………… 301
腔水症 ……………………………… 229
合成プロテアーゼ阻害薬 ………… 171
光線療法 …………………………… 153
交代性脳波 ………………………… 301
後天性サイトメガロウイルス
　　感染症 ………………………… 97
高度加水分解乳 …………………… 132
高ナトリウム（Na）血症
　　……………………………… 139, 193
高二酸化炭素（CO_2）血症

…………………………………… 43, 243
公費負担 …………………………… 366
硬膜外出血 ………………………… 112
硬膜下出血 ………………………… 112
高マグネシウム（Mg）血症 … 143
高流量経鼻カニューレ療法 …… 246
呼吸窮迫症候群 …………………… 52
呼吸不全 …………………………… 243
国際蘇生連絡委員会 ……………… 2
極低出生体重児 …………………… 189
骨折 ………………………………… 238
骨盤離開 …………………………… 219
こども（児）の最善の利益
　　………………………… 230, 335
コミュニケーション ……………… 336
混合パターン（脳波） …………… 301

さ

災害 ………………………………… 338
臍カテーテル ……………………… 189
在胎週数 …………………………… 362
臍帯ヘルニア …………… 208, 219
臍帯ミルキング …………………… 190
在宅移行 …………………………… 316
在宅医療準備 ……………………… 316
在宅酸素療法 ……………………… 328
臍動静脈カテーテル ……………… 253
サイトメガロウイルス感染症 … 96
サイトメガロ抗体陰性血 ………… 256
鎖骨骨折 …………………………… 238
左室肥大 …………………………… 299
左心系閉鎖 ………………………… 77
左心低形成症候群 ………………… 275
産科医療補償制度 ………………… 347
産科新生児室 ……………………… 10
産科への転出 ……………………… 311
酸素化血混合不良 ………………… 78
酸素供給機器 ……………………… 328
三方活栓 …………………………… 249
三環系抗うつ薬 …………………… 346

し

時間的制約 ………………………… 336

糸球体濾過量	145
四腔像	291
死後画像説明書	307
自己免疫疾患母体児	13
地震	338
自宅退院	231
自動聴性脳幹反応	23
シトルリン	155
児（こども）の最善の利益	230, 335
嗜眠	140
社会的性	223
ジャクソンリース	3, 190, 274
瀉血	257
縦隔気腫	61, 277
周産期水痘	95
周産期歴	313
収縮期血流速度	288
重症仮死	276
重症感染症	86
重症心室中隔欠損症	275
重症心不全症	276
重症肺炎	276
重症無呼吸発作	243
修正 Bell 分類（新生児壊死性腸炎）	129
十二指腸液検査	211
手指衛生	345
手術準備	271
出血	239
出血性梗塞	122
出生時計測	313
出生時体格基準曲線	362
術前検査	271
循環血液量	86
上衣下嚢胞	287
障害児福祉手当	319
紹介状	311
消化管穿孔	202
症候性動脈管開存症	71
上室性頻脈	72
小腸閉鎖	204
小児科入院	10

小児慢性特定疾患	318, 365
小脳出血	112
上腕骨骨折	238
初期設定（人工呼吸器）	243
初期輸液	31
食道閉鎖	203
徐脈性不整脈	74
心エコー	290
新型インフルエンザ	371
心機能	291
真菌感染症	104
神経管閉鎖障害	216
心血管系薬剤	78
人工換気	3
人工肛門	130, 220
人工呼吸器	273
―管理	54, 57, 243
人工乳	132
深在性真菌感染症	104
心雑音	18
心室性頻脈	74
腎静脈血栓	183
新生児・乳児消化管アレルギー	131
新生児・乳児帯状疱疹	94
新生児・乳児ビタミン K 欠乏性出血	178
新生児 TSS 様発疹症	87
新生児一過性多呼吸	64
新生児医療体制復旧手順	338
新生児壊死性腸炎	128
新生児黄疸	151
新生児外来	321
新生児仮死	42, 288
新生児けいれん	113
新生児呼吸窮迫症候群	276
新生児酸素性虚血性脳症	280
新生児室	10
新生児疾患	19
新生児受動免疫性血小板減少症	175
新生児症候	17
新生児水痘	94

新生児遷延性肺高血圧症 … 70, 200
新生児先天性横隔膜ヘルニア
……… 370
新生児蘇生法 … 2
新生児聴力スクリーニング … 292
新生児肺高血圧症 … 276
新生児搬送法 … 7
新生児ヘルペス … 92
新生児発作 … 113, 303
新生児発疹症 … 87
新生児メレナ … 179
新生児ループス … 13
迅速血漿レアギン … 107
身体障害者手帳 … 319
身体発育値 … 321
診断基準
　血球貪食性リンパ組織球症—
　……… 187
　新生児晩期循環不全— … 159
　新生児 DIC— … 171
人的資源 … 340
心電図 … 296
心肺蘇生 … 242
新版 K 式 … 323
深部静脈血栓 … 183
心不全 … 275
腎不全 … 145
　—の鑑別 … 147
心房粗動 … 74

す

髄鞘化 … 294
水痘 … 94, 326
水痘・帯状疱疹ウイルス感染症
……… 94
水頭症 … 120, 217
髄膜瘤修復術 … 217
ステロイド吸入療法 … 330
スペーサー … 330

せ

生化学検査の参考範囲 … 354
正常値 … 352

正常脳波 … 300
生食気管洗浄 … 249
成人 T 細胞白血病 … 100
精神発達遅滞 … 226
性腺 … 222
性分化疾患 … 221
性別 … 221
生理的黄疸 … 152
脊髄 MRI … 217
脊髄髄膜瘤 … 216
遷延性黄疸 … 152
遷延性低血糖 … 150
前期破水 … 82
潜在発作 … 113, 304
穿刺 … 249
潜時 … 292
染色体異常 … 226
全身冷却法 … 282
先天性下大静脈閉鎖 … 183
先天性サイトメガロウイルス
　感染症 … 16, 97
先天性心疾患 … 75
先天性水痘症候群 … 94
先天性嚢胞性腺腫様奇形 … 213
先天性風疹症候群 … 372
先天代謝異常症 … 157
先天梅毒 … 106
線溶療法 … 185

そ

造影 CT … 295
挿管チューブ深さ … 244
双胎間輸血症候群 … 166, 167
総動脈幹症 … 275
増粘ミルク … 137
総排泄腔外反症 … 219
早発型感染症 … 89
早発性先天梅毒 … 106
ゾーニング … 345
阻害型 TSH 受容体抗体 … 162
蘇生中止 … 7
蘇生のアルゴリズム … 3
蘇生法 … 2

蘇生薬 ……………………………… 3
蘇生用具 …………………………… 2

た

体位ドレナージ ………………… 248
退院基準 ………………………… 310
退院サマリー …………………… 313
退院時共通作業 ………………… 10
退院処方 ………………………… 311
退院手順 ………………………… 311
退院前検査 ……………………… 310
胎児・母体間輸血症候群 ……… 168
胎児異常 ………………………… 16
胎児水腎症・腹部腫瘤 ………… 16
胎児脳奇形 ……………………… 16
胎児不整脈 ……………………… 16
代謝性疾患 ……………………… 148
帯状疱疹 ………………………… 94
大腿骨骨折 ……………………… 238
胎便関連性腸閉塞症 …………… 126
胎便吸引症候群 ……………… 62, 276
他科の児の退院 ………………… 312
多血症 …………………………… 166
多指症・多趾症 ………………… 19
多発奇形 ………………………… 226
樽状胸郭 ………………………… 62
胆汁うっ滞 ………………… 133, 197
胆汁排泄障害 …………………… 133
単純ヘルペスウイルス感染症 … 92
短腸症候群 ………………… 130, 262
胆道シンチグラフィー ………… 212
胆道閉鎖症 ……………………… 210

ち

チアノーゼ ……………………… 78
遅発型感染症 …………………… 90
遅発性先天梅毒 ………………… 107
中止基準（低体温療法） ……… 284
中腸軸捻転 ……………………… 205
注腸造影 …………………… 126, 205
腸回転異常 ……………………… 205
聴覚障害 ………………………… 236
腸管不全関連肝障害 …………… 262

長期破水 ………………………… 70
聴性脳幹反応 …………………… 292
超低出生体重児 ………………… 86
頂点間潜時 ……………………… 292
腸閉塞 …………………………… 130
治療開始制限 …………………… 336
鎮静 ……………………………… 264

つ・て

津守・稲毛式 …………………… 323
帝王切開 ………………………… 209
低温維持期 ……………………… 283
低温導入期 ……………………… 282
低カルシウム（Ca）血症
　…………………………… 141, 232
定期接種 ………………………… 326
低クロール（Cl）性
　アルカローシス ……………… 207
低血糖 ……………………… 18, 148
低サイロキシン血症 ……… 163, 164
低酸素血症 ……………………… 243
低酸素性虚血性脳症 ……… 44, 287
低振幅不規則パターン（脳波）
　…………………………………… 301
低体温療法 ……………………… 280
低ナトリウム（Na）血症 ……… 140
低二酸化炭素（CO$_2$）血症 …… 43
ディベロップメンタル・ケア
　…………………………………… 337
停留精巣 ………………………… 222
テープ固定（挿管チューブ）… 245
鉄欠乏性貧血 …………………… 187
電解質 …………………………… 355
　—異常 ………………………… 138
点眼 ……………………………… 27
電極位置 ………………………… 300
電撃性紫斑病 …………………… 184
転棟基準 ………………………… 312

と

頭蓋骨骨折 ……………………… 238
頭蓋内出血 ………………… 112, 239
頭蓋内動静脈 …………………… 289

頭血腫 ……………………… 239
透光試験 …………………… 60
同種免疫性血小板減少症 …… 175
洞性徐脈 …………………… 74
洞性頻脈 …………………… 72
頭部エコー ………………… 286
同胞面会 …………………… 348
動脈管 ……………………… 291
　―開存症 ………………… 288
　―クリッピング術 ……… 69
動脈血栓 …………………… 183
特別児童扶養手当 ………… 319
届出（先天梅毒）………… 110
トライエージ DOA ……… 346
トラックケアー …………… 248
トリアージ ……………… 338, 340
トレポネーマ検査 ………… 107
トロッカーカテーテル …… 249, 251

な

内臓心房正位 ……………… 297
内分泌疾患 ………………… 158
生ワクチン ………………… 326
軟口蓋異常 ………………… 232
難聴 ………………………… 236

に

入院時管理 ………………… 28
入院時共通作業 …………… 10
入院時処置 ………………… 29
入院時ルーチン検査 ……… 28
入院すべき児 ……………… 28
入院適応 …………………… 10
乳酸菌 ……………………… 128
乳び胸 ……………………… 251
乳幼児突発性危急事態 …… 330
尿中 Ca/Cre ……………… 195
尿中アミノ酸分析 ………… 155
尿中オロット酸分析 ……… 155
尿中総ヨウ素定量 ………… 163
尿中有機酸分析 …………… 155
尿道下裂 …………………… 222
尿崩症 ……………………… 139

任意接種 …………………… 326
妊娠高血圧症候群 ………… 166

ね

ネブライザー ……………… 330
ネフロン …………………… 145

の

脳回 ………………………… 294
脳血流測定 ………………… 288
脳溝 ………………………… 294
脳梗塞 …………… 121, 123, 183
脳室 ………………………… 294
脳室拡大 …………………… 16
脳実質内出血 ……………… 112
脳室周囲高エコー域（PVE）
　………………………… 118, 286
脳室周囲白質軟化症 117, 160, 286
脳室内出血 ………… 112, 119, 287
脳静脈血栓 ………………… 183
脳波 ……………………… 113, 300
　―パターン ……………… 301
脳梁欠損・低形成 ………… 16

は

肺うっ血 …………………… 78
敗血症性ショック ………… 277
肺血流増加・減少による
　呼吸不全・心不全 ……… 76
肺血流量 …………………… 275
肺サーファクタント補充療法 … 54
肺塞栓 ……………………… 183
梅毒 ………………………… 106
　―血清反応 ……………… 108
　―母体児 ………………… 106
肺葉内肺分画症 …………… 213
ハイリスク母体 …………… 11
橋本病 ……………………… 13
播種性血管内凝固 ………… 170
バセドウ病 ………………… 12
抜管基準 …………………… 244
バックトランスファー …… 8
白血球数 …………………… 352

発達・知能検査 323
発達共作用理論 337
話し合い 360
母親・家族が感染症を発症した
　　際の対応 375
パルスオキシメータ 329
バルビツール酸類 346
晩期循環不全 158
搬送 7
　—スタッフ 344

ひ

鼻咽腔閉鎖不全 232
肥厚性幽門狭窄 207
被災状況 341
ビタミンK依存性凝固因子 180
ビタミンK欠乏性出血症
　 24, 211
ビタミンK内服法 23
泌尿生殖洞 223
百日咳 326
表在性真菌感染症 104
病的黄疸 152
病理解剖 307
ビリルビン 133
　—産生亢進 152
　—代謝低下 153
非連続パターン（脳波） 301
貧血 167
頻脈性不整脈 72

ふ

風疹 101, 326
フェリチン 356
フォローアップ外来 321
不活化ワクチン 325
不規則抗体陽性母体 15
復温期 283
腹腔内出血 239
副甲状腺機能低下 232
腹壁破裂 210
不整脈 72, 138
物資 340

部分交換輸血 166
プレネイタル・ビジット 20, 230
プレホスピタルクーリング 282
フローサイトメトリー 88
プロゾーン現象 108
プロバイオティクス 35, 128
噴水様嘔吐 207
分娩外傷 19, 238

へ

閉鎖式気管内吸引カテーテル
　 248
ペーシング 75
ヘルニア嵌頓 213

ほ

保育器 191
　—管理 36
剖検 307
　—説明書 307
膀胱直腸障害 217, 220
膀胱バルーンカテ 200
膀胱皮膚瘻 220
膀胱留置カテーテル 269
房室ブロック 74
帽状腱膜下血腫 239
母児間輸血症候群 167, 168
母子手帳 311
母体甲状腺機能異常 12

ま

マイクロバブルテスト 53
麻疹 102, 326
マス・スクリーニング 21, 163
麻酔 264
麻痺 240
慢性肺疾患 56, 57

み

ミオクローヌス 265
未熟児代謝性骨疾患 195
未熟児動脈管開存症 66
未熟児貧血 193

未熟児網膜症 …………………… 234
ミルクアレルギー ……………… 131
ミルクカード症候群 ……………… 35
ミルク止め時間 ………………… 271

む

無呼吸発作 ………………… 50, 330
ムンプス ………………………… 326

め

メトヘモグロビン血症 ………… 275
免疫血清学的検査 ……………… 357

も

盲端腔 …………………………… 223
網膜虚血 ………………………… 234
網膜レーザー光凝固術 ………… 235
目標血糖値 ……………………… 148
戻り搬送 …………………………… 8

ゆ

輸液過誤 ………………………… 140
輸液管理 ………………………… 31
輸血 ……………………………… 256

よ

溶血性貧血 ……………………… 167
羊水混濁 ………………………… 63
予後予測 ………………………… 336
予防接種 ………………………… 325
　NICU・GCU 内での― ……… 334
予防接種計画 …………………… 326
四種混合 ………………………… 326

ら・り

ライフライン …………………… 342
利胆薬 …………………………… 212
両室肥大 ………………………… 299
両親の自己決定権の尊重 ……… 230
両大血管右室起始症 …………… 275
淋菌性結膜炎 …………………… 27

る・れ・ろ・わ

ルート …………………………… 271
レスパイト入院 ………………… 231
レンズ核線条体動脈 …………… 287
肋骨骨折 ………………………… 238
腕神経叢麻痺 …………………… 240

- **JCOPY** 〈(社)出版者著作権管理機構 委託出版物〉
  本書の無断複写は著作権法上での例外を除き禁じられています.
  複写される場合は, そのつど事前に, (社)出版者著作権管理機構
  （電話 03-3513-6969, FAX03-3513-6979, e-mail：info@jcopy.or.jp）
  の許諾を得てください.
- 本書を無断で複製（複写・スキャン・デジタルデータ化を含みます）す
  る行為は, 著作権法上での限られた例外（「私的使用のための複製」など）
  を除き禁じられています. 大学・病院・企業などにおいて内部的に業務
  上使用する目的で上記行為を行うことも, 私的使用には該当せず違法で
  す. また, 私的使用のためであっても, 代行業者等の第三者に依頼して
  上記行為を行うことは違法です.

とうだいびょういん
東大病院
しんせい じ しんりょう
新生児診療マニュアル

ISBN978-4-7878-2304-5

2017 年 4 月 20 日　初版第 1 刷発行

編　　　集	とうきょうだいがく い がく ぶ しょうに か 東京大学医学部小児科	
発 行 者	藤実彰一	
発 行 所	株式会社　診断と治療社	
	〒 100-0014　東京都千代田区永田町 2-14-2	
	山王グランドビル 4 階	
	TEL：03-3580-2750（編集）	
	03-3580-2770（営業）	
	FAX：03-3580-2776	
	E-mail：hen@shindan.co.jp（編集）	
	eigyobu@shindan.co.jp（営業）	
	URL：http://www.shindan.co.jp/	
印刷・製本	三報社印刷株式会社	

©Naoto TAKAHASHI,　2017. Printed in Japan.　　　　　　[検印省略]
乱丁・落丁の場合はお取り替えいたします.